新形态教材

全国高等学校"十三五"医学规划教材

（供临床、基础、预防、护理、口腔、药学、检验、影像、卫生法学等专业用）

医学免疫学

Medical Immunology

（第4版）双语

主　编　马春红

副主编　梁晓红　梁淑娟

U0309462

编　委（以姓氏笔画为序）

马春红（山东大学）　　　　　　马翠卿（河北医科大学）

王　群（山东大学）　　　　　　王军阳（西安交通大学）

王青青（浙江大学）　　　　　　王晓燕（山东大学）

邓　凯（中山大学）　　　　　　左　丽（贵州医科大学）

石永玉（山东大学）　　　　　　任　欢（南方科技大学）

刘　平（哈尔滨医科大学）　　　刘素侠（山东大学）

祁赞梅（中国医科大学）　　　　孙汶生（山东大学）

李　楠（四川大学）　　　　　　李　霞（河南大学）

宋文刚（山东第一医科大学）　　张　蓓（青岛大学）

陈广洁（上海交通大学）　　　　郑　芳（华中科技大学）

胡雪梅（滨州医学院）　　　　　高丰光（厦门大学）

高立芬（山东大学）　　　　　　梁晓红（山东大学）

梁淑娟（潍坊医学院）　　　　　韩丽辉（山东大学）

绘　图　刘建明

高等教育出版社·北京

内容简介

本书是"十二五"普通高等教育本科国家级规划教材，由国内 18 所高等院校联合编写。本书介绍了免疫学基本内容及新知识点，采用多种形式将专业英语融进各章内容。全书共 26 章，分为四篇：免疫学概论、免疫分子、免疫细胞与免疫应答、临床免疫与应用。各章正文为中文，设英文摘要、英文关键词、英文图表、英文思考题及实例讨论（case study），进展及部分要点内容以英文框（box）介绍。书后附中英文名词对照索引、主要参考书目。教材配套了丰富的数字资源，包括授课英文教学 PPT、专业词汇英文解释（glossary）、实例讨论、临床执业医师资格考试模拟题、拓展知识等。

本书可供高等医学院校本科生、长学制学生使用，适用于医学免疫学普通教学及双语教学，同时也适合于执业医师、研究生备考及教师使用。

图书在版编目（CIP）数据

医学免疫学：汉、英 / 马春红主编 . --4 版 . --北京：高等教育出版社，2020.9

供临床、基础、预防、护理、口腔、药学、检验、影像、卫生法学等专业用

ISBN 978-7-04-054697-2

Ⅰ. ①医… Ⅱ. ①马… Ⅲ. ①医学 - 免疫学 - 医学院校 - 教材汉、英 Ⅳ. ① R392

中国版本图书馆 CIP 数据核字（2020）第 144982 号

Yixue Mianyixue

策划编辑 瞿德竑　　责任编辑 瞿德竑　　封面设计 于文燕　　责任印制 耿 轩

出版发行	高等教育出版社	网　　址	http://www.hep.edu.cn
社　　址	北京市西城区德外大街4号		http://www.hep.com.cn
邮政编码	100120	网上订购	http://www.hepmall.com.cn
印　　刷	北京宏伟双华印刷有限公司		http://www.hepmall.com
开　　本	787mm×1092mm　1/16		http://www.hepmall.cn
印　　张	21.25	版　　次	2006 年 8 月第 1 版
字　　数	530 千字		2020 年 8 月第 4 版
购书热线	010-58581118	印　　次	2020 年 9 月第 1 次印刷
咨询电话	400-810-0598	定　　价	52.00元

本书如有缺页、倒页、脱页等质量问题，请到所购图书销售部门联系调换

物料号　54697-00

数字课程（基础版）

医学免疫学

（第4版）双语

主编　高立芬　马春红

 Abook

医学免疫学（第4版）双语

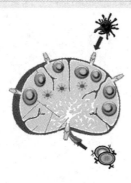

医学免疫学第4版数字课程与纸质教材一体化设计，紧密配合。数字课程包括英文教学 PPT、专业词汇英文解释（glossary）、实例讨论（case study）、临床执业医师资格考试模拟题、拓展知识等板块，在提升课程教学效果的同时，为学生学习提供思维与探索的空间。

用户名：□　　密码：□　　验证码：□　　`5360`　忘记密码？　登录　注册

http://abook.hep.com.cn/54697

扫描二维码，下载Abook应用

"医学免疫学"数字课程编委会

主　编　高立芬　马春红

副主编　任　欢　马翠卿　刘建明

编　委（以姓氏笔画为序）

马春红　马翠卿　王　群　王　博　王军阳　王青青　王晓燕　邓　凯
左　丽　石永玉　邢文婧　任　欢　刘　平　刘　凯　刘素侠　祁赞梅
孙汶生　李　楠　李　霞　宋文刚　张　蓓　陈广洁　郑　芳　胡雪梅
柴立辉　高丰光　高立芬　商正玲　梁晓红　梁淑娟　韩丽辉

Preface

Immunology is the study of the immune system. It is a fundamental branch of sciences closely related to medicine and pubilic health. The COVID-19 (Coronavirus Disease 2019) pandemic killed hundreds of thousands of people and sickened millions in the past few months alone. Its colossal damage to world health and economy reminds us how crucial immune defense is to our wellbeing and how fragile our lives would be in the absence of a competent immune system. Fortunately, fast advances in immunological research in the past decade makes it likely that a COVID-19 vaccine will be successfully developed in the near future. However, until then, the whole world is under some forms of lockdown, which affects myriad aspects of our lives including how immunology is taught and learned.

Immunology is one of the fastest growing disciplines that has seen a major exploration of information during the past decade. This poses many challenges to teachers and students of medical schools who have to struggle to select the most relevant immunological materials among a sea of new information that evolves constantly. Therefore, a well-prepared text book on medical immunology is what medical students and teachers must have to accomplish the educational goals of the immunology curriculum.

This new edition of bilingual *Immunology* textbook builds on the previous success of this series. Written by the finest immunology faculty from several universities, and led by Dr. Ma from Shandong University, this new edition is a must-have for medical students and teachers in China. Continuing the tradition of being superb in quality, clarity, teachers- and students-friendly, this edition is timely and valuable with a number of updates and reorganizations. I trust readers will find that this book offers not only the knowledge but also the excitement of today's immunological science for years to come.

Youhai Chen
Professor of Immunology and Pathology
University of Pennsylvania
May 16, 2020

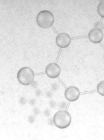

前　言

　　本书是供双语教学用的《医学免疫学》，是"十二五"普通高等教育本科国家级规划教材。本教材经历十多年"教"与"学"的实践与磨练，如今更加成熟。现代医学教育在国际交流的大环境中，倍感对双语教学的渴求。双语教材将为教学与国际接轨、逐步实现高校全英文教学提供一个良好过渡。

　　"医学免疫学"是生命科学中理论性很强、应用很广的学科，是一门基础与临床紧密结合的桥梁课。现代科学的交叉与融合，使免疫学发展迅猛，新的理论、技术和应用极其丰富。怎样才能将如此厚重的知识提供给学生？如何编写适于双语教学用的教材？这是本书多年实践与努力探索的目标。

　　本教材的特点及使用说明如下：

　　1. 基础理论的系统性、前沿性、实用性。全书共4篇，26章。第1～3篇介绍基础免疫学理论，包括免疫学概论、免疫分子、免疫细胞与免疫应答；第4篇临床免疫与应用，介绍实际应用和相关新技术。为追踪免疫学前沿、促进教学交流，本书配套了丰富的数字资源。书中有些重点、难点内容可能在不同的章节从不同的角度进行了多次衔接式阐述，这种必要的重复对初学免疫学的读者很有帮助。

　　2. 多种英文表述形式配合中文主体内容。本书不是中英文对照的双语形式，而是在中文主体内容中，融入多种英文表述形式，包括英文摘要（abstract）、实例讨论（case study）、英文框（box）、关键词（key words）、复习题（question）等；图、表采用英文编排，后附中英文名词对照索引等。

　　3. 多种辅助教学资料。结合各章内容，提供了英文病例或实例讨论，在数字资源中提供了全套授课英文教学PPT、专业词汇英文解释（glossary）、临床执业医师资格考试模拟题、拓展知识等。

　　4. 增加教材中的信息化元素。通过网站和手机端软件将纸质教材和数字课程有机结合。

　　本书适用于高等院校医学普通本科、长学制教学，可供临床执业医师及研究生备考使用。

　　本书编写得到国内外多位学者的帮助和支持，一批年轻的优秀留学学者为本教材编写增添了新的活力。感谢美国宾夕法尼亚大学 Prof.Y.H.Chen（陈有海教授）一直关注本书，提供了很多帮助与指导，并为本书作序。感谢各参编单位给予的大力支持。

马春红

2020.5.26

目 录

第一篇　免疫学概论
Introduction of Immunology

第二篇　免疫分子
Immune Molecules

第三篇 免疫细胞与免疫应答
Immune Cells and Immune Responses

第四篇　临床免疫与应用
Immunity in Clinic and Its Application

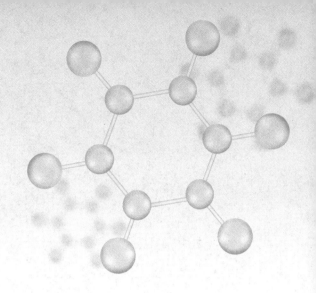

第一篇 免疫学概论

Introduction of Immunology

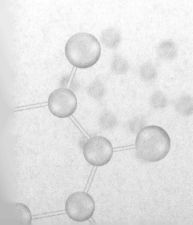

第一章 免疫学的诞生与发展

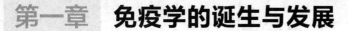

The Birth and Development of Immunology

Immunology developed as human beings continued fighting against infectious diseases. The smallpox inoculation invented by Chinese medical practitioners and the cowpox vaccine discovered by English Doctor Jenner are the early cases of **empirical immunology**. In the 19th century, discoveries of pathogenic bacteria prompted the study of anti-infectious immunity, which led to the beginning of the era of **experimental immunology**. Since then, the immune system and immune responses under physiological and pathological conditions have been gradually understood. In 1957, Burnet proposed clonal selection theory which was considered as the beginning of **modern immunology**. Immunology was not considered as an independent subject until 1971. In the late 1970s, with the development and infiltration of many subjects such as molecular biology, genetics, modern immunology has developed expeditiously. Today, immunology is considered as a frontier discipline of the life sciences.

The modern concept of immunity refers to the capacity of the body to recognize and eliminate foreign antigenic substances. The role of immunity is composed of three aspects: immune defense, immune homeostasis and immune surveillance. The immune system protects the body but can also cause pathological injury under certain circumstances. Innate immunity, also called natural immunity, and adaptive immunity, also called acquired immunity, cooperate to fight against non-self substances and maintain the internal environment of the body.

公元前 430 年，古希腊历史学家修西德底斯首次在文献中提到 "immunity"，公元 10 世纪中国人发明 "人痘苗" 预防天花（smallpox），开启经验免疫学，至今已逾千年。然而，免疫学作为一门独立的学科是 1971 年在美国华盛顿召开的第一次国际免疫联合会时才被确立的，至今仅有几十年的历史。

免疫学（immunology）是研究机体免疫系统（immune system）、免疫应答（immune response）、免疫调节（immune regulation）的功能、机制与机体各系统间相互协调作用的科学，医学免疫学更涉及免疫相关疾病的预防、诊断、治疗及发病机制的深层研究。现代免疫学正不断从基因调控、分子、细胞间相互作用机制等多层面揭示免疫在整体健康与调节中的重要作用，免疫学已成为生命科学的重要支柱学科而被广泛应用。

免疫学历经经验免疫学、实验免疫学至现代免疫学的发展历程，形成了很多该学科的基本概念、技术和理论，积累了很多的经验和教训，本章将介绍这些基本的知识点，为后期的学习打好基础，支撑起一个清晰的框架。

第一节 经验免疫学时期
Empirical Immunology Period

　　免疫学（immunology）是人类在同烈性传染病长期抗争中诞生的。历史的记载令人震惊（Figure 1-1a）！1918 年 3 月首发于美国军营的流行性感冒（简称流感），随着远征军的征战，在短短的 10 个月中席卷全球，一次流感的暴发，夺去了约 5 000 万人的生命，死亡人数比第一次世界大战战亡人数还要多。然而，人类对疾病的抗争从来没有停止过。实践中人们发现，患过某种传染病的人，可以获得免于再次患这种病的能力，这一现象早在公元前 430 年就被古希腊历史学家修西德底斯记录，并称为免疫（immunity）。其后，发明了"疫苗"，并以"免疫接种"的方法有效地预防了多种传染病流行。1918 年，流感疫苗的使用与推广非常有效地控制了流感的世界流行就是一个很好的例证（Figure 1-1b）。

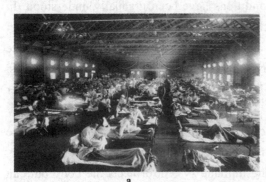
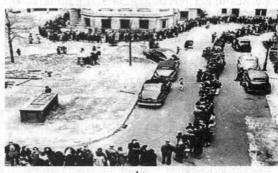

a　　　　　　　　　　　　　　　　　b

Figure 1-1　Historical review of the influenza

a. The influenza epidemic　b. Vaccination of influenza in New York 1918

　　免疫（immunity）一词源于拉丁词 *immunitus*（豁免徭役的意思），引申为免除瘟疫（特别是烈性传染病）的意思。通过多年的实践和经验积累，人们开始认识到在大规模的烈性传染病流行之前，如果以人工的方法使易感者轻度感染，就可能使易感者获得对该病的抵抗力，此即人工主动免疫最初的思路。以这种方法所获得的免疫力是特异性的（仅针对某种特定疾病）。例如，利用人痘苗只能使机体免受天花的再次感染，但对其他传染病则无免疫作用。这种以人工"感染"的免疫技术被称为免疫接种，用于接种的制剂称为疫苗（vaccine）。免疫接种（immune vaccination）是给予人体减毒的病原体或其代谢产物等制品，刺激机体的免疫系统，诱导特异性免疫应答，产生免疫效应，使机体主动获得免除相应疾病能力的方法。疫苗的使用在预防疾病、保护人类健康中发挥了巨大的作用，并促进了免疫学的迅速发展。

一、人痘接种及其应用（Variolation and its application）

　　天花（smallpox）是一种由天花病毒引起的以全身性水痘为主要表现特点的烈性传染病（Figure 1-2a），病死率很高。早在天花病原体被确认前，中国人已发明了预防天花的人痘苗（Figure 1-2b）。最初人们把天花康复者的皮痂制备成粉，将其置于未患过天花者的鼻腔，创造了有效预防天花的人痘（鼻苗）接种技术。16 世纪后，中国人采用了将"生痘"

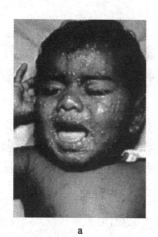 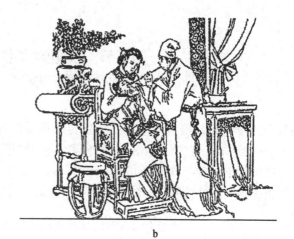

a   b

Figure 1-2   Smallpox and vaccination

a. Smallpox   b. Variolation in ancient China

烘干加工制成"熟痘"的选种方法，降低痘苗毒力，明显提高了接种的安全性。人痘接种（variolation）技术于1721年被英国驻土耳其大使Montagu的夫人引至欧洲，有计划地将接种过人痘苗的人移居天花流行区，结果证实，受接种者成功获得了对天花的免疫力而没有患病。人痘苗是最早的疫苗（vaccine），对人类天花疾病的预防起到重要作用。

二、牛痘苗的发明（Invention of cowpox vaccination）

英国乡村医生 Edward Jenner（Figure 1-3）观察到感染了"牛痘"的挤奶女工不会再感染天花。1796年，他将"牛痘浆"作为痘苗接种于人体，用于预防人类天花获得成功（Figure 1-4）。因痘苗取之于牛痘，故命名为 *vacca*（拉丁字，牛），该技术称为种痘或接种（vaccination）。1798年，Jenner发表了有关牛痘苗预防人类天花的论著。由于牛痘取材容易、使用安全，所以很快在世界各地得到普遍推广。Jenner发明牛痘苗的伟大业绩受到公认并被载入医学史册。

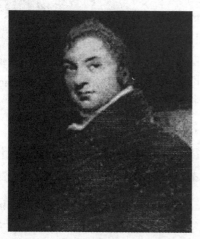

Figure 1-3   Edward Jenner
（1749—1822）

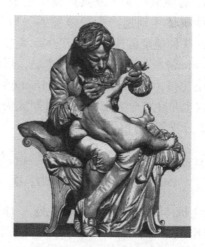

Figure 1-4   Jenner introduced
cowpox vaccination for smallpox

第二节 实验免疫学时期
Experimental Immunology Period

经验免疫学时期，疫苗的应用在抵抗传染病方面起到了重要作用，但其后发展十分迟缓。直至 19 世纪末，许多致病菌陆续被分离，德国细菌学家 Robert Köch 提出了细菌致病的概念，免疫的科学试验与理论研究逐步深入，人们逐渐对免疫发生的机制、抗原、抗体及免疫应答等免疫学本质性的问题有了深入认识。至此，免疫学才开始长足发展。

一、减毒活疫苗（Live-attenuated vaccine）

1676 年，荷兰人 Antony van Leeuwenhoek 发明了显微镜，揭示了微生物的存在。其后，德国细菌学家 Robert Köch 发明固体培养基创建了细菌分离技术，并提出了科赫法则，为传染病病原鉴定及病原微生物学系统研究方法的建立奠定了基础。在此基础上，法国细菌学家及免疫学家 Louis Pasteur（Figure 1-5）最早提出了微生物是导致传染病发生的病原学说。

Pasteur 在研究中偶然发现，陈旧培养的鸡霍乱弧菌由于毒性降低，注射给鸡后能有效地预防鸡霍乱。这一发现使他联想到一个世纪前 Jenner 发明的牛痘苗是将"牛痘"接种于人体，由于宿主的改变，使病原体致病性降低，从而制备了天花疫苗。受此启示，Pasteur 以陈旧培养毒性降低的鸡霍乱弧菌制成预防鸡霍乱的减毒疫苗，并把该技术也称为接种，这种通过改变培养条件降低病原体毒力而制备的疫苗称为减毒活疫苗。按此原理，Pasteur 及其同代人相继又发明了预防炭疽、狂犬病等传染病的一系列疫苗，有效地扼制了多种烈性传染病的发生，由此开创了一个实验免疫学（experimental immunology）研究的新时期。

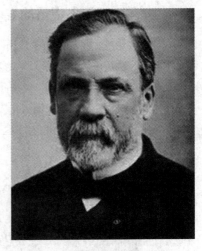

Figure 1-5 **Louis Pasteur**
（1822—1895）

人痘苗、牛痘苗及减毒活疫苗的共同特点是以人工的方法将病原微生物（或其产物）制成疫苗进行免疫接种，促使机体主动地产生免疫应答，以抵抗相应传染病的发生，这种免疫方法称为人工主动免疫（artificial active immunization）。人工主动免疫的建立，形成了免疫学早期以抗感染免疫（immunity against infection）为中心的研究目标，这也是免疫学在那个历史时期成为医学微生物学的一个重要分支学科的原因。

二、抗体发现与体液免疫学说的形成（The discovery of antibody and the formation of humoral immunity theory）

（一）抗体的发现与人工被动免疫（The discovery of antibody and artificial passive immunity）

抗体的发现与白喉杆菌引起的白喉密不可分。白喉杆菌主要通过分泌白喉毒素致病。1888 年，Emile Roux 和 Alexandre Yersin 成功证明白喉毒素的存在，随后德国医生 Emil von Behring 研究发现，白喉感染个体的恢复期血清中存在一种白喉抗毒素（antitoxin），可以帮助动物免于白喉杆菌感染导致的疾病发生。随后，Emil von Behring 和日本人 Kitasato Shibasaburo 在热条件下将毒性很强的白喉外毒素（exotoxin）减毒，制备成类毒素（toxoid），经免疫接种，成功诱导产生了具有中和白喉毒素作用的白喉抗毒素，并首次在临床治愈了白喉患儿。1901 年，Emil von Behring 成为第一届诺贝尔生理学或医学奖得主。其后，机体通过直接接受抗体或免疫应答产物而获得免疫能力的方法被称为被动免疫（passive immunity），白喉抗毒素的应用开创了人工被动免疫的先河。

白喉抗毒素具有中和白喉毒素的治疗作用。其他细菌感染后的患者在恢复期血清中也存在着类似的特异性抗细菌、抗毒素的物质，统称为抗体（antibody），并把刺激宿主免疫应答产生抗体的物质统称为抗原（antigen）。

（二）血清学、体液免疫学说的提出与补体发现（Serology，theory of humoral immunity and complement）

抗体的发现及对抗体功能的认识，使很多学者开始热衷于从患者血清中寻找和研究针对各种不同病原体的抗体，并将其用于临床感染性疾病的诊断和治疗。至此，一个新的免疫学分支——血清学（serology）应运而生。其后，围绕抗体的结构、抗体形成及免疫应答机制开展了广泛的理论研究并形成了很多学派。德国学者 Paul Ehrlich 首先提出了体液免疫学说（theory of humoral immunity），该学说认为机体抗感染免疫的功能主要来自体液中存在的抗体。20 世纪初期，血清学及免疫化学的研究及其广泛应用，使以 Ehrlich 为代表的体液免疫学说在很长的一段时期占据了免疫学研究的主导地位。1899 年，比利时医生 Jules Bordet 发现，在可以溶解细菌的新鲜免疫血清中，还存在一种热不稳定的物质，在抗体存在的条件下，具有溶菌或溶细胞的作用，这种非特异性的物质成被称为补体（complement）。

（三）免疫化学与抗原抗体研究（Immunochemistry and antigen/antibody）

1. 抗原与抗原表位（Antigen and epitope）　免疫化学的研究使人们在分子水平上对抗原决定簇和抗原抗体结合的特异性开始有了认识。抗原（antigen）是诱发机体免疫应答的物质基础和先决条件，能够刺激机体免疫系统产生抗体或其他免疫应答产物（参见第三章）。抗原的开拓性研究始于 20 世纪初奥地利的 Karl Landsteiner（Figure 1–6）实验室。Landsteiner 将小分子芳香族基团偶联至蛋白质分子上，并通过改变小分子基团的构成和空间位置，进行了抗原特异性的研究。结果证实，抗原的特异性仅由抗原分子中的特殊化学功能基团所决定（参见第三章），这些决定抗原特异性的化学功能基团称为抗原决定簇（antigenic determinant），也称抗原表位（epitope）。Landsteiner 对抗原特异性的研究开创了免疫化学的新领域，其后 Landsteiner 将其用于临床，证实了红细胞表型的特异性仅由红细胞表面的糖蛋白分子末端寡糖结构决定，并根据其寡糖结构即抗原表位的不同将红细胞进行了 ABO 分型，提出了同型血输血的原则，避免了不同血型输血发生致命性输血反应的问题。

2. 免疫球蛋白与抗体结构（Immunoglobulin and antibody structure）　1938 年，Arne Tiselius 和 Elvin Kabat 建立了血清蛋白电泳技术，发现血清中的抗体大部分属于 γ 球蛋白（gamma globulin）。1959 年，英国生物化学家

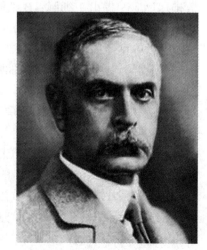

Figure 1–6　Karl Landsteiner
（1868—1943）

Rodney Porter 和美国生物化学家 Gerald Edelmen 以骨髓瘤为实验材料，采用蛋白酶切技术揭示了抗体是具有四肽链基本结构的球蛋白，并阐明了肽链各结构域的功能。由于抗体是 B 细胞经免疫后产生的球蛋白，因此又被称为免疫球蛋白（immunoglobulin，Ig），本书中免疫球蛋白和抗体两个名词互用。

（四）抗体产生的重大理论假说（Theoretical hypothesis of antibody production）

鉴于抗体的广泛生物学作用，科学家们对抗体产生的机制进行了深入的研究，提出了相关的理论假说。1897 年，Paul Ehrlich 提出抗体产生的侧链学说（side chain theory），认为抗体是抗体产生细胞表面的侧链，抗原进入机体后与其中的某种侧链特异性结合，诱导细胞合成更多的相同侧链，脱落后成为血清中的抗体。随后，科学家们又先后提出了直接模板学说、间接模板学说和自然选择学说等多种理论，从不同的侧面解读了抗体产生的机制，为后续研究提供了借鉴。然而这些学说片面强调了抗原对抗体产生的作用，忽视了机体免疫反应的生物学过程，直到 1958 年 Burnet 提出克隆选择学说，较好地回答了抗体产生的机制（详见本章第三节）。1972 年，Niels K. Jerne 在此基础上又提出了免疫调节网络学说，进一步完善了抗体产生的机制（详见本章第三节及第十六章）。

三、吞噬细胞的发现与细胞免疫学说的兴起
（Discovery of phagocyte and the rise of cellular immunity theory）

1855 年，俄国学者 Elie Metchnikoff 在研究海星幼虫时发现了具有吞噬能力的吞噬细胞，并进一步在兔和人体中同样观察到了类似的能够吞噬病原微生物的大吞噬细胞（即巨噬细胞，macrophage）。据此，他于 1883 年提出了细胞免疫假说，认为保护机体的免疫力主要是由细胞而不是体液介导的，并提出炎症不是单纯的损伤作用，也是机体的一种保护机制。Metchnikoff 的伟大发现开创了固有免疫，并为细胞免疫奠定了基础。然而细胞免疫学说长期未得到重视，直到 20 世纪中期细胞免疫学研究才再次兴起。

1942 年，Chase 等研究发现机体对结核菌素的反应并不是 B 细胞活化产生抗体发挥作用，而是产生了激活的致敏 T 细胞发挥效应，证明除抗体外，机体还存在特异性的细胞免疫作用。1962 年 Warner 和 Szenberg 研究发现，切除鸡腔上囊只影响抗体的产生，但不影响移植排斥反应，提出 T 细胞、B 细胞分别执行不同的功能。对 T 细胞及细胞免疫功能的研究起步较晚，但 20 世纪 70 年代后以 T 细胞为中心的免疫生物学却成为免疫学最活跃的研究领域。以单克隆抗体（mAb）技术研究发现，T 细胞是一个复杂的异质群体，分为很多功能不同的亚群，其中细胞毒性 T 细胞（cytotoxic T cell，CTL，Tc 细胞）可以直接杀伤靶细胞，而辅助性 T 细胞（helper T cell，Th 细胞）和调节性 T 细胞（regulate T cell，Treg，Tr 细胞）对免疫应答的平衡发挥重要的调节作用。其后研究发现，受抗原刺激活化的 T 细胞不仅可以协助、调节 B 细胞产生抗体，而且可以产生多种细胞因子［cytokine，CK，旧称淋巴因子（lymphokine）］，参与机体多方位的精细免疫调节（参见第十六章）。1983 年研究阐明了 T 细胞受体（T cell receptor，TCR）的异二聚体结构，其编码基因与 Ig 基因类似，T 细胞发育过程中多个基因片段及基因发生重排，是导致 TCR 多样性遗传特点的基础（参见第十二章）。

T 细胞特异识别、活化及效应机制的研究，特别是 T 细胞识别中的主要组织相容性复合体（MHC）限制机制、细胞信号转导及细胞凋亡等领域的研究，对免疫学理论研究及揭示肿瘤发生、移植排斥及自身免疫病等致病机制和临床免疫治疗的研究均起到重要作用。

第三节 现代免疫学时期
Modern Immunology Period

1957 年，Burnet 克隆选择学说提出了免疫的自我识别和免疫耐受的理论，使免疫学从此超越传统抗感染免疫的范畴而得以长足发展，标志着现代免疫学（modern immunology）的开始。

20 世纪 60 年代发现了胸腺与腔上囊的功能，阐明了淋巴细胞的免疫功能，揭示了免疫球蛋白的分子结构及抗体多样性的遗传控制，至此各项研究证实，体内确实存在着一个由免疫器官、组织、细胞、分子组成的、结构完整、功能独特的免疫系统。

免疫系统的确立、免疫技术的发展及免疫相关理论的建立，标志着免疫学已成为一门独立的学科。

一、对免疫系统的认识（Recognition of the immune system）

1. **对淋巴细胞的再认识（New understanding of lymphocyte）** 传统的观点认为，外周血淋巴细胞是一种功能不明的终末分化细胞。然而，1960 年 Peter Nowell 意外地发现了一种血凝素蛋白——植物凝集素（phytohemagglutinin，PHA），可体外刺激外周血淋巴细胞分化并大量增殖。该发现不仅建立了淋巴细胞体外培养技术，更重要的是揭示了淋巴细胞是具有分化潜能的细胞，为其后淋巴细胞的分离及功能研究奠定了功不可没的基础。

2. **腔上囊及胸腺功能的发现（Discovery of the functions of bursa and thymus）** 1957 年，Glick Fabricius 和 Xianguang Zhang 发现切除鸡的腔上囊可导致抗体产生缺陷，证实腔上囊（cloacal bursa）是禽类抗体生成细胞分化、成熟的器官，并把来自腔上囊［亦称法氏囊（Bursa of Fabricius）］的淋巴细胞称为 B 细胞。

人类没有腔上囊结构，研究证实，人类的 B 细胞在骨髓（bone marrow）内形成并成熟。

1961 年，Jacques Miller 研究发现患白血病的小鼠均伴有胸腺的缺陷，他通过切除新生鼠胸腺的实验证实，胸腺切除后小鼠的血液及淋巴结内淋巴细胞明显减少，抵抗力低，极易受感染，移植的同种异体皮片不发生排斥。由此提出，胸腺（thymus）是重要的免疫器官，并把来自胸腺的细胞称为 T 细胞。

骨髓、胸腺、腔上囊称为中枢免疫器官，是淋巴细胞发生和成熟的场所。T 细胞、B 细胞均来自骨髓的淋巴干细胞，经血流迁移至胸腺、骨髓或腔上囊（禽类）。T 细胞、B 细胞在相应微环境中分化成熟后分布到脾或淋巴结的相应区域。脾和淋巴结称为外周免疫器官，是淋巴细胞接受抗原刺激、发生免疫应答的场所。

免疫器官及淋巴细胞功能的确立使"体内存在一个完整的免疫系统"的理论得到确认。

二、免疫学理论体系的形成与完善
（Establishment of theoretical systems of immunology）

尽管免疫学理论的建立远远滞后于免疫学的应用，然而现代免疫学的真正腾飞发展却是在 20 世纪 50 年代免疫相关理论出现后才开始实现的。

（一）克隆选择学说（Clonal selection theory）

克隆选择学说由诺贝尔生理学或医学奖获得者澳大利亚免疫学家 Frank Macfarlane Burnet（Figure 1-7）提出。该学说比较完善地解释了抗体产生的机制，同时对许多免疫现象，如抗原的识别和免疫记忆、免疫耐受、自身免疫、移植排斥等，都提出了比较合理的解释和假说。因此，克隆选择学说被认为是研究特异性免疫应答的理论基础。

克隆选择学说以免疫细胞的发生、对抗原的识别和应答为核心，其基本要点可以概括为以下几点：

（1）胚胎时期体内存在很多随机形成的能够针对各种不同抗原表位的淋巴细胞克隆。一个克隆的淋巴细胞均表达完全相同的特异性抗原受体，识别某一特定的抗原表位。

（2）能够识别自身抗原的淋巴细胞克隆在其发育早期即被清除或抑制［即克隆清除（clonal deletion）］，成为禁忌克隆（forbidden clone），因此，机体出生后对自身成分产生了免疫耐受。

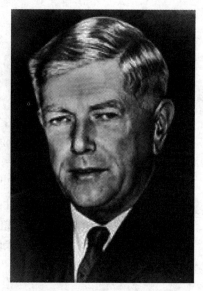

Figure 1-7　Frank Macfarlane Burnet（1899—1985）

（3）出生后进入机体的抗原，能特异性选择具有相应抗原受体的细胞克隆结合［即克隆选择（clonal selection）］，使其活化、克隆扩增、产生特异抗体和记忆细胞（Figure 1-8）。

Burnet 克隆选择学说解释了抗体特异性、记忆性及对"自己"与"非己"识别的机制，并以禁忌克隆的复活或突变解释了自身免疫（autoimmunity）发生的原理。该学说虽然强调了抗体形成的机制，但研究证实，细胞免疫同样服从此学说。

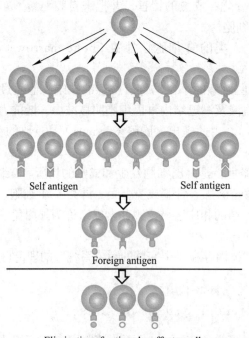

A great number of lymphocyte clones with specific receptors generated from the same progenitor cell during embryo stage

Elimination of immature self-reactive lymphocyte clones by clonal selection

Self antigen　　　　Self antigen

Clonal selection by foreign antigen with specific epitope from mature lymphocyte repertoire

Foreign antigen

Clonal expansion and antigen elimination

Elimination of antigen by effector cells

Figure 1-8　Burnet's clonal selection theory

克隆选择学说中，Burnet 提出了一个细胞克隆产生一种特异性抗体，这一预见被杂交瘤技术及其产生的单克隆抗体（monoclonal antibody，mAb）所证实。

自白喉抗毒素发现以来，抗体的制备技术一直得到长期关注。利用抗原免疫动物，收集免疫血清制备的抗体通常可以针对多个抗原表位，称为多克隆抗体。相反，通常将由一个 B 细胞克隆产生的只特异结合一种抗原表位的抗体称为单克隆抗体。

1975 年，Georges Köhler 和 César Milstein 创立了能够产生单克隆抗体的杂交瘤技术。该技术将免疫鼠（接受了抗原注射）的脾细胞（含抗体产生细胞）与同系的骨髓瘤细胞（可长期存活）融合，形成了具有双亲细胞特点的杂交瘤（hybridoma）细胞。一株成功融合的杂交瘤细胞能长期存活，并只产生单一的特异性抗体——单克隆抗体。单克隆抗体具有高度精确的特异性，又可以大量制备，因此，单克隆抗体的问世对疾病诊断、治疗以至免疫学领域的发展起到重要的推动作用（参见第四章）。单克隆抗体杂交瘤技术的创始人 Georges Köhler 和 César Milstein 与其后提出抗体免疫调节网络学说的 Niels K. Jerne 因其卓越的贡献，于 1984 年共同分享了诺贝尔生理学或医学奖（Figure 1–9）。

（二）免疫调节与免疫耐受机制（Mechanism of immune regulation and immunological tolerance）

1976 年，丹麦学者 Niels K. Jerne 提出了抗体形成的免疫调节网络学说（immune network theory）。他认为，抗原的进入不仅刺激一个细胞克隆发生特异应答，而且打破了机体多细胞间的平衡，抗原刺激特异性抗体形成细胞的同时，还会刺激产生抗抗体的细胞克隆活化，从而使体内发生一系列多细胞参与的识别、活化和制约的过程。该学说打破了 Burnet 学说关于免疫应答由单一克隆承担的局限性，提出了一个立体的、动态的抗体形成与调节的网络学说（见第十六章）。

免疫耐受（immunological tolerance）是机体免疫应答的一种表现形式，也称免疫负应答，如机体对自身成分不应答，称为自身免疫耐受。1945 年，Ray Owen 的一篇报道激发了有关免疫耐受的研究。Owen 观察到在异卵双生的小牛体内，同时存在着两种不同血型的红

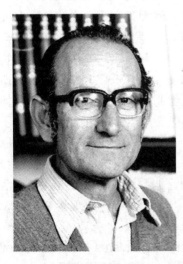 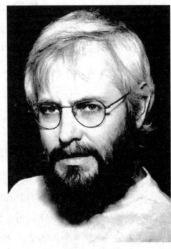 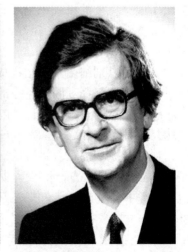

César Milstein
(1927—2002)

Georges Köhler
(1946—1995)

Niels K. Jerne
(1911—1994)

Figure 1–9 Immunologists awarded Nobel Prizes for physiology or medicine in 1984

细胞而互不排斥（耐受状态），提示免疫耐受是在胚胎期诱导形成的。其后英国学者 Peter Medawar 和澳大利亚学者 Frank Macfarlane Burnet 通过动物实验证实，机体在胚胎时期与抗原接触后，可产生对该抗原特异性的免疫耐受（出生后对该抗原表现负应答）；然而，当机体在出生后受到某一抗原刺激时（指胚胎期未曾接触的抗原），则发生针对该抗原的特异性免疫应答。免疫耐受对维持机体内环境的稳定十分重要，一旦免疫耐受被打破则可导致自身免疫，严重时可导致自身免疫病（autoimmune disease，AID）（参见第十五章、第十八章）。

（三）免疫应答机制研究（Mechanism research of immune response）

1. **抗体多样性和特异性的遗传控制（Genetic control of antibody diversity and specificity）** 1978 年，日本学者 Susumu Tonegawa 成功克隆了 Ig 可变区（V 区）及恒定区（C 区）基因，其后，研究发现了在 B 细胞分化发育中编码 Ig 基因的重排与表达规律，并首次以分子生物学及遗传学方法阐明了抗体多样性形成的遗传机制（见第十一章），这标志着免疫学开始向分子免疫学（molecular immunology）迈进。

2. **MHC 限制性（MHC restriction）** 20 世纪 30 年代，George Snell 发现了在小鼠同种移植排斥反应中起重要作用的基因区域，称为 H-2，并证实 H-2 是由众多紧密连锁基因组成的复合体，每个基因座位上有多个等位基因的存在，统称为主要组织相容性复合体（major histocompatibility complex，MHC）。20 世纪 50 年代，法国科学家 Jean Dusset 在人体也发现了与 H-2 复合体相似的人类白细胞抗原（human leukocyte antigen，HLA）系统。1974 年，Peter Doherty 和 Rolf Zinkernagel 发现了细胞毒性 T 细胞在识别病毒感染细胞的病毒抗原时存在 MHC 限制性。这一现象的揭示为临床实现器官移植奠定了重要的理论基础。

3. **细胞因子及其受体研究（Cytokine and cytokine receptor）** 20 世纪 80 年代以来，许多细胞因子基因先后被克隆，并被证实参与造血、细胞活化、增殖、分化、免疫调节等重要的生理和病理过程。随着人类基因组计划的完成及生物信息学技术的发展，人们对于细胞因子及其受体的结构和功能的认识得以迅猛发展，相关生物制品也成为免疫生物治疗策略之一，而被广泛应用于临床治疗。

4. **固有免疫的识别理论（Recognition of innate immunity）** 1989 年，Charles Janeway 提出了固有免疫的模式识别理论，即固有免疫细胞能够泛特异性地识别病原微生物。1996 年，法国科学家 Jules A. Hoffmann 发现了 *Toll* 基因在果蝇抗感染中发挥重要作用。1998 年，美国科学家 Bruce A. Beutler 在小鼠体内也发现了类似果蝇 *Toll* 的基因，并确认该基因产物作为受体可识别细菌某种结构成分，称为 *Toll* 样受体（Toll-like receptor，TLR）。随后的研究进一步系统阐释了固有免疫的识别理论，认为固有免疫细胞通过其表达的模式识别受体（pattern recognition receptor，PRR），选择性地识别病原微生物及其产物的高度保守的分子结构，即病原体相关分子模式（pathogen associated molecular pattern，PAMP）后，吞噬病原体、加工与提呈抗原，并启动适应性免疫应答。固有免疫模式识别理论的提出进一步解释了机体如何识别"自己"和"非己"，丰富和完善了免疫学理论体系。鉴于在免疫系统激活机制研究中的突出贡献，Bruce A. Beutler、Jules A. Hoffmann 与树突状细胞发现者 Ralph M. Steinman 共同获得了 2011 年诺贝尔生理学或医学奖（Figure 1-10）。

5. **免疫细胞活化及信号转导的分子机制（Molecular mechanisms of immune cell activation and signal transduction）** 免疫细胞通过其膜表面的免疫受体（T 细胞受体、B 细胞受体、模式识别受体等），感应来自细胞内外的各种刺激，激活特定信号转导途径的级联反应，活化相应转录因子，调控基因的转录表达，进而介导免疫细胞的活化、增殖和效应过

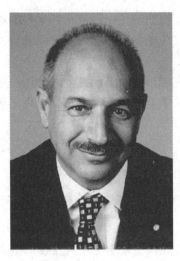
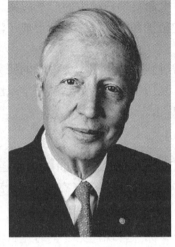
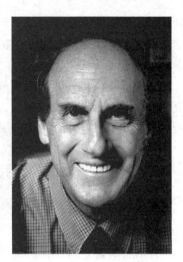

Bruce A. Beutler (1957—)　　　Jules A. Hoffmann(1941—)　　　Ralph M. Steinman (1943—2011)

Figure 1–10　Immunologists awarded Nobel Prizes for physiology or medicine in 2011

程。与固有免疫细胞不同，T 细胞、B 细胞特异性识别抗原，其活化至少需要双信号刺激：由抗原受体特异性识别抗原，传递第一信号，T 细胞、B 细胞开始活化并表达共刺激分子受体，从而接收第二信号，在细胞因子存在的情况下 T 细胞、B 细胞完全活化，介导适应性免疫应答。

（四）免疫相关的其他学说（Other theories of immunology）

1. 危险信号假说（Danger signal hypothesis） 1996 年，Matzingqer 提出了危险信号（danger signal）假说，认为免疫应答的启动，并非机体免疫系统对"自己"与"非己"的识别，而是因危险信号（源于受损组织、微生物及其代谢产物、非正常死亡的细胞等）的存在而触发抗原提呈细胞（antigen presenting cell，APC）激活，提呈抗原（第一信号）给淋巴细胞，并同时诱导表达共刺激分子（第二信号）使淋巴细胞活化，启动免疫应答。该学说之所以受到免疫界的重视，是因为它比较好地解释了移植免疫排斥、肿瘤免疫及自身免疫等问题，但作为不同的免疫理论体系，尚需探讨。

2. 免疫突触学说（Immune synapses theory） 1999 年，Grakui 等学者提出了 T 细胞活化过程中免疫突触（immunological synapse）的概念。该学说认为，T 细胞活化过程中，T 细胞与 APC 之间的接触区相当于神经元与神经元 / 细胞之间信号交流的部位，该部位形成一个被黏附分子围绕的以 TCR– 抗原肽 –MHC 分子为中心的特殊结构，并以此启动 T 细胞活化。Grakui 对这个类似神经细胞突触的结构进行了实时显影技术和定量分析，但其产生机制尚在研究之中。

三、免疫学分支学科群的形成
（**Formation of immunology sub-disciplines**）

免疫学新概念的推出使免疫学的研究已不仅限于医学研究的范畴，免疫应答本质的研究及免疫细胞、免疫分子功能的深入研究正不断揭示免疫与整体生命活动的关系。免疫已涉及各种生理及病理的复杂过程（如免疫疾病、生殖控制、衰老等），从基础理论研究到临床多种疾病发病机制的阐明（如肿瘤、移植排斥、自身免疫病等），从免疫技术的创新（如单克隆抗体、T 细胞克隆技术等）到生命科学领域中的广泛应用，特别是免疫学与新兴学科的渗透与交叉，拓宽了免疫学研究的范围和深度，并逐渐形成了以免疫学为中心的多个新的分支学科群的宏伟阵势。

免疫学的发展谱写了人类战胜疾病的历史，免疫学的研究成果和业绩已被世人公认。免疫学在生物学及医学中的地位，从历年获得诺贝尔生理学或医学奖的免疫学者及其成果之多可见一斑（参见本章"拓展知识"）。

第四节　现代免疫的概念、功能、类型与研究热点
Concept，Functions and Types of Immunity and Hot Spots of Modern Immunology

Burnet 克隆选择学说的提出，标志着现代免疫学的开始。现代免疫学不仅对免疫的概念有了新的认识，而且对免疫应答本质的研究更加深入。多学科的交叉促进了免疫学新的理论和技术的发展，现代免疫学的研究也为生命科学的发展注入了新的生命力。

一、对传统免疫认识的挑战
（Challenge to traditional concept of immunity）

随着对免疫机制的深入研究，很多与感染无关的免疫现象受到重视，如血型不符引起的输血反应，器官移植的排斥现象，花粉、异种血清等所致的超敏反应等。这些现象与传统抗感染免疫的理念不同：第一，引起免疫应答的物质不一定是病原微生物，即机体的免疫功能不仅限于抗感染范畴；第二，免疫的效应不一定对机体都是有利的，有时可以造成机体损伤。20 世纪初，免疫病理学的研究也证实，免疫不仅可免除传染病，产生对机体有利的反应，有时也可造成病理损伤。研究发现，所有引起机体免疫应答的物质（如病原体、异型血细胞、移植的器官、花粉及引起血清病的异种动物血清等）有一个共同的特点，即都是结构或成分与宿主不同的"异物"或"非己"物质。因此，对免疫的认识也由单纯抗感染免疫扩大到机体识别和清除抗原性异物的功能这一新的概念。机体的免疫应答能区分"自己"（self）和"非己"（non-self）以做出不同的反应，维持内环境稳定。

二、现代免疫的概念（Modern concept of immunity）

免疫（immunity）是指机体识别和排除抗原性异物的功能。从本质上讲，免疫是机体识别"自己"、排除"非己"借以维持内环境稳定的保护机制。正常情况下，对自身成分的耐受（负应答反应）和对病原体等异物的排斥对机体是有利的，但在某些条件下机体也可产生以免疫损伤为主的结果，不利于机体，如出现超敏反应（hypersensitivity）、器官移植排斥（transplantation rejection）或发生自身免疫病（autoimmune disease）等。

三、免疫的功能与表现（Immune functions and manifestations）

免疫的功能可概括为三方面：

1. **免疫防御（Immune defense）**　指正常的免疫应答可阻止和清除入侵的病原体及其毒素等，即具有抗感染免疫的作用。

2. **免疫自稳（Immune homeostasis）**　指免疫对机体自身成分的耐受、对衰老和损伤细

胞的清除、对外来异物入侵的阻止及排除，通过免疫调节达到维持机体内环境稳定的功能。

3. **免疫监视（Immune surveillance）** 是指免疫系统可识别、杀伤并清除体内突变的细胞或病毒感染的细胞，具有防止肿瘤发生和病毒持续感染的功能。

免疫的功能通常对机体是有利的，但其异常表现则有损于机体，甚至可导致疾病的发生。免疫的功能与表现见 Table 1–1。

Table 1–1　Immune functions and manifestations

Immune functions	Normal manifestations	Abnormal manifestations
Immune defense	Resisting invasion of pathogens Neutralizing toxins	Hypersensitivity reaction Immunodeficiency diseases
Immune homeostasis	Clearance of foreign antigenic substances Immune tolerance to self-components	Immune dysmodulation Autoimmune diseases
Immune surveillance	Killing transformed cells Controlling persistent infection	Tumor Persistent viral infection

四、免疫系统的组成（Components of immune system）

机体的免疫功能是由免疫系统来执行的。免疫系统包括免疫器官和组织、免疫细胞和免疫分子。免疫器官按功能不同，可分为中枢免疫器官（central immune organ）和外周免疫器官（peripheral immune organ），前者包括骨髓和胸腺，后者则由脾、淋巴结和皮肤黏膜相关淋巴组织共同组成。凡参与免疫应答或与免疫应答有关的细胞均可称为免疫细胞（immunocyte），根据主要参与免疫应答的类型又可分为固有免疫细胞和适应性免疫细胞。免疫分子根据其存在的状态可分为分泌型分子（如免疫球蛋白、补体、细胞因子等）和膜型分子（T 细胞受体、B 细胞受体、CD 分子等）（见第二章）。

五、免疫应答的类型（Types of immune response）

根据作用方式和特点，免疫可概括为两种类型：①机体先天具备的免疫防御功能，称固有免疫；②机体受抗原激发后获得的免疫能力，称适应性免疫。

（一）固有免疫（Innate immunity）

固有免疫又称非特异性免疫（non-specific immunity）、先天性免疫（congenital immunity）或天然免疫（native immunity），是物种在长期进化中形成的天然防御功能。固有免疫是机体的第一道免疫防线，也是适应性免疫的基础。固有免疫的特点包括：①泛特异性，不针对某一特定抗原，作用范围广；②可遗传，生物个体出生即具有，也称种的免疫（species immunity）；③作用发挥迅速，被感染后即刻发挥作用，但强度较弱；④相对稳定，一般不因异物的刺激而受到明显影响。固有免疫的组成包括三方面：屏障系统、非特异性作用的免疫细胞及体液中存在的多种抑菌、杀菌成分。这些天然组分通过阻挡、吞噬或诱发炎症反应，防止病原体入侵，有效清除病原体（详见第九章）。

Normally the cells of the immune system are widely distributed throughout the body, but if an infection occurs it is necessary to concentrate them and their products at the site of infection. The process that occurs manifests itself as inflammation. Three major events occur during this response. (1) Blood supply to the infected area is increased. (2) Capillary permeability is increased due to retraction of the endothelial cells. This permits larger molecules than usual to escape from the capillaries, and thus allows the soluble mediators of immunity to reach the site of infection.(3) Leucocytes migrate out of the venues into the surrounding tissues. In the earliest stages of inflammation, neutrophils are particularly prevalent, but in later stages monocytes and lymphocytes also migrate to the site of infection.

（二）适应性免疫（Adaptive immunity）

适应性免疫是指机体与抗原接触后获得的，具有针对性（即特异性）的免疫，故又称特异性免疫（specific immunity）或获得性免疫（acquired immunity）。适应性免疫的特点概括为：①特异性，即T细胞、B细胞仅针对相应抗原表位发生特异性应答；②获得性，是指个体出生后受抗原刺激而获得；③记忆性，即再次遇到相同抗原刺激时，出现迅速而增强的应答；④可传递性，特异性免疫应答产物（抗体、致敏T细胞）可直接输注给受者，使其获得相应的特异性免疫力（该过程称为被动免疫）；⑤自限性，通过免疫调节使免疫应答控制在适度水平或自限终止。适应性免疫主要由T细胞、B细胞完成。根据参与免疫应答的细胞类型及产生的免疫效应，适应性免疫应答可以分为体液免疫和细胞免疫两大类。

1. **体液免疫（Humoral immunity）** 由B细胞介导。受特异抗原刺激后，B细胞开始活化、增殖、分化为浆细胞并产生抗体。由于抗体多在体液中发挥效应，故称体液免疫（humoral immunity，HI）或抗体介导的免疫（antibody-mediated immunity，AMI）。

2. **细胞免疫（Cellular immunity）** 也称细胞介导的免疫（cell-mediated immunity，CMI）。T细胞受特异抗原刺激后活化、增殖、分化为致敏的T细胞，通过直接杀伤带有特异抗原的靶细胞或分泌细胞因子（cytokine，CK）产生炎症反应而发挥效应。因此，细胞免疫的效应是由致敏T细胞、细胞因子及其他炎症细胞共同完成的。

Exposure of the immune system to a foreign antigen enhances its ability to respond again to that antigen. Responses to second and subsequent exposures to the same antigen, called secondary immune responses, are usually more rapid, larger, and often qualitatively different from the first, or primary immune response to that antigen. Immunological memory occurs because each exposure to an antigen generates long-lived memory cells specific for the antigen, which are more numerous than the naïve lymphocytes specific for the antigen that exist before antigen exposure. In addition, memory cells have special characteristics that make them more efficient at responding to and eliminating the antigen than are naïve lymphocytes that have not previously been exposed to the antigen. For instance, memory B lymphocytes produce antibodies that bind antigens with higher affinities than do antibodies produced in primary immune responses, and memory T cells react much more rapidly and vigorously to antigen challenge than do naïve T cells.

3. **适应性免疫应答的基本过程（Basic process of adaptive immune response）** T 细胞、B 细胞特异性应答的过程可以概括为三个阶段：①抗原识别阶段：T 细胞、B 细胞通过抗原受体 TCR、BCR 特异性识别抗原。②T 细胞、B 细胞活化、克隆扩增和分化阶段：B 细胞通过 BCR 直接识别并结合特异抗原而活化，并在 T 细胞产生的细胞因子作用下继续分化、增殖，分化为浆细胞；TCR 不能直接识别蛋白抗原，只能识别经抗原提呈细胞（antigen presenting cell，APC）加工后与 MHC 结合的抗原肽，最终活化 T 细胞，发生克隆扩增，形成效应 T 细胞。③效应阶段：浆细胞及效应 T 细胞通过产生抗体、分泌细胞因子等机制清除抗原，发挥免疫效应（Figure 1-11 及参见第十三、十四章）。

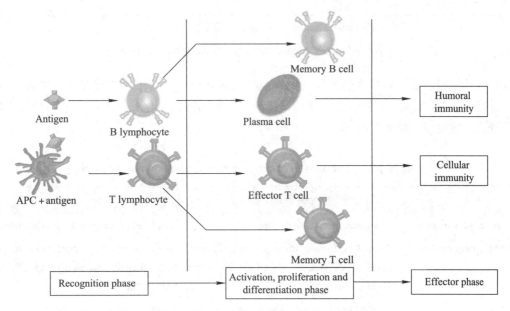

Figure 1-11　Process of adaptive immune response

4. **适应性免疫应答的规律（Law of adaptive immune response）** T 细胞、B 细胞在其分化过程中，都有部分细胞分化为记忆细胞（memory cell），记忆细胞对相同抗原的再次侵入具有快速、强大的特异性免疫效应，称为再次应答（secondary response）或免疫记忆（immunological memory）。再次应答较初次应答潜伏期更短，应答更快，效应强度更大。适应性免疫应答规律对免疫接种及临床免疫诊断和防治均具有重要意义（参见第十三、十四章）。

固有免疫与适应性免疫共同完成免疫防御、免疫自稳及免疫监护的作用，两者是构成机体完整免疫功能不可分割的两个部分（Figure 1-12）。固有免疫在感染早期非特异性的作用广泛、直接，能迅速使感染局限，并能有效地启动、协同适应性免疫应答。适应性免疫在感染后期及预防再感染中作用强大、特异、持久，抗体及细胞因子等免疫应答产物能促进细胞

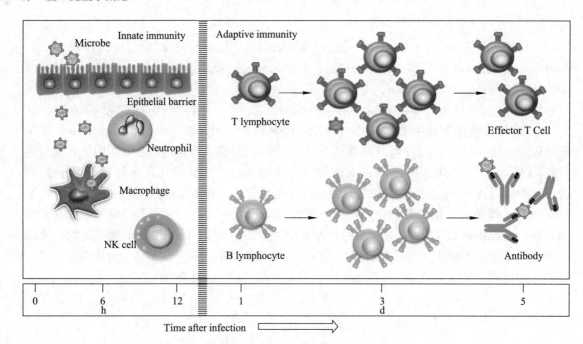

Figure 1-12　Innate immunity and adaptive immunity

吞噬、补体激活等固有免疫的效应。固有免疫与适应性免疫的作用相互促进、协调，不能截然分开，如 B1 细胞、γδT 细胞等兼具非特异与特异的特点（参见第十三、十四章）。固有免疫与适应性免疫比较见 Table 1-2。

Table 1-2　Comparison of innate immunity and adaptive immunity

	Innate immunity	Adaptive immunity
Manner of acquiring	Congenital, exists with born	Acquired by antigen stimulation after birth
Main characteristics	Prompt, performing immune defense at early stage of infection, no antigen specificity and immune memory	Develops slowly, longer phase of effect, high efficiency, has antigen specificity and immune memory
Manifestations	Natural barrier of immune defense, inflammatory reaction, etc.	Specific immune response
Immunocytes involved	Neutrophils, monocytes/macrophages, NK cells, etc.	APC, T and B lymphocytes
Immune molecules involved	Body fluid components such as complements, bacteriolytic enzymes, cytokines (CK)	Antibody, CK, etc.

六、现代免疫学研究的热点与发展趋势
（Hot spots in modern immunology and the developmental trend）

（一）免疫记忆的形成与调控（Formation and regulation of immunological memory）

免疫记忆是适应性免疫的重要特征之一，也是疫苗研究与应用的理论基础。免疫记忆主要由记忆 T 细胞和记忆 B 细胞介导。免疫记忆的形成受多种外源性和内源性因素的调

节。外源性因素包括抗原刺激的强度和时限、各种细胞因子［如白细胞介素 -7（IL-7）和IL-15］等。内源性因素包括细胞表面共刺激分子、共抑制分子的分布及关键转录因子（如Blimp-1、Bcl-6 和 Id-2 等）的表达。目前，关于记忆 T 细胞的研究较多，但其分化模式尚存在争议，其中一种观点认为记忆 T 细胞来自少数的效应 T 细胞，而另一种观点认为活化 T 细胞直接不对称分裂为记忆 T 细胞。记忆 B 细胞形成的机制研究甚少，尚不明确。近年研究发现，在缺失 T 细胞、B 细胞的免疫缺陷小鼠中同样存在对过敏原的免疫记忆，从而提出NK 细胞也具有一定的记忆性，但 NK 细胞免疫记忆的形成机制和生理病理意义有待进一步研究。

（二）免疫细胞新亚群发现（Discovery of novel immune cell subsets）

免疫细胞的发育分化和成熟机制一直以来是基础免疫学研究的热点问题。成熟后 T 细胞、B 细胞的功能分化也是解释免疫应答效应机制的重要理论基础。近年伴随单细胞测序及流式质谱等新技术的应用，越来越多的免疫细胞被发现。T 细胞是不均一的细胞群，包含辅助性 T 细胞（Th1、Th2、Th17 细胞等）、细胞毒性 T 细胞（CTL）和调节性 T 细胞（详见第十二章）。近年来，Th9、Th22 和 Tfh 细胞亚群等陆续被发现，分泌不同的细胞因子，参与特定的免疫应答过程。

B 细胞根据表型、定位和功能，可分为 B1 细胞和 B2 细胞，B1 细胞主要产生低亲和力的 IgM 类抗体，参与固有免疫应答。而 B2 细胞是参与适应性体液免疫应答的主要细胞（详见第十一章）。近年来研究发现，体内尚存在一类具有免疫调节功能的 B 细胞亚群，主要通过分泌 IL-10、转化生长因子 -β（TGF-β）抑制免疫炎症反应。

此外，骨髓造血干细胞分化而来的淋巴样祖细胞除了可继续分化产生 T 细胞、B 细胞外，还可分化为固有淋巴细胞（innate lymphoid cell，ILC）。该类细胞在进化上高度保守，包括 NK细胞、淋巴组织诱导细胞（lymphoid tissue inducer cell，LTi）及非细胞毒性 ILC［根据转录因子表达、细胞因子分泌及效应功能的不同可分为三大类：Ⅰ类 ILC（ILC1）、Ⅱ类 ILC（ILC2）和Ⅲ类 ILC（ILC3）］。目前，这些细胞的发育分化途径及生理病理功能尚不十分清楚。

（三）免疫与代谢（Immune and metabolism）

近年来众多研究表明，免疫细胞的代谢状态在其发育分化和免疫应答调控中发挥重要作用。免疫信号的传导可直接调控免疫细胞的代谢途径，进而适应免疫细胞的功能需求。例如，静止 T 细胞以氧化磷酸化作为主要能量供应代谢方式，而活化 T 细胞则更依赖于糖酵解供能。同时免疫细胞的异常亦在代谢性疾病（如肥胖、糖尿病等）的发生发展中起重要作用。因此，免疫细胞的代谢研究也将是免疫学关键科学问题之一。

（四）免疫与表观遗传调控（Immune and epigenetic regulation）

表观遗传是指在基因的 DNA 序列没有发生改变的情况下，基因表达发生可遗传的变化，主要包括 DNA 甲基化、组蛋白修饰、非编码 RNA 等。近年来的研究发现，在免疫细胞的发育分化中伴随表观遗传的变化，如非编码 RNA 的表达、组蛋白修饰水平等。同时，免疫细胞表观遗传学的改变也在免疫应答调控中发挥重要作用。研究的深入将为阐释免疫应答的可塑性调节机制提供重要理论依据，并为免疫相关疾病的治疗奠定基础。

（五）免疫学防治（Immunological prevention and treatment）

免疫学的迅猛发展不仅进一步完善了免疫学的理论体系，同时形成了多种免疫学技术手段与产品，如疫苗、抗体、重组细胞因子等，在人类重大疾病（传染性疾病、肿瘤、自身免疫病等）的预防和治疗中显示出巨大的应用潜力。尤其是近年来肿瘤免疫治疗领域发展迅速，如阻断负向免疫调控机制的抗 CTLA-4、PD-1 或 PD-L1 抗体，嵌合抗原受体修饰的 T 细胞（CAR-T 细胞）等为肿瘤的治疗带来了新的希望。

（六）现代免疫学新技术及其应用（New techniques and applications of modern immunology）

新的免疫学技术与分子生物学技术的结合形成了生命科学、计算机科学与信息技术和应用数学交叉的新领域，促成了免疫学理论与免疫学技术相互促进与渗透的活跃发展局面。新的免疫学技术包括：

1. **免疫细胞分离技术**（Separation techniques of immune cells） 包括流式细胞分离术、免疫磁珠技术等（参见第二十六章）。应用这些新的细胞分离技术可以把 T 细胞、B 细胞及其亚群精确地分离。近年采用的抗原肽 –MHC 分子四聚体技术已成为直接检测抗原特异性 T 细胞的有效而特异的方法。使用类流式组织细胞定量分析仪可在光镜下选取特定的淋巴细胞进行数字分析，激光显微切割术甚至可准确定位切割单个细胞。新的技术为免疫细胞的分化与功能研究提供了很大方便。

2. **蛋白质分析及高通量分析技术**（Techniques for protein analysis and high throughout analysis） 蛋白质纯化技术、二维电泳、高分辨的质谱技术、免疫共沉淀技术可分析复杂蛋白质谱，发现新的免疫功能分子。肽合成技术可用于分析多肽分子精细结构差异与功能的改变，指导新疫苗、新药物的设计。微量传感器（micro sensor）可分析抗原抗体结合的亲和力，检测细胞内信息分子活性。流式质谱技术以金属离子标记的抗体进行流式检测，可以高通量分析多个免疫细胞亚群的蛋白质表达等。

3. **DNA 重组技术**（DNA recombination techniques） 各类 PCR 技术、cDNA 和胚系 DNA 克隆技术及免疫相关基因的结构与功能研究是近年发展较快的领域。各种单克隆抗体的改型技术、噬菌体展示技术（phage display techniques）都为抗体的制备及应用带来新的契机。

4. **各种细胞培养系统的建立和应用**（Establishment and application of cell culture system） 特别是胚胎干细胞的培养、定向克隆细胞的诱导及建系等技术，为免疫细胞的分化、功能活性的研究提供了丰富的细胞材料和生物信息资料。

5. **新的实验动物模型的建立**（Establishment of novel animal models） 包括近交系、同类系（congenic strain）小鼠、裸鼠、重症联合免疫缺陷病（SCID）小鼠、转基因鼠（transgenic mice）、基因敲除鼠（gene knockout mice）、人源化小鼠（humanized mice）、无菌小鼠（germ free mice）等模型鼠的建立，为人体免疫细胞和免疫分子的体内功能（in vivo function）研究提供了必不可少的实验动物模型。

此外，激光共聚焦技术、流式细胞术多参数分析、DNA 和蛋白质微阵列技术、单个生物分子荧光谱分析技术、扫描探针显微技术等现代免疫学新技术的应用，为临床和科学研究的发展起到了重要推动作用。

综上所述，从古老的人痘苗、牛痘苗到近年新型 DNA 疫苗、肽疫苗及各类免疫治疗产品的出现展现了免疫学对人类健康所做出的巨大贡献。科学的发展及新技术体系的建立为免疫学提供了更新、更广泛的研究领域与课题，同时也向免疫学提出了更多的挑战。加强与新学科的交叉和高新技术的融合是现代免疫学应把握的发展策略。多种高通量组学平台及各类高敏感、高特异性技术的建立和应用拓展了人们对生理和病理条件下器官组织区域免疫网络的认识；磁共振成像（MRI）、脉冲测距技术（pulse ranging technology，PRT）、体内示踪、激光共聚焦显微镜、双光子显微镜和过细胞动态观察站等各类实时动态成像技术的应用促进了人们对免疫细胞迁移、相互作用及定位的研究，为揭示免疫调控网络在疾病发生中的作用奠定了基础。伴随系统医学、转化医学及精准医学的不断深入，围绕临床重大疾病的早诊早治和早期预防，现代免疫学将为人类做出更新、更切实的贡献。

Key words：Vaccine；Live-attenuated vaccine；Immunity；Active immunity；Passive Immunity；Monoclonal antibodies, mAb；Clonal selection theory；Clonal deletion；Immune surveillance；Innate immunity；Adaptive immunity；Humoral immunity (HI)；Antibody-mediated immunity (AMI)；Cellular immunity；Cell-mediated immunity (CMI).

Review questions

1. Try to describe Burnet's clonal selection theory.
2. Try to explain how does vaccination prevent infections specifically.
3. Compare the characteristics of innate immunity and adaptive immunity.
4. What is the new concept of immunity? Please explain the functions of immunity.

Case study

The development of cowpox vaccine

Edward Jenner (1749—1822), a country doctor in Berkeley in southern England, is often termed as the founder of immunology for his contribution of the first reliable method of providing lasting immunity to a major contagious disease. Jenner described the common observation that milkmaids were generally protected from smallpox by getting a weak version of smallpox-an eruptive skin disease of cattle (cowpox). He tested his hypothesis by inoculating an 8-year-old boy with matter taken from the arm of the milkmaid who was suffering from cowpox. This inoculation protected the child from smallpox. His results led to widespread adoption of vaccination in England and elsewhere in the world, ultimately leading to eradication of smallpox.

Question

Please read the above material, and describe how do you explain "inoculation of cowpox can provide protection against smallpox"?

（马春红　孙汶生）

数字课程学习

● 教学 PPT　　● 拓展知识　　● Case Study　　● Glossary　　● Questions　　● 自测题

第二章　免疫系统概述

General Introduction to the Immune System

The immune system is the structural foundation of immune function and is composed of immune organs, immune cells, and immune molecules. Immune organs are divided into two groups based on their functions: the central immune organs and the peripheral immune organs. Central immune organs include the bone marrow and thymus, both of which provide places for lymphocytes to develop, differentiate and mature. Many stem cells exist in the bone marrow where they differentiate into many cell types including erythrocytes, leukocytes, monocytes, and lymphocytes. The bone marrow is also where B cells differentiate and mature. The thymus secrets thymic hormones and cytokines, which help convert thymocytes into mature T cells. The thymus also regulates immune functions. Peripheral lymphoid organs include lymph nodes, spleen and skin-mucosal associated lymphoid tissues. Peripheral lymphoid organs provide a place for lymphocytes to encounter antigens and proliferate. It is also where immune responses usually occur. All the cells that participate in the immune response are called immunocytes. Among them, lymphocytes, including T and B lymphocytes, play key roles in the immune response. T and B lymphocytes can differentiate, proliferate, and cause specific immune responses after they recognize specific antigens. Thus, they are called immunocompetent cells (ICC). Immune molecules are those that are produced by immunocytes or other cells and participate in the immune response. Immune molecules may be secreted or membrane bound.

免疫系统（immune system）是机体担负免疫功能的物质基础。其组成从宏观到微观包括免疫器官（immune organ）、免疫细胞（immunocyte）和免疫分子（immune molecule）三个层次。

免疫器官按其功能不同，可分为中枢免疫器官和外周免疫器官，两者通过血液循环和（或）淋巴循环互相联系。免疫系统是在个体发育过程中逐渐形成并完善的，该过程中任何环节的障碍或异常均可导致机体免疫功能的紊乱，引起相应的疾病。

免疫系统的组成见 Figure 2–1。

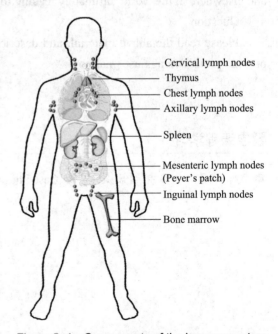

Figure 2–1　Components of the immune system

- Cervical lymph nodes
- Thymus
- Chest lymph nodes
- Axillary lymph nodes
- Spleen
- Mesenteric lymph nodes (Peyer's patch)
- Inguinal lymph nodes
- Bone marrow

第一节 中枢免疫器官
Central Immune Organ

中枢免疫器官（central immune organ）又称中枢淋巴器官（primary lymphoid organ），是免疫细胞发生、分化与成熟的场所，包括胸腺和骨髓，在禽类还包括腔上囊（法氏囊）。

一、骨髓（Bone marrow）

1. 骨髓的结构（Structure of the bone marrow） 骨髓约占成人总体重的5%。骨髓主要由造血干细胞（hematopoietic stem cell，HSC）、血细胞前体细胞、网状基质细胞及大量脂肪组织组成，它既是造血器官，也是免疫细胞发育的场所。骨髓有丰富的血液供应，动脉进入骨髓腔后，其中的血液直接进入静脉窦，最后汇成大静脉出骨髓腔（骨髓中无淋巴管道）。骨髓实质被交错分布的网状组织分割，这些网状组织由网状基质细胞、巨噬细胞和细胞外基质组成。除了为造血细胞提供机械支架以外，还可分泌细胞分化所需的一些因子，为细胞之间的相互作用提供良好的环境，称为造血微环境。

2. 骨髓的功能（Function of the bone marrow） 骨髓是重要的中枢免疫器官，具有如下功能。

（1）骨髓是各类免疫细胞发生的场所（generation of all kinds of immune cells in bone marrow）：骨髓是血细胞发生的部位。血细胞的发生是造血干细胞经过增殖、分化直至成为各种成熟血细胞的过程。造血干细胞是存在于组织中的一群原始状态的造血细胞，可存在于造血组织及血液中，是机体各种血细胞的共同来源，又称多能干细胞（multipotential stem cell）。多能干细胞分化为定向干细胞，进一步分化为各类免疫细胞的祖细胞，并逐步分化为各类成熟的免疫细胞。

（2）骨髓是B细胞分化成熟的场所（maturation of B lymphocytes in bone marrow）：骨髓中的多能造血干细胞分化为淋巴系祖细胞，一部分淋巴系祖细胞经血液迁入胸腺，发育成熟为具有免疫功能的T细胞；另一部分则在骨髓内，经历祖B细胞、前B细胞、不成熟B细胞等阶段，继续分化为成熟B细胞，并通过骨髓释放入血，然后经血液循环迁至外周免疫器官定居或发挥免疫学效应。

（3）骨髓是再次应答的场所（secondary immune response in bone marrow）：骨髓是B细胞发生应答的场所，尤其是再次免疫应答的重要部位。外周免疫器官生发中心的记忆B细胞在特异性抗原刺激下被活化，经淋巴和血液进入骨髓，分化成熟为浆细胞，并产生大量抗体，释放至血液循环。在外周免疫器官发生的再次应答，其抗体产生过程持续时间短；而在骨髓中发生的再次应答，可缓慢、持久地产生大量抗体，成为血清抗体的主要来源，表明骨髓是发生再次体液免疫应答的重要部位。

二、胸腺（Thymus）

胸腺是T细胞分化、成熟的场所，位于胸骨后，由两叶扁平的淋巴组织组成。人在新生儿期胸腺重15~20 g，以后随年龄不同，胸腺的大小、结构和功能水平有明显的差别。青春期可达30~40 g，青春期以后胸腺逐渐萎缩退变，表现为实质减少，间质增多。老年期胸腺明显缩小，其皮质和髓质多被脂肪组织代替，导致老年个体免疫功能衰退。裸鼠（nude mice，先天无胸腺小鼠）和先天性胸腺发育不全（DiGeorge 综合征）的儿童因 T 细胞发育障碍，导致细胞免疫缺陷，伴体液免疫受损。

1. 胸腺的结构与微环境（Structure and microenvironment of the thymus） 胸腺是实质性器官，表面包有结缔组织被膜并与胸腺内结缔组织形成小叶间隔，将胸腺分成许多不完全分隔的小叶。每个胸腺小叶均由位于小叶周边部、染色较深的皮质（cortex）和位于中央、染色较浅的髓质（medulla）两部分组成。

胸腺的细胞组成主要包括胸腺基质细胞（thymus stromal cell，TSC）和胸腺细胞（thymocyte）。胸腺基质细胞主要包括胸腺上皮细胞（thymus epithelial cell，TEC）、巨噬细胞（macrophage，MΦ）、树突状细胞（dendritic cell，DC）及成纤维细胞等。骨髓中 T 前体细胞经血液循环进入胸腺，即成为胸腺细胞（thymocyte）。胸腺细胞多而密集，占皮质内细胞总数的 85%～90%，是不成熟的淋巴细胞。

胸腺浅皮质内的胸腺上皮细胞也称抚育细胞（nurse cell），可产生激素、细胞因子，促使 $CD4^-CD8^-$ 双阴性胸腺细胞逐渐分化为未成熟的 $CD4^+CD8^+$ 双阳性胸腺细胞，进而通过皮髓交界区，经历阳性选择和阴性选择，进一步发育成熟为 $CD4^+$ 或 $CD8^+$ 的单阳性淋巴细胞。经历了阳性选择过程后，胸腺细胞获得自身 MHC 限制性；而经历了阴性选择后，胸腺细胞获得自身耐受性。这样，经历了胸腺选择过程的胸腺细胞逐步发育成成熟的 T 细胞，经由胸腺髓质释放入血，进一步到达外周免疫器官定居和发挥免疫效应。进行胸腺选择过程的深皮质区主要包含较成熟的胸腺细胞和淋巴细胞、树突状细胞。胸腺髓质内含大量胸腺上皮细胞和一些疏散分布的胸腺细胞及巨噬细胞。髓质内常见胸腺小体（thymic corpuscle），也称哈索尔小体（Hassall's corpuscle），由上皮细胞呈同心圆状包绕排列构成，是胸腺结构的重要特征。其功能尚不清楚，在胸腺炎症或肿瘤时该小体消失。胸腺的结构见 Figure 2-2。

胸腺微环境（thymic microenvironment）是决定 T 细胞分化、增殖和选择性发育的重要条件，主要由胸腺基质细胞、细胞外基质及局部活性物质组成。胸腺上皮细胞是胸腺微环境最重要的组分，以两种方式影响胸腺细胞分化：①分泌胸腺激素和细胞因子，诱导胸腺细胞分化为成熟 T 细胞。这些细胞因子通过与胸腺细胞表面相应受体结合，调节胸腺细胞发育和

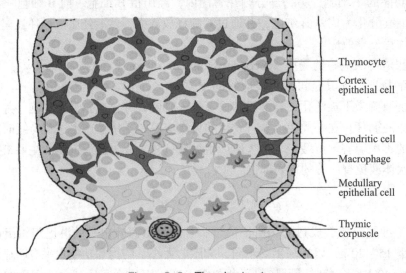

Figure 2-2　Thymic structure

细胞间相互作用。②细胞间相互接触，通过细胞表面黏附分子及其配体、抗原肽–MHC分子复合物与TCR及CD3分子等相互作用而实现。

2. 胸腺的功能（Function of the thymus）

（1）胸腺是T细胞发育和分化的部位（development and differentiation of T lymphocytes in the thymus）： 胸腺是T细胞分化、成熟的场所。胸腺上皮细胞、巨噬细胞和树突状细胞对于胸腺细胞分化过程中的自身耐受、MHC限制性及T细胞功能性亚群的形成起着决定性作用。胸腺细胞在胸腺上皮细胞提供的微环境及激素作用下分化并大量增殖，其中胸腺皮质内存在很多处于不同分化阶段的未成熟T细胞，而髓质区多为成熟的T细胞。皮质胸腺细胞在经过皮质和髓质交界的部位时将经历胸腺的阳性选择和阴性选择过程，这一过程致使95%以上的胸腺细胞在到达髓质前即发生凋亡。胸腺的选择作用具有重要的生理意义，经筛选后的大部分成熟T细胞（αβT细胞）离开胸腺经血液循环输送到外周免疫器官，进行定居和介导免疫应答。少部分T细胞（γδT细胞）在胸腺发育的早期即离开胸腺，迁移至肠黏膜或上皮组织，并在皮肤黏膜免疫应答中发挥作用。

Box 2–1　Positive and negative selection in the thymus

Thymus cells with receptors that enable them to respond to foreign peptides in association with self MHC proteins survive, mature, and migrate to peripheral lymphoid organs. All of the other cells undergo apoptosis. The cells undergoing positive selection initially express both CD4 and CD8 co-receptors. During the process of positive selection, CD4[+]T cells and CD8[+]T cells diverge by a poorly understood mechanism. In this process, some T cells express CD4 but not CD8 and recognize foreign peptides in association with class II MHC proteins. Meanwhile, some T cells express CD8 but not CD4 and recognize foreign peptides in association with class I MHC proteins.

（2）胸腺的免疫调节功能（immune regulation of the thymus）： 胸腺基质细胞可产生多种胸腺激素和细胞因子，参与机体的免疫调节。胸腺激素主要有胸腺素（thymosin）、胸腺刺激素（thymulin）、胸腺生成素（thymopoietin）和胸腺体液因子（thymus humoral factor）等，具有促进胸腺细胞增殖和分化为成熟T细胞的作用。胸腺细胞产生的细胞因子也具有调节胸腺细胞发育及促进多种细胞相互作用的功能。

（3）胸腺的屏障作用（barrier function of the thymus）： 血液内的大分子物质不易进入胸腺皮质内，说明皮质内毛细血管及其周围结构具有屏障作用，称血–胸腺屏障。血–胸腺屏障可以阻止血液中的抗原物质进入胸腺实质，从而使淋巴细胞在没有外界抗原物质存在的条件下增殖分化，免于机体出生后对相应外界抗原发生耐受。

第二节　外周免疫器官
Peripheral Immune Organ

外周免疫器官（peripheral immune organ）又称为外周淋巴器官或次级/二级淋巴器官（secondary lymphoid organ），包括淋巴结、脾、扁桃体、皮肤和黏膜淋巴相关组织等。其主要功能是作为免疫细胞定居和增殖的场所，也是免疫细胞接受抗原刺激产生特异性抗体和效应淋巴细胞等免疫应答的场所。

一、淋巴结（Lymph node）

人体有 500～600 个淋巴结，广泛分布于全身非黏膜部位的淋巴通道上，常成群地分布于肺门、腹股沟及腋下。

1. 淋巴结的结构（Structure of the lymph node） 淋巴结表面有薄层的结缔组织被膜，有数条输入淋巴管（afferent lymphatic vessel）进入淋巴结。淋巴结分为皮质（cortex）和髓质（medulla）两部分，彼此通过淋巴窦相通。被膜下为皮质，由浅皮质区、深皮质区和皮质淋巴窦组成。

浅皮质区是 B 细胞定居的场所，称为非胸腺依赖区（thymus-independent area）。未受抗原刺激的淋巴小结无生发中心，称为初级滤泡（primary follicle），主要含 B 细胞；受抗原刺激后，小结内出现生发中心（germinal center），称为次级滤泡（secondary follicle），内含大量 B 淋巴母细胞，可转移至淋巴结中心部髓质的髓索，分化为浆细胞并产生抗体。

浅皮质区和髓质之间是深皮质区，又称副皮质区，是 T 细胞定居的场所，称为胸腺依赖区（thymus-dependent area）。副皮质区有许多由内皮细胞组成的毛细血管后微静脉（post-capillary venule，PCV），也称高内皮细胞小静脉（high endothelial venule，HEV）。HEV 呈非连续状，允许淋巴细胞穿过，是沟通血液循环与淋巴循环的重要通路。

髓质由髓索和髓窦组成。髓索内含有 B 细胞及部分 T 细胞、浆细胞、肥大细胞和巨噬细胞。髓窦内巨噬细胞较多，有较强的滤过作用。T 细胞约占淋巴结内淋巴细胞的 75%，B 细胞约占 25%。淋巴结的结构见 Figure 2-3。

2. 淋巴结的功能（Function of the lymph node）

（1）滤过、清除抗原异物（to filter and eliminate foreign antigens）：淋巴结是淋巴液的有

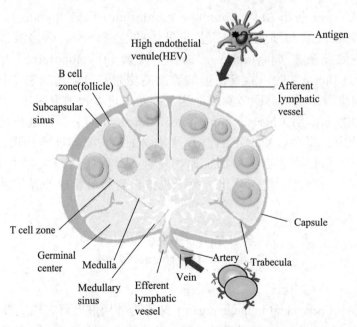

Figure 2-3　Structure of the lymph node

效滤器，通过淋巴窦内吞噬细胞的吞噬作用及抗体等免疫分子的作用，可以杀伤病原微生物，清除异物，从而起到净化淋巴液，防止病原体扩散的作用。

（2）富集抗原、介导免疫应答（to enrich antigens and mediate immune response）： 淋巴结是淋巴细胞接受抗原刺激、发生适应性免疫应答的场所。淋巴结中富含各种类型的免疫细胞，有利于捕捉和富集抗原、传递抗原信息、促进淋巴细胞的活化增殖。B 细胞受刺激活化后，高速分化增殖，形成生发中心，生成大量的浆细胞；T 细胞也可在淋巴结内分化增殖为致敏淋巴细胞。不管发生哪类免疫应答，都会因抗原刺激诱发免疫应答，T 细胞 /B 细胞大量增殖而引起局部淋巴结肿大（参见本章 Case study）。

（3）淋巴细胞定居和再循环基地（base of lymphocyte residence and recirculation）： 淋巴结是淋巴细胞定居和增殖的部位，也是再循环细胞的重要补充来源。T 细胞、B 细胞分别在淋巴结的胸腺依赖区及非胸腺依赖区定居。正常情况下，只有少数淋巴细胞在淋巴结内分裂增殖，大部分细胞是再循环的淋巴细胞。血中的淋巴细胞通过毛细血管后微静脉进入淋巴结副皮质，然后经淋巴窦汇入输出淋巴管，进入胸导管或右淋巴管，再回到血液循环。

二、脾（Spleen）

脾是人体最大的外周免疫器官，具有与淋巴结类似的免疫功能，对清除抗原异物、自身衰老细胞及维持机体内环境稳定十分重要。来自中枢免疫器官的 T 细胞、B 细胞，分别在脾内的胸腺依赖区与非胸腺依赖区定居、增殖，接受抗原刺激，发挥免疫效应。

1. 脾的结构（Structure of the spleen） 脾的结构类似淋巴结，其表面有结缔组织被膜，实质分为白髓（white pulp）和红髓（red pulp）。白髓是淋巴细胞聚集之处，沿中央小动脉呈鞘状分布，富含 T 细胞，相当于淋巴结的副皮质区。白髓中还有淋巴小结，是 B 细胞定居之处，受抗原刺激后可出现生发中心。脾中 T 细胞占总淋巴细胞数的 35% ~ 50%，B 细胞占 50% ~ 65%。红髓位于白髓周围，可分为脾索和血窦。与淋巴结不同，脾没有输入淋巴管，只有一条输出淋巴管与中央动脉并行，发生免疫应答时淋巴细胞由此进入再循环池。脾的结构见 Figure 2-4。

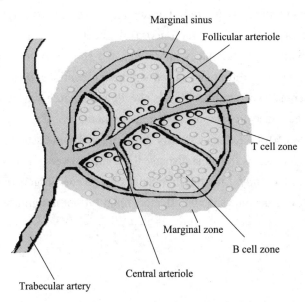

Figure 2–4　Structure of the spleen

2. 脾的功能（Function of the spleen）　脾是储存红细胞的血库，并具有重要的免疫功能。①脾是免疫细胞定居的场所，是淋巴细胞接受抗原刺激并发生免疫应答的部位。②脾能合成某些生物活性物质，如补体、干扰素等。③滤过作用，脾可清除血液中的病原体，以及衰老死亡的自身红细胞、白细胞、某些蜕变细胞及免疫复合物等，从而使血液得到净化。脾切除的个体易患严重的感染，提示脾在机体免疫防御中发挥重要作用。

三、皮肤和黏膜相关淋巴组织
（Skin and mucosal-associated lymphoid tissue）

近年研究证实，免疫细胞不仅存在于有完整结构的淋巴结和脾，而且广泛分布于皮肤、黏膜组织。这些淋巴组织称为皮肤和黏膜相关淋巴组织。

1. 皮肤相关淋巴组织（Skin-associated lymphoid tissue, SALT）　包括存在于皮肤表皮中的朗格汉斯细胞（Langerhans cell）、巨噬细胞和肥大细胞等免疫细胞。

2. 黏膜相关淋巴组织（Mucosal-associated lymphoid tissue，MALT）　是无被膜的淋巴组织，主要指呼吸道、肠道及泌尿生殖道黏膜固有层和上皮细胞下散在的淋巴组织，以及某些带有生发中心的器官化的淋巴组织，如扁桃体、小肠的派尔集合淋巴结（Peyer's patch）、阑尾等。人体黏膜的表面积约 400 m^2，是病原微生物等抗原性异物入侵机体的主要门户，故 MALT 是人体重要的防御屏障。MALT 主要包括鼻相关淋巴组织、肠相关淋巴组织和支气管相关淋巴组织。

SALT 及 MALT 的免疫功能主要可概括为：①构成机体防御外来抗原的第一道防线。由于其面积之大、淋巴细胞在其内存在数量之多，远大于淋巴结及脾，因此有十分重要的免疫防御作用。② SALT 及 MALT 是免疫应答发生的重要部位，其内的免疫细胞无论在激发全身性免疫应答还是在承担局部的免疫应答中均发挥重要作用。③参与免疫应答的效应过程，如Ⅳ型（迟发型）超敏反应常发生在皮肤组织（参见第十七章）。

Box 2-2　Mucosal immune system

The mucosal lymphatic tissues are nonencapsulated submucosal lymphoid nodules and diffuse lymphocytic infiltrates in the submucosa of intestinal and respiratory tracts. These organs work collectively with regional lymph nodes and spleen to produce B- and T-effector cells, which lodge in lamina propria and in intraepithelial locations wherever there is mucosa. The prototypical mucosal lymphatic tissue is the Peyer's patch which has a unique dome epithelium that is specialized to sample environmental antigens. Each Peyer's patch contains multiple individual B-cell follicles separated by diffused lymphoid tissue in interfollicular areas. The mucosal immune system is the most dispersed, the most diverse, and the most complicated lymphocytic system in the body. Like the thymus, it plays a role in generating antigen reactive lymphoid cells which will become specific effectors upon further maturation.

第三节　免疫细胞和免疫分子
Immunocyte and Immune Molecule

一、造血干细胞及其分化
（Hematopoietic stem cells and their differentiation）

　　造血干细胞（hematopoietic stem cell，HSC）是存在于组织中的一群原始状态的造血细胞，它们不是固定的组织细胞，可存在于造血组织及血液中，是机体各种血细胞的共同来源。造血干细胞在人胚胎 2 周时出现于卵黄囊，4 周时开始转移至胚肝，5 个月时骨髓开始造血，出生后骨髓成为造血干细胞的主要来源。成年人造血干细胞主要分布在红骨髓、脾及淋巴结，其中以红骨髓最为重要。

　　造血干细胞在造血组织中的比例极低，包括原始造血干细胞或称多能干细胞（multipotential stem cell）和定向干细胞（committed stem cell）。定向干细胞包括髓系干细胞和淋巴系干细胞，前者可分化为红系干细胞、粒细胞单核细胞系干细胞、巨核系干细胞，并进一步分化成熟为相应血细胞；淋巴系干细胞可分化为祖 B 细胞和祖 T 细胞，它们分别在骨髓和胸腺内经过筛选和驯化进而发育为成熟 B 细胞和 T 细胞。造血干细胞及其分化见 Figure 2-5。

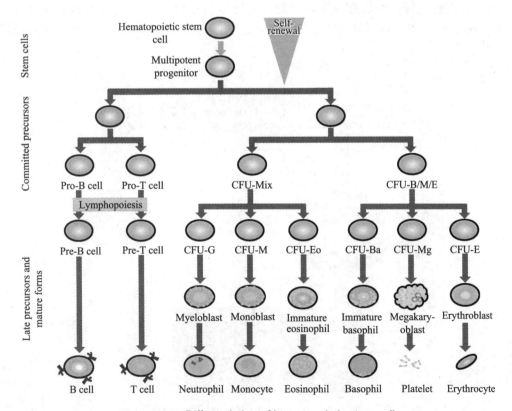

Figure 2-5　Differentiation of hematopoietic stem cells

二、免疫细胞（Immunocyte）

凡参与免疫应答或与免疫应答有关的细胞均可称为免疫细胞。根据免疫细胞在免疫应答过程中所起的作用不同可分为以下两大类。

1. 淋巴细胞（Lymphocyte） 主要包括 T 细胞和 B 细胞，NK 细胞也属于淋巴细胞。T 细胞、B 细胞在免疫应答过程中起核心作用。T 细胞、B 细胞是不均一的细胞群体，包括许多具有不同免疫功能的亚群。它们均有特异性抗原受体，接受抗原刺激后能发生活化、增殖和分化，产生适应性免疫应答，故称免疫活性细胞（immunocompetent cell，ICC），也称抗原特异性淋巴细胞（详见第十三、十四章）。

2. 其他免疫细胞（Other immunocytes） 包括巨噬细胞、树突状细胞、中性粒细胞、嗜酸性粒细胞、嗜碱性粒细胞、肥大细胞及血小板等。另外，在免疫应答过程中还存在一组功能独立的重要细胞群体称抗原提呈细胞（antigen presenting cell，APC），主要包括树突状细胞、巨噬细胞和 B 细胞，这类细胞具有摄取、加工处理和提呈抗原的作用（详见第十章）。

三、淋巴细胞再循环（Lymphocyte recirculation）

体内的淋巴细胞并非始终滞留在外周免疫器官中，它们可由定居场所经血液循环和淋巴循环不断运行，并重新分布于全身淋巴器官和组织。淋巴细胞在血液、淋巴液、淋巴器官和组织间反复循环的过程称淋巴细胞再循环。定居在外周免疫器官的淋巴细胞，由输出淋巴管进入胸导管，经过血液循环，到达淋巴结后穿越 HEV，返回外周免疫器官或组织（Figure 2-6）。参加再循环的淋巴细胞主要是 T 细胞（70%～80%），一个再循环周期需24～48 h。

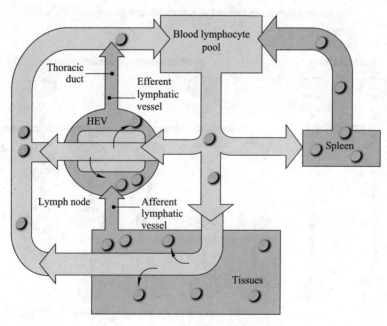

Figure2-6　**Lymphocyte recirculation**

Box 2-3 Lymphocyte recirculation

The immune system is distributed in many regions of the body. Integration of the parts occurs through a process, discovered by Sir James Gowns, called lymphocyte recirculation. Many cells leave the blood, cross tissues and return to the blood via efferent lymphatic vessel, that the total circulating pool of lymphocytes is turned over 10 to 48 times a day. Where do these cells go and what do they do? Lymphocytes are responsible for immunity. In order for them to work efficiently they have to go to where "professional" antigen presenting cells, especially dendritic cells, present antigens to the traveling cells. How do lymphocytes know where to go? We say "homing" takes them there, but this implies that they know where to go or have an ability to recognize direction.

淋巴细胞成熟后，其分布与运行都具有一定的规律。T 细胞、B 细胞受抗原刺激后，可依其表达的不同膜分子选择性分布到各自特定区域进行分化和增殖，并介导免疫应答，这一过程称为淋巴细胞归巢（lymphocyte homing）。淋巴细胞表面表达归巢受体（homing receptor），高内皮细胞表达该受体的配体，两者均属黏附分子。淋巴细胞运行至外周免疫器官或组织中 HEV 部位，通过归巢受体与相应配体结合，促使淋巴细胞黏附于高内皮细胞，迁移至血管外。由于淋巴细胞是不均一的群体，它们所表达的黏附分子各异，并与不同的配体结合。因此，不同亚类淋巴细胞定向迁移，并分布于淋巴器官和组织的不同部位。

淋巴细胞再循环的意义是：①通过淋巴细胞在体内周而复始地再循环，使其有更多机会与抗原和 APC 接触。②促使效应细胞迅速迁移至炎症部位，更有效地发挥作用。③淋巴组织可不断从循环池中补充新的淋巴细胞，以增强整个机体的免疫功能。④记忆细胞也可参与再循环，接触相应抗原后进入淋巴组织，迅速活化、增殖和分化，发生快而强的再次免疫应答。淋巴细胞再循环是机体从整体水平动态地行使免疫功能的有效形式。

四、免疫分子（Immune molecule）

免疫分子根据其存在的状态可以分为分泌型分子和膜型分子。

分泌型分子是由免疫细胞合成并分泌于胞外体液中的免疫应答效应分子，主要包括抗体分子、补体分子和细胞因子等。

膜型分子（或称膜分子）是免疫细胞间或免疫系统与其他系统（如神经系统、内分泌系统等）细胞间信息传递、相互协调与制约的物质，包括 TCR、BCR、MHC 分子、CD 分子及细胞黏附分子（cell adhesion molecule，CAM）等。各类免疫分子将在各相应章节阐述。

机体免疫系统的组织结构见 Table 2-1。

Table 2-1 Structure of the immune system

Immune organ		Immunocyte	Immune molecule	
Central immune organ	Peripheral immune organ		Membrane molecule	Secretory molecule
Bone marrow	Spleen	Hematopoietic stem cell（HSC）	TCR	Ig
Thymus	Lymph node	Pluripotent stem cell	BCR	Complement
Bursa of	Mucosal-associated	Committed stem cell	MHC molecule	（C）
Fabricius	lymphoid tissue	Lymphocyte	AM	Cytokine
	（MATL）	T lymphocyte	CD molecule	（CK）
	Skin-associated	B lymphocyte	IgR	
	lymphoid tissue	Natural killer cell（NK）	CR	
	（SALT）	Mononuclear phagocytes	MR	
		Monocyte	CKR	
		Macrophage		
		Dendritic cell		
		Granulocytes		
		Neutrophil		
		Eosinophil		
		Basophil		
		Mast cell		
		Erythrocyte		
		Platelet		

* Abbreviations: TCR (T cell receptor)；BCR(B cell receptor)；MHC (major histocompatibility complex)；AM(adhesion molecule)；CD(cluster of differentiation)；IgR (immunoglobulin receptor)；CR (complement receptor)；MR (mitogen receptor)；CKR (cytokine receptor)；Ig (immunoglobulin).

Key words：Immunity；Immune surveillance；Innate immunity；Adaptive immunity；Humoral immunity(HI)；Antibody-mediated immunity(AMI)；Cellular immunity；Cell-mediated immunity(CMI)；TCR；BCR.

Review questions

1. Which organs are included in the central immune system? What are their functions?
2. What are the major functions of peripheral immune organs?
3. What is lymphocyte recirculation and what is the significance of this process?

Case study

Acute lymphoblastic leukemia（急性淋巴细胞白血病）

A 7-year-old previously healthy boy was evaluated in an acute care clinic with a 3-day history of fever up to 39℃. His mother had given him acetaminophen to help with the fevers. He also reported having decreased appetite for the past few days. He denied having any congestion, cough, or sore throat. During his examination, he had a temperature of 38.3℃ and a pulse rate of 92 beats per minute. He had numerous enlarged lymph nodes in the submental, pre- and post-auricular, anterior and posterior cervical, occipital, axillary, and inguinal areas. His preliminary screening blood work showed that both his CRP and ESR were elevated at 123.6 mg/L(normal, 0.0 ~ 4.9 mg/L) and 63 mm/h (normal, 0 ~ 15 mm/h), respectively. His CBC showed an elevated white blood cell count at 40.8×10^9/L. Upon further review of the peripheral blood smear by pathology, the young cells were later described as immature, moderately atypical lymphoid cells forming a spectrum between the normal lymphocytes and apoptotic blasts. Based on the laboratory findings, this patient was preliminarily diagnosed with acute lymphoblastic leukemia, and further evaluation and treatment were begun.

Questions

1. Physical examination showed numerous enlarged lymph nodes in the patient. Could you try to explain why this happens?

2. For the final diagnosis, what kinds of examinations should be taken?

（韩丽辉）

数字课程学习

● 教学 PPT　　● 拓展知识　　● Case Study　　● Glossary　　● Questions　　● 自测题

第三章 抗原

Antigen

Antigens refer to the substances that can initiate, activate and induce immune response, that is, they can be recognized and bound by specific receptors of T or B lymphocytes（TCR or BCR）, activate T or B lymphocytes to produce immune response, and specifically combine with immune response products (specific antibodies or effector lymphocytes). Antigens have two properties: immunogenicity and immunoreactivity. Immunogenicity is the capacity to induce an immune response. Both intrinsic properties and extrinsic factors can affect the immunogenicity of antigens. Immunoreactivity is the ability to bind specifically to immune response products. Haptens refer to some small molecules that have only immunoreactivity but no immunogenicity.

An epitope is the specific site to which a particular antibody or antigen receptor binds. The number, location and spatial conformation of epitopes can affect the immunogenicity and immunoreactivity of antigens. Epitopes can be divided into T cell and B cell epitopes, or conformational and linear epitopes. T-cell epitopes usually are linear epitopes and recognized by TCR. B-cell epitopes are conformational or linear epitopes and recognized by BCR.

Antigens are classified into thymus-dependent antigen (TD-Ag) and thymus-independent antigen (TI-Ag) according to whether antigen-induced humoral immune response requires T cells assistance. TD-Ag can trigger both humoral and cell-mediated immunities, induce the productions of IgG and other classes of Ig, and produce immune memory. TI-Ag only initiates the humoral immunity and stimulates the production of IgM, and that produces no immune memory.

抗原（antigen，Ag）是指能够启动、激活和诱导免疫应答的物质，即能够被 T 细胞、B 细胞表面特异性受体（TCR 或 BCR）识别及结合，激活 T 细胞、B 细胞产生免疫应答效应产物（特异性抗体或效应淋巴细胞），并能与效应产物发生特异性结合反应的物质。抗原可来自体外自然界或自身物质，可以是传染性病原体或非传染性物质。机体免疫细胞通常识别的抗原是蛋白质，也可识别多糖、脂质和核酸等。

抗原除可刺激免疫应答外，在某些情况下，也可诱导机体对该抗原表现出特异性无应答状态，即产生免疫耐受；有时还可引起过强的病理性免疫应答，即超敏反应。在这些情况下，抗原分别称为耐受原（tolerogen）和变应原（allergen）（仅指引起 I 型超敏反应的抗原）。

第一节 抗原的特性
Properties of Antigen

一、抗原的基本特性（The basic properties of antigen）

抗原具有两种基本特性，即免疫原性（immunogenicity）和免疫反应性（immunoreactivity）。免疫原性是指抗原被 T 细胞、B 细胞表面特异性抗原受体（TCR 或 BCR）识别及结合，刺激机体免疫系统产生适应性免疫应答，诱导产生免疫应答效应物质（特异性抗体或活化的 T 细胞 /B 细胞）的能力。免疫反应性是指抗原与其诱导产生的免疫应答效应物质特异性结合的能力。

天然蛋白抗原一般既可诱导产生适应性免疫应答，又可与免疫应答产物特异性结合。这些同时具有免疫原性和免疫反应性两种特性的物质称为免疫原（immunogen），又称完全抗原（complete antigen）。某些结构单一的小分子物质（相对分子质量小于 5×10^3），单独不能诱导适应性免疫应答，即不具有免疫原性，但当这些小分子物质与载体蛋白偶联或结合后可获得免疫原性，诱导适应性免疫应答，产生免疫应答效应物质，并且可与免疫应答效应物质结合，具有免疫反应性。这些只有免疫反应性而无免疫原性的物质称为半抗原（hapten），又称不完全抗原（incomplete antigen）。在临床上，有许多药物及小分子化合物属于半抗原，如磺胺、氨基比林、青霉素降解产物青霉烯酸等，本身并无免疫原性，一旦进入机体与血细胞或血清蛋白结合可获得免疫原性而成为完全抗原，诱导机体产生 IgE 抗体，介导 I 型超敏反应的发生。

Box 3-1　Hapten

Haptens are some small molecules that are not immunogenic. They can nevertheless serve as B cell epitopes, that is, they can be bound by antibodies that have the appropriate specificity (hapten-specific antibodies). A hapten can be made immunogenic by coupling it to an immunogenic protein (the carrier). Hapten-carrier complex induces the activation of Th cells by the carrier, and then helps the activation of hapten-specific B cells and the production of hapten-specific antibodies.

二、抗原的特异性（Specificity of antigen）

抗原的特异性是指抗原诱导机体产生适应性免疫应答及其与免疫应答效应物质发生反应所显示的专一性（免疫原性和免疫反应性的特异性），即某一特定抗原只能刺激机体产生针对该抗原的特异性的抗体或活化的 T 细胞 /B 细胞，且仅能与该抗体或淋巴细胞发生特异性结合。决定抗原特异性的分子结构基础是存在于抗原分子中的抗原表位。

1. **抗原表位（Epitope）** 是抗原分子中决定免疫应答特异性的特殊化学基团，可被 TCR/BCR 或特异性抗体识别，是抗原与 TCR/BCR 或抗体特异性结合的最小结构与功能单位，又称抗原决定簇（antigenic determinant）。表位通常由 5~17 个氨基酸残基或 5~7 个多糖残基或核苷酸组成。抗原表位的数目、位置和空间构象可影响抗原的免疫原性和免疫反应性。抗原分子中能与抗体分子结合的抗原表位的总数称为抗原结合价（antigenic valence）。天然蛋白抗原通常为多价抗原，分子表面具有多个相同和（或）不同的抗原表位。半抗原为单价抗原，一个半抗原相当于一个抗原表位。

2. 抗原表位的分类（Classification of epitopes）

（1）根据抗原表位中氨基酸排列的空间结构特点，可将其分为顺序表位和构象表位（Figure 3-1）。连续表位（continuous epitope）由连续线性排列的氨基酸残基组成，又称线性表位（linear epitope）。构象表位（conformational epitope）由不连续排列的氨基酸残基构成，但在空间上彼此接近形成特定构象。

（2）根据抗原表位识别细胞的不同，可将其分为 T 细胞表位和 B 细胞表位。T 细胞表位（T cell epitope）指 T 细胞受体（TCR）所识别的抗原表位。T 细胞表位多为线性表位，可分布于抗原分子的任意部位，一般需经 APC 降解、与 MHC 分子结合成复合物并表达于 APC 细胞表面后方可被 T 细胞识别。B 细胞表位（B cell epitope）指 B 细胞受体（BCR）或特异性抗体所识别的抗原表位。B 细胞表位多为构象表位，少数为线性表位，一般位于抗原分子表面或肽链转折处，无需 APC 加工、处理和提呈即可直接与 BCR 结合，激活 B 细胞。T 细胞表位和 B 细胞表位的特性比较见 Table 3-1。

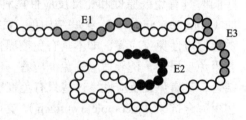

天然蛋白抗原既含有 T 细胞表位又具有 B 细胞表位，可分别被 T 细胞受体（TCR）和 B 细胞受体（BCR）识别，激活 T 细胞和 B 细胞，诱导细胞免疫应答和体液免疫应答。

Figure 3-1　Continuous epitope（E1，E2）and conformational epitope（E3）

Table 3-1　Characteristics of T cell epitope and B cell epitope

	T cell epitope	B cell epitope
Receptor	TCR	BCR
MHC	Required	Not required
Chemical composition	Protein	Protein, polysaccharide, lipid, nucleic acid, etc.
Size	8 ~ 10 amino acids（CD8$^+$T cell） 13 ~ 17 amino acids（CD4$^+$T cell）	5 ~ 15 amino acids / 5 ~ 7 monosaccharides or nucleotides
Type	Continuous epitope	Conformational/Continuous epitope
Location	Any part of the antigen molecule	The surface of the antigen molecule

三、共同抗原与交叉反应（Common antigen and cross-reaction）

天然蛋白抗原分子结构一般都很复杂，具有多种不同抗原表位，而不同抗原分子间可能含有相同或相似的抗原表位，这些具有相同或相似抗原表位的抗原称为共同抗原（common antigen）。因此，某些抗原诱导产生的特异性抗体或活化的淋巴细胞，不仅可与该抗原特异性结合，而且可与其他含有相同或相似抗原表位的抗原发生反应，这就是交叉反应（cross-reaction）

（Figure 3-2）。例如，A族溶血性链球菌的表面成分与人肾小球基底膜和心脏瓣膜及心肌组织等之间存在共同抗原。因此，A族溶血性链球菌刺激机体产生的抗体不但能与A族溶血性链球菌的表面成分特异性结合，还可与肾小球基底膜等组织发生结合，引起急性肾小球肾炎。

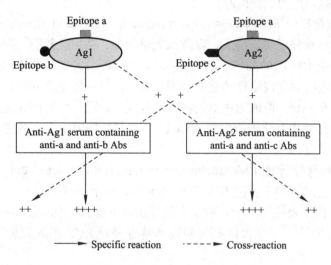

Figure 3-2　Common antigen and cross-reaction

第二节　影响抗原免疫原性的因素
Factors Affecting Antigen Immunogenicity

影响抗原免疫原性的因素包括抗原方面因素、宿主方面因素及抗原进入机体的方式等。

一、抗原方面因素（Antigenic factors）

1. 异物性（Foreignness） 是一种物质成为抗原的首要条件。所谓异物性是指抗原与自身正常组织结构的差异程度。正常情况下，自身组织和细胞不引起免疫应答，只有外源性物质才能诱导机体产生免疫应答。所以，抗原与机体间亲缘关系越远，分子结构差异越大，则异物性和免疫原性就越强。如猩猩的组织结构成分对人是弱抗原，而对小鼠或兔子则为强抗原；鸡卵蛋白对鸭是弱抗原，对哺乳动物则是强抗原。对人而言，具备异物性的物质有三类：①异种物质：对人而言，各种病原微生物及其代谢产物、异种蛋白等都属于异种物质，均为良好的免疫原。种系关系相距越远，组织结构差异越大，则免疫原性就越强。②同种异体物质：同一种属不同个体之间，由于遗传基因不同，其组织细胞成分和某些非细胞成分（如血浆蛋白）也存在着不同程度的差异。因此，同种异体之间有的物质也有免疫原性，如人类红细胞表面的ABO血型抗原、有核细胞表面的组织相容性抗原等。因此，在不同血型个体间输血或不同个体之间进行器官移植，都有可能导致输血反应或移植排斥反应。③自身物质：自身组织通常不能诱发机体产生免疫应答。Burnet的克隆选择学说提出，机体在胚胎发育过程中，通过淋巴细胞与自身物质的接触形成了自身耐受，出生后对自身物质不能产生免疫应答。但体内某些物质，如眼晶状体蛋白等，与免疫系统隔绝，未能诱导免疫耐受，这些物质对免疫系统而言也是异物，如在外伤、感染等情况下暴露，可成为自身抗原。

2. 化学组成（Chemical composition）　抗原自身化学组成也决定了其免疫原性。一般而言，蛋白质类物质免疫原性较强，多糖和脂多糖也有免疫原性。脂质和哺乳动物的细胞核组分如 DNA、组蛋白等通常无免疫原性，但在某些病理状态下，由于核酸和组蛋白发生化学修饰或构象改变也可成为自身抗原。

3. 相对分子质量和分子结构（Relative molecular mass and structure）　抗原通常为大分子物质，抗原的相对分子质量越大，含抗原表位越多，结构越复杂，则免疫原性越强。一般相对分子质量大于 100×10^3 的抗原为强抗原，小于 10×10^3 的抗原为弱抗原。但是相对分子质量大小并非决定抗原免疫原性的绝对因素，分子结构的复杂性同样影响免疫原性。明胶相对分子质量为 100×10^3，但因为由直链氨基酸构成，缺乏含苯环的氨基酸，稳定性差，免疫原性很弱；而胰岛素相对分子质量为 5.7×10^3，但其结构中含复杂的芳香族氨基酸，免疫原性仍较强。

4. 分子构象和易接近性（Molecular conformation and accessibility）　抗原表位的空间构象影响抗原的免疫原性。某些抗原分子在天然状态下可诱导机体产生特异性抗体，但变性后由于其所含构象表位的改变，可丧失诱导抗体的能力。抗原表位被 BCR 接近的程度也影响抗原的免疫原性，抗原表位氨基酸残基越容易被 BCR 接近和识别，其免疫原性就越强。

5. 物理性状（Physical properties）　抗原分子的物理结构和状态对免疫原性也有一定影响，通常聚合状态的较单体的强，颗粒性抗原较可溶性抗原强。

二、宿主方面因素（Host factors）

1. 遗传因素（Genetic factors）　机体的遗传背景对抗原的免疫原性有明显影响。在不同品系的动物研究中发现，接受同一抗原刺激时，有的品系的动物产生高水平抗体，称为高应答品系；有的品系的动物不产生抗体或产生低水平抗体，称为低应答品系。临床实践中也发现不同个体对感染的抵抗力存在明显差异。

2. 年龄、性别与健康状态（Age，gender and health status）　一般而言，青壮年个体对抗原的免疫应答能力比幼年和老年个体强。雌性个体产生抗体能力较雄性个体强，但妊娠期免疫应答能力受到明显抑制。感染或免疫抑制剂均可干扰或抑制机体对抗原的免疫应答。

三、抗原进入机体的方式（Pathways of antigen entering the host）

抗原进入机体的途径、抗原的剂量、注射的次数和佐剂的使用等都能影响机体对抗原的免疫应答。抗原的免疫效果以皮内注射为佳，皮下次之，腹腔注射和静脉注射较差。口服的蛋白质抗原易被消化道内酶降解成小分子物质，因而容易诱导耐受。在一定的剂量范围内，抗原剂量越大，抗原的免疫原性越强，但抗原剂量过高、过低都可诱导免疫耐受。通过加强免疫并配合使用佐剂，可提高抗原的免疫原性。

第三节 抗原的分类
Classification of Antigens

一、根据诱导B细胞应答时对T细胞的依赖性分类
（Classification based on the dependence of T cells in inducing
B cell-mediated immunity）

1. 胸腺依赖性抗原（Thymus-dependent antigen，TD-Ag） 需要在 T 细胞辅助下才能诱导 B 细胞产生抗体。TD-Ag 主要由蛋白质组成，相对分子质量大，抗原表位种类多。大多数天然抗原如细菌、病毒、动物血清等均属此类。TD-Ag 引起免疫应答的特点如下：①能够引起体液免疫和细胞免疫；②产生抗体以 IgG 为主，同时也可产生其他类别抗体；③有免疫记忆。

2. 非胸腺依赖性抗原（Thymus-independent antigen，TI-Ag） 不需要 T 细胞辅助就能直接诱导 B 细胞产生抗体。TI-Ag 一般结构比较简单，抗原表位种类单纯，但数量多，排列密集。TI-Ag 可分为 TI-1 和 TI-2 抗原。TI-1 抗原如细菌脂多糖等，既含有抗原表位，又同时具有丝裂原性质，可特异性或非特异性激活多克隆 B 细胞；TI-2 抗原如肺炎球菌荚膜多糖、多聚鞭毛素等，含多个重复 B 细胞表位，可通过交联 BCR 激活 B 细胞。TI-Ag 引起免疫应答的特点如下：①能够引起体液免疫，但不产生细胞免疫；②只产生 IgM 类抗体；③无免疫记忆。

TD-Ag 和 TI-Ag 的特性比较见 Table 3-2。

Table 3-2　Characteristics of TD-Ag and TI-Ag

	TD-Ag	TI-Ag
Chemical composition	Protein	Polysaccharide, glycolipid, etc.
Epitope	B cell and T cell epitopes	Repeated B cell epitopes
Help T cell	Dependent	Independent
MHC restriction	Yes	No
Responding B cell	B2	B1
Types of immune response	Humoral immunity and cell-mediated immunity	Humoral immunity
Classes of Ig	IgG, IgM, IgA, etc.	IgM
Immune memory	Yes	No

二、根据抗原与机体的亲缘关系分类
（Classification based on the phylogenetic relationship）

（一）异种抗原（Xenogenic antigen）

异种抗原是指来源于不同物种的抗原物质，如病原微生物及其代谢产物（pathogenic microbes and metabolites）、动物免疫血清、异种器官移植物和植物蛋白等。微生物的结构虽然简单，但化学组成相当复杂，通常含有多种性质不同的蛋白质，是多种抗原成分组成的复合体，所以都具有很强的免疫原性。利用病原微生物制备的各种疫苗进行预防接种，可诱

导机体产生特异性的保护性免疫应答。细菌的外毒素（exotoxin），如破伤风外毒素和白喉外毒素，是革兰阳性细菌代谢过程中分泌到菌体外的毒性蛋白质，毒性极强，有很强的免疫原性，可刺激机体产生相应的抗体，即抗毒素（antitoxin）。外毒素经 0.3% ~ 0.4% 甲醛处理后，失去毒性，但仍保持免疫原性，称为类毒素（toxoid），在预防由外毒素所引起的疾病中起重要作用。临床上用于防治破伤风梭菌、白喉杆菌等细菌外毒素引起的疾病及治疗毒蛇咬伤的抗毒素，一般都是采用类毒素免疫马制备的。马血清抗毒素对人体具有两重性，一方面它可以中和患者体内相应的外毒素，具有防治疾病的作用；另一方面，对人体而言，它又是具有免疫原性的异种蛋白质，能刺激机体产生抗马血清蛋白的抗体，反复使用可引起超敏反应。

（二）异嗜性抗原（Heterophilic antigen）

异嗜性抗原是一类与种属无关，存在于人、动物及微生物之间的共同抗原。此类抗原最初由 Forssman 发现，故又称为 Forssman 抗原。现已发现多种具有重要意义的异嗜性抗原，例如：①溶血性链球菌与人肾小球基底膜和心肌内膜存在共同抗原（参见本章 Case study）。②大肠埃希菌 O14 型与人结肠黏膜存在共同抗原。③肺炎支原体与链球菌 MG 株间存在共同抗原。④变形杆菌 OX19 菌株与斑疹伤寒立克次体存在共同抗原。研究异嗜性抗原对于相关疾病的发病机制及临床诊断具有重要意义。首先，异嗜性抗原与某些疾病的病理损伤密切相关。如由于溶血性链球菌与人体的肾小球基底膜和心肌内膜存在共同抗原，因此，链球菌感染刺激机体产生的抗体不仅能与链球菌结合，而且能与肾小球基底膜和心肌内膜结合，造成组织损伤，临床上表现为肾小球肾炎或心肌炎。另外，临床上常用异嗜性抗原协助疾病的诊断，如斑疹伤寒立克次体培养较难，难以获得抗原用于诊断，临床上根据变形杆菌 OX19 菌株与斑疹伤寒立克次体间存在共同抗原的特点，以变形杆菌 OX19 抗原代替斑疹伤寒立克次体抗原用于斑疹伤寒的诊断。

（三）同种异型抗原（Allogenic antigen）

同种异型抗原是指同一种属不同个体之间存在的不同抗原，也称同种抗原或同种异体抗原。

1. **ABO 血型抗原（ABO blood group antigen）** 根据人类红细胞膜上所含抗原的不同，可将人血型分为 A、B、O、AB 四种，其中 A 型血人外周血红细胞上表达 A 抗原，血清中含有抗 -B 抗原的抗体；B 型血人外周血红细胞上表达 B 抗原，血清中含有抗 -A 抗原的抗体；AB 血型的人外周血红细胞上既有 A 抗原又有 B 抗原，但血清中既无抗 -A 抗原的抗体也无抗 -B 抗原的抗体。O 血型的人外周血红细胞上既无 A 抗原又无 B 抗原，但血清中含有抗 -A 抗原的抗体和抗 -B 抗原的抗体（见本章"拓展知识"）。因此，不同血型间相互输血时，会由于抗原抗体结合后引起一系列的免疫反应，在临床上出现严重的输血反应。

2. **Rh 血型抗原（Rh blood group antigen）** 研究发现，以恒河猴（*Macacus Rhesus*）红细胞免疫家兔后所获得的免疫血清，可凝集人的红细胞。这表明在人的红细胞上存在与恒河猴红细胞相同的抗原，因此把它称为 Rh 抗原。有 Rh 抗原者称为 Rh 阳性，缺乏 Rh 抗原者称为 Rh 阴性。中国汉族人中 99% 为 Rh 阳性。Rh 抗原在新生儿溶血症的发生中具有重要作用（参见第十七章）。

3. **人类白细胞抗原（Human leukocyte antigen，HLA）** 是存在于人白细胞及所有有核细胞表面的一类抗原，与免疫应答的调控及移植排斥反应有关，是人类主要组织相容性抗原（参见第八章）。

（四）自身抗原（Autoantigen）

自身物质对机体本身一般不具免疫原性，但在下列情况下可以成为自身抗原。

1. **隐蔽的自身抗原（Sequestered autoantigen）** 人眼晶状体蛋白、葡萄膜色素蛋白、甲状腺球蛋白和精子等在正常情况下与免疫系统相对隔绝，不能诱导免疫耐受。一旦由于外伤、感染或手术不慎等原因使这些物质进入血流，则可引起自身免疫应答，导致自身免疫病的发生。

2. **修饰的自身抗原（Modified autoantigen）** 自身组织当受到物理因素（如电离辐射、烧伤等）、化学因素（如药物）或生物因素（如微生物感染）的影响，分子结构发生改变，形成新的抗原表位或使自身物质分子内部的抗原表位暴露出来，从而具有免疫原性。这种自身抗原也是引起自身免疫病的重要因素之一。目前已知，服用安替比林、氨基比林、非那西丁等药物引起的白细胞减少和溶血性贫血等疾病均属上述机制所致。

此外，自身组织细胞癌变过程中新出现的或表达增高的肿瘤抗原（tumor antigen）也属于自身抗原（参见第二十一章）

三、根据抗原的性质和来源不同分类
（Classification based on the nature and source of antigens）

1. **内源性抗原（Endogenous antigen）** 指在抗原提呈细胞（antigen presenting cell，APC）或靶细胞内新合成的抗原，如病毒感染细胞合成的病毒蛋白、肿瘤细胞内合成的肿瘤抗原和某些细胞内的自身成分等。经 MHC I 类分子途径，提呈于 APC 或靶细胞表面，被 CD8[+]T 细胞的 TCR 识别。

2. **外源性抗原（Exogenous antigen）** 指来源于 APC 之外的抗原，通过吞噬、胞饮和受体介导内吞等作用进入 APC。经 MHC II 类分子途径，提呈于 APC 表面，被 CD4[+]T 细胞的 TCR 识别。

第四节 非特异性免疫刺激剂
Nonspecific Immunostimulator

某些物质可非特异性激活 T 细胞/B 细胞应答，称为免疫刺激剂，包括超抗原、佐剂和丝裂原等。

一、超抗原（Superantigen，SAg）

超抗原是一类只需要极低浓度（1~10 ng/mL）即可非特异性激活多克隆淋巴细胞（2%~20%），产生极强免疫应答的抗原物质。与普通抗原不同，超抗原不需要 APC 的加工处理，可直接与 APC 表面的 MHC II 类分子的抗原结合槽以外的非多态区结合，提呈给 T 细胞，同 TCR Vβ 外侧保守区域相互作用，非特异性激活 T 细胞。其作用不受 MHC 限制，无严格抗原特异性，以完整蛋白质的形式激活 T 细胞，通过分泌大量细胞因子而参与机体的诸多生理和病理效应（Figure 3-3）。因此，超抗原实际是一类多克隆激活剂，超抗原与普通抗原的特性比较参见本章"拓展知识"。目前已知的超抗原有金黄色葡萄球菌肠毒

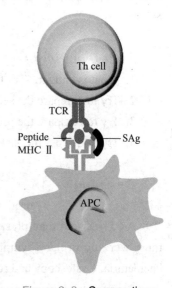

Figure 3-3 **Superantigen**

素 A ~ E、A 族链球菌致热外毒素和小鼠乳腺肿瘤病毒蛋白等，主要与食物中毒反应、获得性免疫缺陷综合征（AIDS）、某些自身免疫病和肿瘤发病有关。

二、佐剂（Adjuvant）

佐剂是指与抗原一起或预先注入机体，可增强机体对该抗原的免疫应答能力或改变免疫应答类型的非特异性免疫增强剂。佐剂的应用对弱免疫原性或无免疫原性的物质尤为重要。佐剂的种类很多，主要包括：①无机化合物佐剂，如氢氧化铝、明矾等；②有机物佐剂，如矿物油、植物油等；③生物性佐剂，如卡介苗、短小棒状杆菌、百日咳杆菌等；④人工合成佐剂，如多聚肌苷酸：胞苷酸（poly I:C）、CpG 寡核苷酸等。目前动物实验中最常用的佐剂是弗氏完全佐剂（Freund's complete adjuvant，FCA）和弗氏不完全佐剂（Freund's incomplete adjuvant，FIA）。FCA 含有矿物油和灭活的结核分枝杆菌，可协助抗原刺激机体产生体液和细胞免疫应答；FIA 只含有矿物油，仅协助抗原刺激机体产生体液免疫应答。

佐剂的主要作用机制包括：①改变抗原物理性状，延长抗原在体内停留时间；②使可溶性抗原变为颗粒性抗原，有助于 APC 对抗原的加工和提呈；③刺激淋巴细胞增殖和分化，增强免疫应答；④刺激产生不同类型的细胞因子，影响 T 细胞亚群分化和免疫应答的类型。

三、丝裂原（Mitogen）

丝裂原又称有丝分裂原，可通过与淋巴细胞表面的相应受体结合，刺激静止淋巴细胞转化为淋巴母细胞和进行有丝分裂，激活某一类淋巴细胞的全部克隆，因而被认为是一种非特异性的淋巴细胞多克隆激活剂。T 细胞表面可表达刀豆蛋白 A（ConA）、植物凝集素（PHA）及美洲商陆丝裂原（PWM）等多种丝裂原受体，B 细胞表面可表达脂多糖（LPS）、葡萄球菌蛋白 A（SPA）及 PWM 等多种丝裂原受体。T 细胞、B 细胞可通过丝裂原受体接受相应丝裂原刺激产生增殖反应，据此建立的淋巴细胞转化试验已被广泛用于机体免疫功能检测。

Key words：Antigen; Epitope; Continuous epitope; Conformational epitope; Common antigen; Thymus-dependent antigen; Thymus-independent antigen; Superantigen; Adjuvant; Mitogen.

Review questions

1. What is antigen? Try to describe the basic properties of antigen.
2. Try to compare the sequential epitope and conformational epitope.
3. Try to compare the properties of TD-Ag and TI-Ag.
4. Try to discuss the factors affecting the antigen immunogenicity.

Case study

Anti-glomerular basement membrane glomerulonephritis

A 55-year-old man presented with a 3-week history of nausea, fever and shivering. Although there were no urinary symptoms, analysis of mid-stream urine specimen showed microscopic haematuria. Cystoscopy and renal ultrasound showed no cause for his haematuria.

A renal biopsy specimen contained seven glomeruli: four showed focal necrotizing glomerulonephritis with epithelial crescents, but the remaining three were normal. On immunofluorescence, linear staining with IgG was present along the glomerular capillary basement membrane. The diagnosis was therefore rapidly progressive glomerulonephritis.

Questions

1. Can you explain the immunological mechanism involved in this disease?
2. Can you explain why this man has anti-glomerular basement membrane antibody?

（王军阳）

数字课程学习

● 教学 PPT　　● 拓展知识　　● Case Study　　● Glossary　　● Questions　　● 自测题

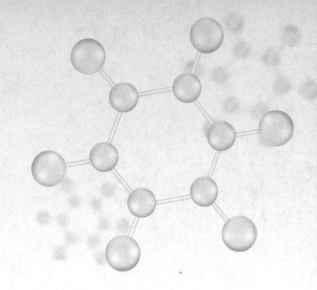

第二篇 免疫分子

Immune Molecules

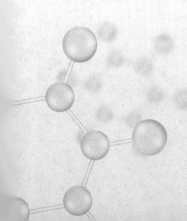

第四章　抗体

Antibody

Antibodies (Ab) are affinity proteins that play a central role in humoral immunity. Their ability to bind to foreign invaders with high affinity and specificity is central to their function. The overall architecture of IgG consists of two light chains and two heavy chains. The light chains contain variable (V_L) and constant (C_L) domains, and the heavy chains contain one variable (V_H) and three or four constant (C_H1, C_H2, C_H3, and C_H4) domains.

The functions of antibodies involve specific binding to antigens and activation of other components of the immune system to fight against pathogens. The six hypervariable loops within the variable domains of Abs, commonly termed complementarity determining regions (CDRs), are widely assumed to be responsible for Ag recognition. In contrast, the crystallizable fragment (Fc) contains the constant domains (C_H2, C_H3 and C_H4) that mediate effector functions by binding to immunological receptor molecules such as complement proteins and Fc receptors.

There are five main classes of antibodies: IgA, IgD, IgE, IgG, and IgM. IgGs constitute approximately 75% of the serum immunoglobulin repertoire. IgA often exists as dimmers and has a great significance in mucosal immunity. IgM often exists as a pentamer. IgE has high affinity with mast cells and basophilic granulocytes, participating in type I hypersensitivity. IgD is related to B lymphocyte differentiation and tolerance.

According to different immunogenicity, Ig can be categorized to isotype, allotype and idiotype.

B 细胞在有效的抗原刺激下增殖分化为浆细胞，所分泌的能与相应抗原发生特异性结合的球蛋白，称为抗体（antibody，Ab）。抗体存在于血清及其他体液或外分泌液中，通常将抗体介导的免疫称为体液免疫，含抗体的血清称免疫血清。抗体主要存在于血清蛋白的 α_1、α_2、β 和 γ 区带。

1968 年世界卫生组织决定，将具有抗体活性或化学结构与抗体相似的球蛋白统称为免疫球蛋白（immunoglobulin，Ig），包括抗体和尚未证实有抗体活性但结构相似的球蛋白，如骨髓瘤患者的骨髓瘤蛋白（myeloma protein，M 蛋白）或本周蛋白（Bence-Jones protein，BJP，一种异常表达的 Ig 轻链结构）。

Ig 不耐热，在 60～70℃即被破坏。能被多种蛋白酶水解，凡能使蛋白质变性的因素也能破坏 Ig 活性。Ig 分为分泌型 Ig（secretory Ig，sIg）和膜型 Ig（membrane Ig，mIg）。sIg 存在于血清、组织液及外分泌液中，有抗体活性；mIg 构成 B 细胞抗原受体（B cell receptor，BCR）。

第一节　免疫球蛋白的分子结构
Molecular Structure of Immunoglobulin

一、免疫球蛋白的基本结构（Basic structure of immunoglobulin）

X射线晶体衍射分析发现，Ig的基本单位由4条对称的多肽链构成，呈"Y"形结构。Ig单体各由两条结构相同的相对分子质量较大的重链（heavy chain，H）和相对分子质量较小的轻链（light chain，L）构成。重链间及重链与轻链间由链间或链内二硫键相连成对称结构（Figure 4-1）。

（一）重链与轻链（Heavy chain and light chain）

1. 重链（Heavy chain）　由450～550个氨基酸组成，相对分子质量为55×10^3～75×10^3。Ig分子由于重链恒定区氨基酸组成和排列的差异，其免疫原性也不尽相同。据此，Ig可分为γ、μ、α、δ和ε 5类（class），分别参与5类Ig的组成，即IgG、IgM、IgA、IgD和IgE。Ig单体的重链类别总是相同。IgG和IgA又可据铰链区氨基酸组成及重链二硫键数目、位置的不同而分为亚类（subclass）。如IgG有IgG1～IgG4亚类，IgA有IgA1和IgA2亚类。

2. 轻链（Light chain）　轻链长度约为重链的1/2，由214个氨基酸残基组成，相对分子质量为25×10^3。据免疫原性不同，轻链分为κ、λ两型（type）。Ig单体的轻链型别总是相同。λ链因恒定区个别氨基酸的差异而分为λ1、λ2、λ3和λ4亚型（subtype）。各类Ig轻链均包含κ型和λ型，正常人血清中κ∶λ之比约为2∶1。

（二）可变区和恒定区（Variable region and constant region）

通过分析不同抗原表位所诱导Ig的氨基酸组成，发现重链和轻链靠近N端约110个氨基酸的组成及顺序随表位不同而发生较大变化，剩余部分氨基酸序列及组成则相对恒定，因此，重链和轻链分为可变区和恒定区。

1. 可变区（Variable region，V区）　位于轻链N端的1/2和重链N端的1/4（γ、α、δ）或1/5（μ、ε）。针对不同抗原表位的Ig，在该区域内其氨基酸组成变化较大，故称可变区，分别以V_L、V_H表示。V区内的氨基酸序列变化频率并不均一，其序列变化最为剧烈的部位称高变区（hypervariable region，HVR）（Figure 4-1）。V_L和V_H各有3个高变区，分别位于轻链第28～35、49～56、91～98位和重链第29～31、49～58、95～102位氨基酸。V_H和V_L的高变区共同组成Ig抗原结合部位，决定着抗体的特异性，负责识别和结合抗原。该区域形成与抗原表位互补的空间构象，又被称为互补决定区（complementarity determining region，CDR）。V_H与V_L各有3个互补决定区（CDR1、CDR2、CDR3）（Figure 4-1），其中CDR3的氨基酸序列变异频率随抗原不同而变化最大。从高变区的免疫原性角度考虑，不同B细胞克隆分泌的Ig，在高变区氨基酸序列组成上具有该克隆的特点，故高变区也是该Ig的独特型（idiotype）或独特型决定簇（idiotypic determinant）。因此，高变区、CDR及独特型的概念是从结构特点、抗原结合功能及免疫原性的角度阐述V区的同一段氨基酸序列。V区高变区之外的部分，其氨基酸序列变化频率相对保守，称为骨架区（framework region，FR）。轻链和重链各有4个骨架区，即FR1、FR2、FR3和FR4。

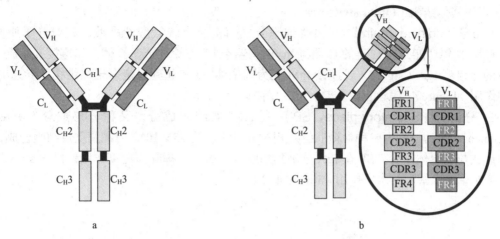

Figure 4-1　The structure of an Ab molecule

a. The model structure of an Ab molecule　b. A schematic representation of the Ab scaffold

骨架区的功能主要是稳定 CDR 构型，以利 CDR 与抗原表位相结合。

Box 4-1　Antigen binding sites—CDR

The clustering of the hypervariable loops at the tips of the variable regions where the antigen-binding site is localized makes them to subserve the function of antigen recognition. The sequence heterogeneity of the hypervariable loops ensures tremendous diversity in combining specificity for antigen through variation in the shape and nature contributing to the complementarity of the binding site for antigen—**complementarity determining region (CDR)**. These variable regions of heavy and light chains all contribute to antibody specificity. Variation of specificity were associated with the heavy chains but relatively little with the light chains.

Figure 4-1 shows idealized representation of antigen-binding site formed by spatial apposition of polypeptide loops containing the hypervariable regions on light and heavy chains. Glycine residues present at certain positions in or around the CDRs, allowing peptide chains to fold back and form β-pleated sheet structures which enable the hypervariable regions to lie close to each other.

---

2. **恒定区（Constant region, C 区）** L 链 C 端的 1/2 及 H 链 C 端的 3/4（或 4/5）区域，其氨基酸组成相对恒定，故称恒定区。重链和轻链的 C 区分别称为 C_H 和 C_L。不同型（κ 或 λ）Ig 的 C_L 长度基本相同，不同类别 Ig 的 C_H 长度不一。同一种属个体，针对不同抗原的 Ig 的 V 区各异，但 C 区氨基酸序列相对恒定。

3. **铰链区（Hinge region）** 位于 C_H1 与 C_H2 之间，富含脯氨酸，不易形成 α 螺旋，对蛋白水解酶敏感，能改变抗体 Y 臂间的距离，利于两臂结合两个抗原表位。5 类 Ig 的铰链区各有不同，IgG1、IgG2、IgG4 和 IgA 的铰链区较短，而 IgG3、IgD 的铰链区较长，IgM、IgE 无铰链区结构。

（三）其他结构（Other structure）

1. J 链（Joining chain） 是由浆细胞合成的富含半胱氨酸的多肽，相对分子质量约 15×10^3。主要功能是在 H 链的 C 端将 Ig 单体连接成为二聚体或多聚体，如连接 IgA 成为二聚体的分泌型 IgA（sIgA），或连接 IgM 成为五聚体。J 链起到稳定多聚体结构及参与 Ig 转运的作用（Figure 4-2）。IgG、IgD、IgE 为单体，无 J 链结构。

2. 分泌片（Secretory piece，SP） 是 sIgA 的结构成分，又称分泌成分（secretory component，SC）。SP 为一种含糖肽链，相对分子质量约 75×10^3，由黏膜上皮细胞合成，以共价形式与二聚体结合。SP 在 IgA 分泌到黏膜表面后，发挥黏膜免疫作用；保护 sIgA 铰链区，抵抗蛋白水解酶的水解作用（Figure 4-2）。

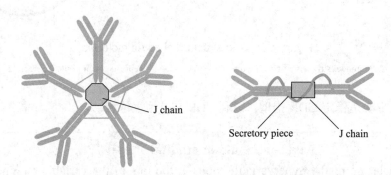

Figure 4-2　Joining chain and secretory piece of Ig

二、免疫球蛋白结构域（Immunoglobulin domain）

Ig 的重链和轻链每隔约 110 个氨基酸残基即由链内二硫键连接，β 片层（β-sheet）经折叠形成一个能行使特定功能的球形单位，称为结构域（domain）或功能区。Ig 的轻链有 V_L、C_L 两个结构域。重链则有一个 V_H 结构域及 3~4 个 C_H 结构域。IgG、IgA、IgD 的 C 区包括 C_H1、C_H2 和 C_H3 三个结构域，而 IgM、IgE 尚有 C_H4 结构域。Ig 的结构域见 Figure 4-1。

> **Box 4-2　Domain**
>
> Domain refers to a conserved unit of a molecular structure in protein that confers a unique motif. Domain stabilizes its conformation by its intrachain disulfide bonds. Proteins such as MHC class I and class II molecules, T cell receptor which have at least one looped Ig domain belong to the Ig superfamily (IgSF).

Ig 结构域及其功能概括如下：

1. V_H 和 V_L（V_H domain and V_L domain） 是抗体特异性识别和结合抗原的结构域。经 β 片层折叠及链内二硫键连接后，V_H 及 V_L 的 6 个 CDR（每个 CDR 有 10~12 个氨基酸残基）被推向 Ig 的 N 端，构成凹槽或口袋状空间结构供抗原表位特异性结合。CDR 的结构差异决定了抗体与抗原结合的特异性，是抗体独特型存在的部位（Figure 4-1）。

2. C_H 和 C_L（C_H domain and C_L domain） 同种异型（allotype）的遗传标记位于 C_H 和 C_L 内，即同种异体间 Ig 在该区存在结构差异，可诱发抗同种异型的抗体。C_H 和 C_L 与抗体

的多种生物学效应有关，如激活补体、穿过胎盘和黏膜屏障、调理作用、抗体依赖细胞介导的细胞毒作用（antibody-dependent cell-mediated cytotoxicity，ADCC）及Ⅰ型超敏反应等。

3. IgG C_H2 和 IgM C_H3（IgG C_H2 domain and IgM C_H3 domain） 有补体 C1q 结合位点，与补体激活有关（见第五章）。母体的 IgG 借助 C_H2 可主动通过胎盘传递给胎儿，发挥被动免疫作用。

4. C_H3 和 C_H4（C_H3 domain and C_H4 domain） 可与 Fc 受体（FcR）结合，发挥不同的免疫效应。如 IgG 的 C_H3 与巨噬细胞 FcγR 结合，有免疫调理作用；而 IgE 的 C_H4 与肥大细胞 FcεR 结合，可致Ⅰ型超敏反应（见第十七章）。

三、Ig水解片段（Ig hydrolytic fragment）

在一定条件下，Ig 肽链的某些部位易被蛋白酶水解，以 IgG 为例。

1. **木瓜蛋白酶水解片段（Papain hydrolytic fragment）** 木瓜蛋白酶（papain）可在重链铰链区链间二硫键的 N 端切断，形成 3 个片段：两个相同的抗原结合片段（fragment of antigen binding，Fab 片段），一个可结晶片段（fragment crystallizable，Fc 片段）（Figure 4-3）。Fab 片段由一条完整的轻链和重链 N 端的 1/2（V_H 和 C_H1）组成，保留了抗体特异结合抗原的功能。Fc 片段由两条重链 C 端的 1/2 构成（C_H2 和 C_H3），是 Ig 与效应分子或细胞作用的部位。

2. **胃蛋白酶水解片段（Pepsin hydrolytic fragment）** 胃蛋白酶（pepsin）可使 Ig 的两条重链于铰链区链间二硫键近 C 端切断，形成一个 F(ab')₂ 片段和多个无生物活性的小分子多肽碎片（pFc' 片段）（Figure 4-3）。F(ab')₂ 片段包含两个 Fab 及铰链区，可结合两个抗原表位，与抗原结合产生凝集反应或沉淀反应，pFc' 片段则无生物学作用。

抗体水解片段的研究不仅对阐明 Ig 的结构与功能十分重要，而且对生物制品的生产及应用有重要意义。如抗毒素去除 Fc 片段后，不仅提高疗效，而且明显减少 Fc 片段所致超敏反应的发生。

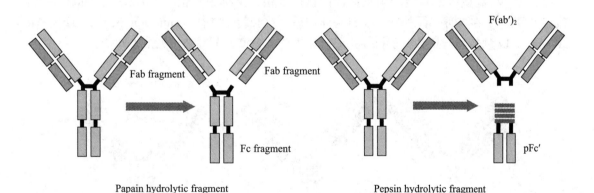

Papain hydrolytic fragment   Pepsin hydrolytic fragment

Figure 4-3　Ig hydrolytic fragmentation

第二节 免疫球蛋白的免疫原性
Immunogenicity of Immunoglobulin

尽管所有的 Ig 均由相似的重链和轻链组成，但不同抗原刺激不同机体，甚至同一抗原刺激不同机体所产生的 Ig，其免疫原性及抗体的类型等方面也表现出明显的异质性（heterogeneity）。根据 Ig 免疫原性的不同，可分为同种型、同种异型及独特型。

一、同种型（Isotype）

同种型是指同一种属所有个体 Ig 所共有的免疫原性，为种属特异性标志，其抗原表位存在于 Ig 分子的 C 区（Figure 4-4）。所有人的 IgG 均具有相同的抗原特异性结构，因此，若以某人的 IgG 免疫动物，可获得该种属动物特异性抗人类 IgG Fc 片段的抗体。同种型 Ig 抗原表位存在于 C_H 与 C_L，根据 C 区免疫原性的不同，可将人 Ig 分为类及亚类、型及亚型。

二、同种异型（Allotype）

同种异型是指同一种属不同个体来源的 Ig 分子所具有的不同免疫原性，为个体特异性标志。同种属个体间因某些基因座位的等位基因不同，所编码 Ig 的结构有细微差异，致同种属不同个体间 Ig 的免疫原性有差异。这种存在于 C_H 或 C_L 上，在同种属不同个体间免疫原性的细微差异称同种异型抗原表位（Figure 4-4）。当多次输入与自身不同的同种异型 Ig 时，可引起超敏反应。

三、独特型（Idiotype）

独特型是指同一个体不同 B 细胞克隆产生的 Ig，其高变区的免疫原性各不相同。Ig 分子在其 V_H/V_L 高变区的特定的免疫原性的抗原表位，又称独特位（idiotope）（Figure 4-4）。独特型可使 Ig 在异种、同种异体及自身体内诱生抗独特型抗体（anti-idiotype antibody，AId 或 Ab2）。Ig 独特型与抗独特型抗体构成机体重要的免疫调节网络（见第十六章）。

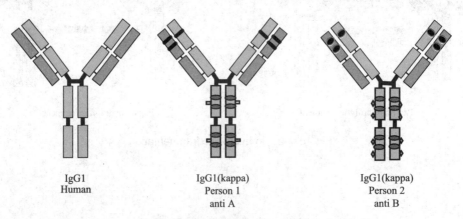

IgG1
Human

IgG1(kappa)
Person 1
anti A

IgG1(kappa)
Person 2
anti B

Figure 4-4　Immunoglobulin isotype，allotype and idiotype

第三节 抗体的生物学活性
Biologic Activities of Antibody

免疫球蛋白（Ig）的功能与其结构密切相关。V区的功能主要是特异性识别、结合抗原，C区则有激活补体、调理作用、ADCC、介导Ⅰ型超敏反应等功能（Figure 4-5）。

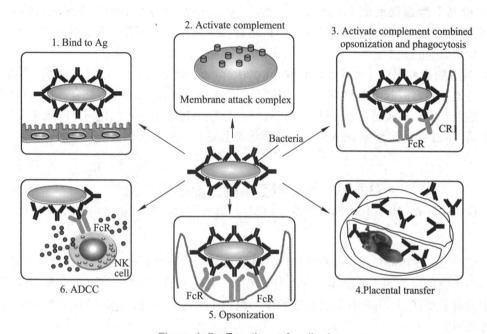

Figure 4-5 Functions of antibody

一、特异性结合抗原（Specific antigen binding）

识别并结合抗原是Ig可变区的主要功能，结合抗原的特异性由高变区氨基酸序列及空间构型所决定。重链及轻链CDR共同构成与抗原表位互补结合的构象，在识别和结合抗原中起决定作用。抗体与抗原的结合具有特异和可逆的特点，抗体与抗原间的总结合力称为亲合力（avidity）。结合本身不能溶解或杀伤带有抗原的靶细胞，需补体或吞噬细胞等发挥效应以清除抗原或导致病理损伤。

二、激活补体（Complement activation）

IgM、IgG1、IgG2和IgG3可激活补体，导致靶细胞的杀伤或溶解。凝聚的IgA、IgG4和IgE也可激活补体（详见第五章）。

三、与Fc受体结合发挥多种生物效应
（Performing multiple biological effects by binding with Fc receptors）

多种细胞有Ig的FcR，Fc片段可与不同细胞的FcR结合，产生相应的生物学效应。

1. 调理作用（opsonization） 结合颗粒性抗原的抗体，其Fc片段与吞噬细胞表面的

FcγR、FcμR 结合，通过抗体的"搭桥"使颗粒抗原被锚定于细胞表面，易被吞噬细胞吞噬。Fc 片段与 FcR 结合可促使巨噬细胞活化，增强其吞噬能力。抗体促进抗原被吞噬细胞吞噬及增强吞噬细胞吞噬能力的作用称为调理作用（Figure 4-5）。

2. 抗体依赖细胞介导的细胞毒作用（antibody-dependent cell-mediated cytotoxicity，ADCC）　IgG 与靶细胞抗原结合后，其 Fc 片段可与 NK 细胞、巨噬细胞、单核细胞的 FcγR 结合，促使细胞毒颗粒释放，致靶细胞溶解（Figure 4-5）。NK 细胞是介导 ADCC 的主要细胞。抗体与靶细胞抗原是特异性结合，而 NK 细胞的杀伤作用是非特异性的。

3. 介导Ⅰ型超敏反应（mediating typeⅠhypersensitivity）　IgE 为亲细胞抗体，其 Fc 片段可与肥大细胞或嗜碱性粒细胞的 FcεR 结合，使之致敏。当相应抗原再次进入机体时，即与已致敏细胞的 IgE 发生交联，诱发Ⅰ型超敏反应（见第十七章）。

4. 通过胎盘和黏膜（transportation through placenta and mucous）　IgG 能借助 Fc 片段选择性地与胎盘滋养层细胞新生 Fc 片段受体（neonatal FcR，FcRn）结合，从而转移到滋养层细胞内，主动进入胎儿血液循环。sIgA 可经黏膜上皮细胞进入消化道及呼吸道发挥局部免疫作用。IgG 穿过胎盘及 sIgA 经初乳传递给婴儿是构成机体天然被动免疫的重要因素。

第四节　五类免疫球蛋白的特点与功能
Characteristics and Functions of the Five Classes of Immunoglobulin

免疫球蛋白在体液免疫中起重要作用，其特点与功能有所不同。IgG 在血清中含量最高，是机体再次免疫应答的主要抗体；IgM 为五聚体，有强大的抗原结合能力；IgA 在局部黏膜免疫中具有重要作用；IgE 有高度亲细胞性，参与Ⅰ型超敏反应；IgD 与 B 细胞分化或耐受性的形成相关。

一、IgG

1. IgG 的特点（Characteristics of IgG）　①血清含量最高，占血清 Ig 总量的 75%～85%；②出生后 3 个月开始合成，3～5 岁接近成人水平；③是唯一能主动穿过胎盘的 Ig；④半衰期 16～24 天，故临床应用以 2～3 周重复给予为宜。IgG 分为 4 个亚类，即 IgG1、IgG2、IgG3 和 IgG4。各亚类 γ 链 C 区氨基酸序列有微小差异，铰链区二硫键数目、位置及含糖量也不同，故各亚类生物活性亦有差异。IgG 通过经典途径激活补体，IgG 激活补体的能力依次为 IgG3 > IgG1 > IgG2；IgG4 通过旁路途径激活补体。

2. IgG 的功能（Functions of IgG）　IgG 是机体再次免疫应答的主要抗体，有高亲和力，是抗感染的主要抗体，有抗菌、抗病毒、中和毒素及免疫调节作用。IgG1、IgG3、IgG4 可穿过胎盘屏障；IgG1、IgG3 可与巨噬细胞或 NK 细胞表面 Fc 受体结合，发挥调理作用或 ADCC 等。

二、IgM

血清中的 IgM 为五聚体（Figure 4-2），相对分子质量最大，占血清总 Ig 的 5%～10%。因分子巨大，不易透出血管，主要分布在血液中；具有较多的抗原结合位点，其结合抗原、激活补体和免疫调理作用较强。IgM 是个体发育中最早合成的 Ig（胚胎晚期开始合成）。IgM

不能通过胎盘，如脐血 IgM 异常升高，提示有宫内感染。IgM 在体液免疫中最早合成，半衰期较短，血清 IgM 升高有助于感染性疾病的早期诊断。

B 细胞表面存在单体 IgM，称为膜型免疫球蛋白（membrane Ig，mIg）。mIg 的重链比分泌型 Ig 的重链多一个跨膜区和胞内区。mIgM 是 B 细胞最早出现的抗原受体。

三、IgA

IgA 可分为血清型和分泌型，占血清总 Ig 的 10%～20%。分泌型 IgA（secretory IgA，sIgA）存在于唾液、呼吸道、胃肠道及泌尿生殖道分泌液中。sIgA 的 SP 由黏膜上皮细胞合成，IgA 从黏膜固有层浆细胞合成后，即被转运至黏膜上皮细胞游离面，形成带 SP 的 sIgA。SP 以二硫键与 sIgA 的 C_H2 结合，并覆盖铰链区，保护 sIgA 免受蛋白酶降解（Figure 4-2）。IgA 有 IgA1、IgA2 两个亚类。

皮肤和黏膜表面的 sIgA 有局部抗感染作用。sIgA 在初乳中含量很高，对婴儿早期抗感染十分重要。sIgA 于出生后 4～6 个月开始合成，至青少年时期达成人水平。

四、IgD

IgD 血清含量很低，仅占血清总 Ig 的 0.2%。IgD 因铰链区较长，对蛋白酶敏感，易被降解而半衰期很短，为 2～5 天。未成熟 B 细胞仅表达 mIgM 时极易形成耐受，当 B 细胞同时表达 mIgM 和 mIgD 时，成为成熟 B 细胞。B 细胞活化后其表面的 mIgD 逐渐消失。

五、IgE

血清 IgE 含量极低，约占 Ig 总量的 0.002%。IgE 由呼吸道和消化道黏膜固有层浆细胞产生，对肥大细胞及嗜碱性粒细胞有高度亲和性。其 Fc 受体有两种：高亲和力受体（FcεRⅠ），分布于肥大细胞与嗜碱性粒细胞膜上，介导Ⅰ型超敏反应（见第十七章）；低亲和力受体（FcεRⅡ），分布于巨噬细胞、B 细胞、嗜酸性粒细胞上，与吞噬、调节 IgE 产生及抗寄生虫感染等有关。

第五节 人工制备抗体
Artificial Antibody

人工制备抗体不仅可用于抗体结构、理化特性及功能的研究，而且对疾病的免疫诊断和防治也具有重要意义。根据抗体制备的原理和方法，人工制备抗体可分为多克隆抗体、单克隆抗体和基因工程抗体。

一、多克隆抗体（Polyclonal antibody）

天然抗原含有多种抗原表位，以此类抗原刺激机体将诱发多个 B 细胞克隆发生活化，产生针对多种抗原表位的抗体，这种由多个 B 细胞克隆所分泌的多种特异性抗体混合物即为多克隆抗体。通常免疫动物制备的抗体为多克隆抗体，动物也由早期小鼠、大鼠、兔、羊等小动物发展到马等大动物。

二、单克隆抗体（Monoclonal antibody）

由单个始祖细胞经分化、增殖所产生的遗传性状完全相同的细胞群称为克隆（clone）。同一克隆的 B 细胞均表达相同的 B 细胞受体（B cell receptor，BCR）。由单个 B 细胞克隆产生、只作用于单一抗原表位的抗体称为单克隆抗体（monoclonal antibody，mAb/McAb）。1975 年，G.Köhler 和 C.Milstein 利用杂交瘤技术首次制备 mAb。小鼠 B 细胞具有合成并分泌抗体的能力，但体外不能长期传代，而小鼠骨髓瘤细胞虽不能分泌抗体，但可长期传代。因此，以免疫小鼠的脾细胞（含大量 B 细胞）与同系小鼠骨髓瘤细胞融合，形成具有两个亲本细胞特点的杂交瘤细胞。杂交瘤细胞由单个 B 细胞与骨髓瘤细胞融合产生，杂交瘤细胞增殖形成的细胞群是单克隆，所分泌抗体仅能识别一种抗原表位。杂交瘤细胞既有脾细胞产生抗体的能力，又有肿瘤细胞长期体外培养的特点。因此，mAb 结构均一，纯度高，特异性强，少或无血清交叉反应，制备成本低。

mAb 现已广泛用于：①传染病病原体及肿瘤抗原的检测；②各种细胞因子及细胞膜分子的检测；③淋巴细胞分类、鉴定及结构与功能的研究；④与核素、毒素、药物等结合可用于肿瘤示踪或导向治疗；⑤抗 T 细胞 mAb 对防治器官移植排斥及某些自身免疫病有一定的应用价值。mAb 问世后，对生命科学理论研究及临床诊断、治疗均产生了巨大的影响。

由于目前 mAb 多为鼠源性的，注入人体会诱发产生人抗鼠抗体（human anti-mouse antibody，HAMA），在一定程度上限制了临床治疗应用。

Box 4-3 Monoclonal antibody

Monoclonal antibodies（mAb）are universal binding molecules with a high specificity for their target and are indispensable tools in research, diagnostics and therapy. The biotechnological generation of monoclonal antibodies was enabled by the hybridoma technology published in 1975 by G. Köhler and C. Milstein. Monoclonal antibodies were used in a variety of applications, such as flow cytometry, magnetic cell sorting, immunoassays or therapeutic approaches. The first step of the generation process is the immunization of the organism with appropriate antigen. After a positive immune response, the spleen cells are isolated and fused with myeloma cells in order to generate stable, long-living antibody-producing cells—hybridoma cells. In the subsequent identification step the culture supernatants of all hybridoma cells are screened for the production of the antibody of interest. Hybridoma cells producing the antibody of interest are cloned by limited dilution till a monoclonal hybridoma is found.

三、基因工程抗体及抗体改造策略
（Genetic engineering antibody and approaches for antibody modification）

抗体的可变区特别是决定簇互补区是抗体亲和力和特异性的基础，因此，抗体改造策略首先聚焦于对该区域的改造。因抗体的亲水性残基和疏水性残基分别影响抗体的溶解度和构象稳定性，所以，抗体的改造策略也首先包括对抗体亲水性残基和疏水性残基的改造，借以增加抗体的溶解度和构象稳定性，改善治疗性抗体的血药浓度和延长半衰期。鉴于抗体的效应功能对其生物学活性非常重要，对 Fc 片段进行标记和交联也是抗体改造的策略之一。

　　既保持 mAb 的均一性、特异性强的优点，又能克服其为鼠源性的弊端，是拓展 mAb 人体内应用的重要思路。DNA 重组技术的飞速发展，使得通过基因工程技术制备既具有 mAb 优点且最大限度减少鼠源性弊端的抗体成为可能。由基因重组技术制备的抗体称为基因工程抗体（genetic engineering antibody）。其原理是从 B 细胞获得编码抗体的基因，经体外 DNA 重组后，转化受体细胞而表达特定抗体。应用基因工程技术，现可根据需要对抗体基因进行改造，包括：①改造鼠源 mAb，在保留特异性的前提下，减少抗体的鼠源成分；②建立 B 细胞抗体库，以重组噬菌体展示系统筛选表达特异抗体的重组噬菌体克隆；③人源化抗体研究，以人的 Ig 基因取代小鼠的 Ig 基因成分，建立人源化抗体的小鼠。

Key words：Antibody; Immunoglobulin; Complementarity determining region; Idiotype; Domain; Antibody-dependent cell-mediated cytotoxicity; Opsonization; Monoclonal antibody

Review questions

1. Explain the following terms:

    Ig; Ab; CDR; Fab; ADCC; Opsonization; McAb;Isotype; Allotype; Idiotype

2. Where are the CDRs located on antibody molecule? Try to explain its function.

3. Describe the basic structure of immunoglobulin and try to explain its function.

4. Give the main characteristics of five classes of immunoglobulin.

Case study

IgA and IgG subclass deficiencies（IgA 和 IgG 亚型缺乏症）

　　A 48-year-old man was admitted into hospital for investigation of weight loss associated with intermittent diarrhea（间歇性腹泻）. He had no clubbing and his chest was clear on auscultation（听诊）. Both of his lymph nodes and spleen were of normal size. Immunological tests showed that although IgG amount was normal, the counts of IgA, IgG1 and IgG3 were far below normal range. Endoscopic examination of his maxillary（上颌骨的）sinuses（窦）showed considerable inflammation and hypertrophy（肥大）of the mucosa .A diagnosis of IgA and IgG subclass deficiencies with chronic sinusitis（慢性鼻窦炎）was made. Replacement immunoglobulin was started with weekly infusions initially and subsequently 3 weekly. His sinusitis（鼻窦炎）gradually improved, diarrhoea（腹泻）did not return and he remained infection free for many years.

　　Questions

　　1. Endoscopic examination showed considerable inflammation and hypertrophy of the mucosa. Could you try to explain why this happens?

　　2. From what you have known about Ig, can you explain why he was suffered from a persistent infection?

（高丰光）

数字课程学习

● 教学 PPT　　● 拓展知识　　● Case Study　　● Glossary　　● Questions　　● 自测题

第五章 补体系统

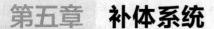

Complement System

The complement system consists of a series of serum and membrane proteins that interact with one another and with other molecules of the immune system in a highly regulated manner to opsonize pathogens and induce an enzymatic cascade, generating the cytolytic membrane attack complex (MAC). The complement system is an important effect arm of both the innate and antibody-mediated adaptive immune responses. Also, complement participates in immune regulation by different mechanisms.

Complement activation can be initiated either by antigen-antibody complexes (classical pathway), or by complement components binding directly to the foreign substances (alternative pathway) or by plasma lectin binding to mannose residues on microbes (MBL pathway). Upon activation, complement system carries out a number of biologic functions, including lysis of target cells, opsonization, activation of inflammatory cells by producing anaphylatoxins, controlling the formation and clearance of immune complexes, removing dead or dying cells and enhancement of humoral immune responses.

The complement activation is regulated by various plasma and cell membrane proteins that inhibit different steps in the cascades. Dysregulation of complement activation leads to severe diseases.

第一节 概　述
Introduction

补体（complement，C）是存在于正常人和动物体液及细胞膜上，经活化后介导免疫及炎症反应的一组蛋白质。补体广泛参与机体抗微生物感染的防御反应及免疫调节，同时也介导免疫病理损伤，是体内重要的效应系统和效应放大系统。自 19 世纪末 Jules Bordet 发现补体以来，其研究不断深入，目前已知补体由 30 余种可溶性蛋白和膜结合性蛋白组成，其中既有参与激活和放大级联反应的补体固有成分，又有调节补体激活和灭活的各种成分及补体受体，故又称其为补体系统（complement system）。

生理情况下，多数补体成分以酶原形式存在。补体激活过程中产生多种具有生物学活性的片段，这些片段通过与补体受体（complement receptor，CR）结合而发挥作用。补体的激活及各种活性的发挥均受到体内蛋白质的精细调节。

一、补体系统的组成与命名
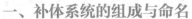
（Components and nomenclature of the complement system）

1. 补体系统的组成（Components of the complement system） 根据生物学功能和存在形式的不同，补体系统各组分可分为三类：补体固有成分、补体调节蛋白和补体受体。

（1）补体固有成分（complement connatural component）：指参与补体三条激活补体途径的必要成分，主要包括具有激活/放大级联反应的补体成分和共同末端通路成分。参与补体三条激活途径的固有成分各不相同，其中C1（包括C1q、C1r和C1s）、C4、C2和C3介导补体经典激活途径，B因子、D因子参与旁路途径，甘露糖结合凝集素（mannose-binding lectin，MBL）、MBL相关丝氨酸蛋白酶（MBL-associated serine protease，MASP）参与MBL激活途径。经过一系列的酶促级联反应后，三条途径经过相同的步骤，由C5、C6、C7、C8和C9装配形成攻膜复合物，称为共同末端通路（common terminal pathway）。

（2）补体调节蛋白（complement regulatory protein）：起调节作用的补体成分以可溶性或膜结合形式存在，主要包括备解素（properdin，P因子）、C1抑制物（C1 inhibitor，C1INH）、I因子、H因子、C4结合蛋白（C4 binding protein，C4BP）、S蛋白（S protein）、SP40/40、膜辅因子蛋白（membrane cofactor protein，MCP）、衰变加速因子（decay accelerating factor，DAF）、同源限制因子（homologous restriction factor，HRF）和膜反应性溶解抑制物（membrane inhibitor of reactive lysis，MIRL）等。

（3）补体受体（complement receptor）：是与补体活性片段或补体调节蛋白结合的膜蛋白，分布于不同细胞表面，介导补体活性片段或调节蛋白的各种生物学活性。目前已知的补体受体有10种以上，包括CR1～CR5、C3aR、C2aR、C4aR等。

2. 补体系统的命名（Nomenclature of the complement system） 补体系统各成分命名的基本原则是：

（1）参与经典激活途径的补体固有成分按发现的先后顺序命名，以大写的C加数字表示，如C1～C9。

（2）补体调节蛋白多按功能命名，如C4结合蛋白、C1抑制物等。

（3）参与旁路途径的固有成分以英文大写字母后加"因子"命名，如B因子、D因子等。

（4）补体活化裂解片段用英文小写字母表示，如C3a和C3b等。通常补体裂解大片段具有酶活性，可作用于级联反应中的下一成分，小片段参与炎症反应。

（5）灭活的补体片段在C前加i，如iC3b等。

（6）补体受体以英文缩写CR表示。

二、补体的理化性质（Physical and chemical features of complement）

补体主要由肝细胞、巨噬细胞、小肠上皮细胞和其他组织细胞合成和分泌，是相对分子质量在（25～410）×10³的糖蛋白。补体系统中C1q的相对分子质量最大，为410×10³；D因子的相对分子质量最小，仅为25×10³。血清补体的总含量基本稳定，约为4 g/L，其中C3含量最高，为1～2 g/L；D因子含量最低，约为0.001 g/L。除急性期蛋白、C4、C3和C9外，补体其他成分一般不易发生波动，急性炎症可使补体含量增加。电泳区带显示，绝大多数补体成分为β球蛋白，C1s和D因子为α球蛋白，C1q、C8和P因子为γ球蛋白。

补体性质极不稳定，乙醇、胆汁、紫外线照射和振荡等因素均可破坏补体。补体尤其对热敏感，56℃加热 30 min，可使其活性丧失，称为补体灭活。在 0～10℃的条件下，补体活性只能保持 3～5 天。–20℃保存的补体或冻干补体则可长期保存。

第二节 补体系统的激活途径
Activation Pathway of the Complement System

正常生理情况下，多数补体成分以无活性的酶原形式存在，血清中的补体固有成分只有被激活后，才能发挥各种免疫效应。补体至少可以通过三条途径激活：经典途径、旁路途径和 MBL 途径，三条激活途径的起始物和激活顺序各不同，但具有相同的共同末端通路，即通过同一途径形成攻膜复合物（membrane attack complex，MAC），并溶解靶细胞。

补体激活的三条途径因其起始物不同，在抗感染的不同时期发挥作用：旁路途径和 MBL 途径的激活不依赖抗体产生，在抗感染早期发挥作用；而经典途径的激活由抗原 – 抗体复合物结合 C1q 启动，在抗感染的中晚期发挥作用（Figure 5–1）。

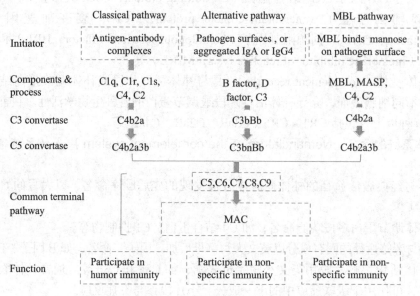

Figure 5–1　Overview of complement activation

一、经典途径（Classical pathway）

经典途径又称为传统途径、第一途径或 C1 途径，是最早发现的补体激活途径。该途径主要由结合抗原的 IgG、IgM 激活，是体液免疫的重要效应机制，主要在初次感染的中晚期发挥作用，是进化中出现最晚的补体激活途径。

1. 经典途径的激活条件（Activation of the classical pathway） 经典途径主要由特异性抗原–抗体复合物激活。血清中的 C 反应蛋白（CRP）、正五聚蛋白 3（pentraxin 3，PTX3）及某些巨噬细胞表面的凝集素家族分子可以识别病原体成分，激活 C1q；某些病毒、线粒体碎片、凋亡细胞及细菌胞壁成分也可以激活 C1q，通过经典途径直接激活补体。本章重点介绍由结合抗原的抗体介导的经典途径。

抗体分子激活补体经典途径的条件是：① 只有与相应抗原结合后的 IgM 和 IgG（IgG1、IgG2 和 IgG3）才可以激活经典途径。②上述 Ig 分子与抗原结合后，暴露其 Fc 片段的补体结合位点，每一个 C1 分子必须同时与两个或两个以上补体结合位点结合才可以启动补体经典途径。IgG 是单体，C1q 至少必须与两个 IgG 分子上的补体结合位点结合，才能激活补体；而 IgM 由 5 个单体组成，故一个 IgM 分子便可激活补体 C1。

2. 经典途径的激活过程（Process of the classical pathway） 参加经典途径的补体固有成分包括 C1~C9，其激活从 C1 的活化开始，依次激活 C1、C4、C2、C3、C5，最终形成攻膜复合物。为叙述方便，补体经典途径可以人为地分为三个阶段，即启动阶段、活化阶段和效应阶段。

（1）启动阶段（initiation step）：即 C1q 识别抗原-抗体复合物，进而激活 C1r、C1s，形成有活性的 C1 酯酶的过程，也称为识别阶段（recognition step）。

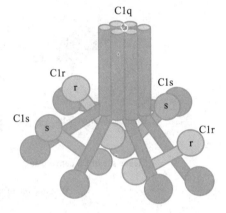

C1 是补体系统中相对分子质量最大的大分子复合物，通常由 1 分子 C1q、2 分子 C1r 和 2 分子 C1s 在 Ca²⁺ 的辅助下形成多聚体。C1q 是有识别作用的亚单位，由 6 个相同的花蕾状亚单位组成，每个亚单位有 3 条肽链，肽链的 N 端较长，成束状排列，其 C 端膨大为球状，恰似花束的花球，后者识别抗体 Fc 片段的补体结合位点。C1r、C1s 均为单链蛋白质，属丝氨酸蛋白酶类，C1r 连接 C1q 和 C1s，C1s 是酶原，可被 C1r 激活成具有酯酶活性的 C1s（Figure 5-2）。

Figure 5-2　**Structure of C1**

抗体与抗原结合后，抗体 Fc 片段构象发生改变，暴露出补体结合位点，C1q 与之结合。一分子 C1q 同时与两个及以上的补体结合位点结合后，与之相连的（C1rC1s）₂ 发生构象变化，激活 C1r 的自我催化活性，活化的 C1r 进而裂解 C1s 成为两个片段，其中的大片段具有酯酶活性，其底物为 C4 和 C2。至此 C1 被激活为 C1 酯酶（C1s）（Figure 5-3）。

（2）活化阶段（activation step）：即 C3 转化酶（C3 convertase）和 C5 转化酶（C5 convertase）形成阶段。活化的 C1s 相继降解 C4、C2，形成具有酯酶活性的 C3 转化酶（C4b2a），C3 转化酶进一步降解 C3 并形成 C5 转化酶（C4b2a3b）。

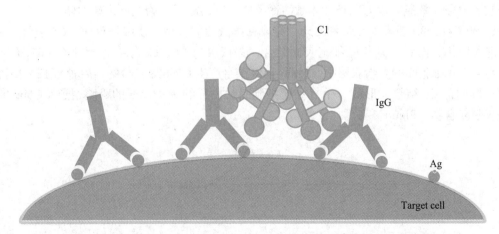

Figure 5-3　Initiation step of the classical pathway（IgG as example）

活化的 C1s 与液相中的 C4 结合，将 C4 裂解成为 C4b 和 C4a 两个片段，小片段 C4a 进入液相，大片段 C4b 则与固相界面结合。C4b 与 C2 具有高度亲和力，可与之结合，继而 C2 被 C1s 裂解成 C2b 和 C2a 两个片段，小片段 C2b 进入液相，大片段 C2a 具有酯酶活性，与 C4b 一起形成 C4b2a，即 C3 转化酶。C4b2a 裂解 C3。

C3 是体液中含量最高的补体成分，也是所有补体激活途径中的关键成分。C3 是由一条 120×10^3 的 α 链和一条 70×10^3 的 β 链靠链间二硫键组成的异二聚体（Figure 5-4）。C3 转化酶降解 C3，产生 C3a 和 C3b 两个片段。小片段 C3a 进入液相，参与炎症反应；大片段 C3b 极不稳定，大部分 C3b 与水分子作用被降解，不再参与补体级联反应，只有约 10% 的 C3b 与 C4b2a 一起形成 C4b2a3b，即 C5 转化酶（Figure 5-5）。

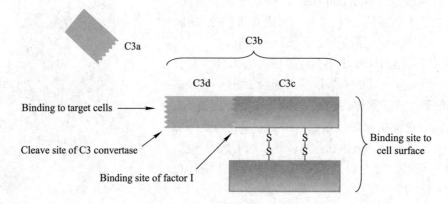

Figure 5-4　Structure of C3

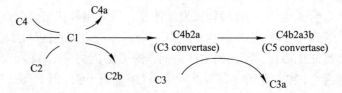

Figure 5-5　Activation steps of the classical pathway

（3）效应阶段（effector step）：即形成攻膜复合物，发挥溶菌和溶细胞效应的阶段，亦称膜攻击阶段。效应阶段为三条补体激活途径所共有，故又称为共同末端通路。

C5 被 C4b2a3b 裂解为 C5a 和 C5b，完成补体激活的最后一步级联反应。C5 裂解形成的 C5a 进入液相，而 C5b 则与靶细胞表面结合，并依次与 C6、C7 结合，组成 C5b67 复合物，稳定地插入靶细胞膜的类脂双层中，继而与 C8 结合产生 C5b678 复合物，后者与 12 ~ 15 个具有聚合倾向的 C9 结合，形成一个贯穿靶细胞膜、内径约为 11 nm 的跨膜通道（C5b6789），即为攻膜复合物（Figure 5-6）。

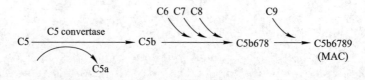

Figure 5-6　Effector steps of the classical pathway（common terminal pathway）

MAC 组成后，形成跨膜通道（Figure 5-7），允许水与无机盐自由流动，大量水分内流，导致细胞溶解和死亡。

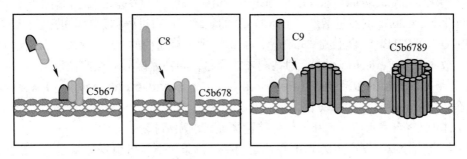

Figure 5-7 Effector steps of the classical pathway

二、旁路途径（Alternative pathway）

旁路途径又称替代途径、第二途径或 C3 途径。旁路途径绕过 C1、C4、C2，由 B 因子与病原体等外源性异物表面结合，在 P 因子、D 因子参与下形成 C3 转化酶，进而激活补体。旁路途径是物种进化过程中最原始的补体激活形式，其激活不依赖特异性抗体的存在，在感染早期或初次感染中发挥作用，是固有免疫的重要效应机制。

1. **旁路途径的激活条件（Activation of the alternative pathway）** 各种外源性异物，如细菌细胞壁成分（脂多糖、肽聚糖、磷壁酸）、酵母多糖、葡聚糖、聚合的 IgA 和 IgG4 及某些细胞，为补体激活提供接触界面及保护性环境，激活旁路途径，称为旁路途径的"激活物"或"稳定物"。

2. **旁路途径的激活过程（Process of the alternative pathway）** 旁路途径由 C3 活化开始，绕过 C4、C2，但需要 B 因子、D 因子和 P 因子参加。旁路途径同样可以分为三个阶段（Figure 5-8）。

（1）启动阶段（initiation step）：主要形成 C3 转化酶。在生理状态下，血浆中的 C3 不断自发性水解，形成 C3a 和 C3b，这种自发产生的 C3b 进入液相很快被灭活形成 iC3b。若有细菌等稳定物的存在，C3b 则与固相界面共价结合，半衰期延长，进而结合 B 因子，在 Mg^{2+} 存在的情况下，D 因子裂解 B 因子形成两个片段，小片段 Ba 进入液相，对 C3 具有酯酶

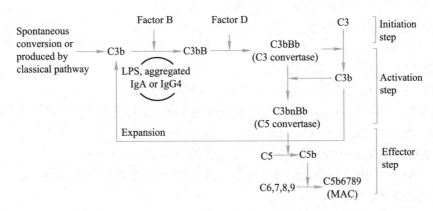

Figure 5-8 Alternative pathway of complement activation

活性的大片段 Bb 仍结合在 C3b 上，形成 C3bBb，即旁路途径中的 C3 转化酶。C3bBb 易于衰变，如与 P 因子结合，形成 C3bBbP，则变得稳定。

（2）活化阶段（activation step）：C3bBb 大量裂解 C3 形成 C3b。C3b 与 B 因子结合，在 D 因子的催化下，C3bBb 的数量增加，促进对 C3 的裂解，这一过程称为 C3b 的正反馈作用；另外，C3b 又可与 C3bBb 结合形成 C3bnBb（ $n \geq 2$ ），即旁路途径的 C5 转化酶，可裂解 C5。

（3）效应阶段（effector step）：即共同末端通路，同补体激活的经典途径。

3. 旁路替代途径的激活特点（Features of the alternative pathway） 旁路途径的激活与经典途径的激活不同，具有以下特点。

（1）体内 C3 自发水解成 C3b，使旁路途径处于准激活状态。

（2）经典途径或自发产生的 C3b 在稳定物存在的条件下均可引发旁路途径的激活，并通过 C3b 的正反馈作用，形成更多的 C3 转化酶提高补体的激活强度，因而，旁路途径是补体激活的重要放大机制。

（3）旁路途径可以识别自己与非己。自发产生的 C3b 若吸附于自身细胞，则可被膜上的补体调节蛋白所灭活，中断激活过程；若吸附于病原微生物稳定物上，则使 C3b 与 B 因子结合，在 P 因子的稳定下，激活旁路途径。

三、MBL途径（MBL pathway）

甘露糖结合凝集素途径（mannose binding lectin pathway，MBL pathway）又称凝集素途径，其启动起始于感染早期急性期蛋白 MBL、纤胶凝蛋白（ficolin，FCN）与病原体表面糖结构的结合。FCN 的结构与 MBL 基本相同，但两者识别不同糖结构，MBL 主要识别病原体表面的甘露糖和盐藻糖残基，而 FCN 主要识别病原体表面的乙酰化低聚糖，如 N- 乙酰半乳糖胺（ N-acetylgalactosamine，GalNAc）和 N- 乙酰葡糖胺（ N-acetylglucosamine，GlcNAc）等。

MBL 途径对于抵抗早期感染具有重要作用。

MBL 是一种具有凝集素作用的钙依赖性糖结合蛋白，可以识别病原微生物表面的甘露糖残基并与之结合。生理情况下，血清中 MBL 含量极低，但急性期反应时其水平明显升高。尽管 MBL 氨基酸序列与 C1q 不同源，但在结构上却类似于 C1q。MBL 分子由 2 ~ 6 个完全相同的 MBL 三聚体亚单位组成，每个亚单位包括识别糖类结构的 C 端球形结构域、中间的 α 螺旋颈部和 N 端胶原样柄。当 MBL 与甘露糖结合后，引起其构象改变，进而激活与之相连的 MASP-1-MASP-2 复合物（Figure 5–9）。激活的 MASP-2 具有与活化的 C1s 类似的生物学活性，依次降解 C4、C2，继而形成与经典途径相同的 C3 转化酶，促进经典途径；MASP-1 则可直接水解 C3，在 B 因子、D 因子、P 因子参与下形成旁路途径的 C3 转化酶促进旁路途径，此即补体激活的 MBL 途径（Figure 5–10）。

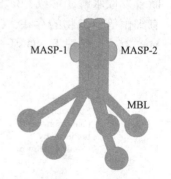

Figure 5–9　MBL-MASP-1-MASP-2 complex

MBL 途径对经典途径和旁路途径具有交叉促进作用。

此外，CRP 与细菌表面磷酰胆碱结合后，具有 C1 样活性，然后通过经典途径依次进入活化阶段和效应阶段。

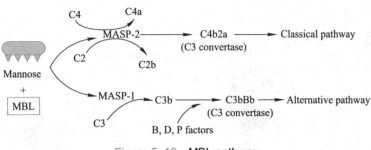

Figure 5-10　**MBL pathway**

第三节　补体激活的调节
Regulation of Complement Activation

正常情况下，补体系统自身存在多种抑制补体激活的负反馈调节机制，严格控制补体激活的强度和持续时间，使之既能有效杀灭病原体又能防止因补体过度激活造成的补体消耗和组织损伤，维持补体固有成分的生理稳定状态。

一、补体成分在激活时的自身调节
（Autoregulation of complement components among activation）

补体固有成分在激活时产生的一系列具有酯酶活性的片段极不稳定，半衰期很短，有效限制了对下一个成分（底物）的激活，构成自身激活的负反馈调节。例如 C3 转化酶和 C5 转化酶极易发生衰变，可限制或中断对 C3、C5 的激活，以保证补体激活的目的性和自身稳定性；同样，C5b 也极不稳定，若不能与固相抗原结合，则易衰变而不能完成 C6 ~ C8 的装配。

此外，只有结合于固相的 C4b、C3b 才能延续经典途径的活化，而旁路途径的 C3 转化酶则仅在特定的细胞或颗粒表面（即稳定物）才稳定，因而人体血液循环中一般不会发生过强的自发性补体激活反应。

二、补体调节成分的作用（Function of complement regulatory components）

补体系统是机体的重要效应系统和效应放大系统，其激活受到精密调控。多种补体调节成分对补体各条激活途径进行细致调节，涉及补体激活的多个关键环节，如 C1 的活化、C3 转化酶的形成及 MAC 的装配（Figure 5-11）。

1. 对 C1 的调节（Regulation of C1）　C1 抑制物（C1INH）与 C1r 和 C1s 以共价键结合，使 C1 解聚，C1s 失去对 C4 和 C2 的酶解作用，阻断经典途径。C1INH 以同样的机制限制血浆中 C1 的自发性裂解。

2. 灭活 C3 转化酶（Inactivation of C3 convertase）　多种蛋白质具有抑制 C3 转化酶的作用，如 C4BP、CR1、H 因子、I 因子和 MCP 等。旁路途径中，H 因子与 B 因子或 Bb 竞争结合 C3b，在 I 因子作用下灭活 C3b，形成 iC3b。DAF 能与 B 因子竞争结合 C3b，使 Bb 从 C3bBb 中解离，阻断 C3bBb、C3nBb 和 C3b 正反馈环路的形成。P 因子是 C3bBb 的稳定因子，可使 C3bBb 半衰期延长 10 倍之多，是启动旁路途径激活的正反馈调节因子。

3. 阻止 MAC 的装配（Inhibition of the assembly of MAC）　多种蛋白质调控 MAC 的

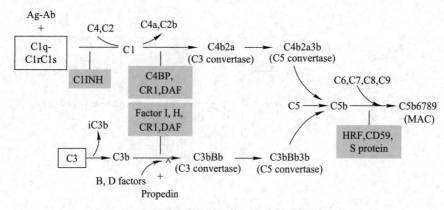

Figure 5-11　Regulation of complement activation

形成和活性，如表达在细胞膜上的同源限制因子（homologous restriction factor，HRF）、CD59及血清中的 S 蛋白。HRF 又称为 C8 结合蛋白（C8 binding protein，C8BP），与 C8 结合后，干扰 C9 与 C8 的结合。CD59 又称为膜反应性溶解抑制物（membrane inhibitor of reactive lysis，MIRL），通过阻碍 C7、C8 与 C5b6 的结合，从而抑制 MAC 的形成。血清中的 S 蛋白与相应补体成分结合，抑制 C5b67、C5b678 及 C5b6789 与细胞膜结合形成穿膜孔道。

第四节　补体受体与补体生物学活性
Complement Receptor and Biological Functions of Complement

一、补体受体（Complement receptor，CR）

补体在活化过程中产生多种蛋白水解片段，这些片段通过与补体受体结合，介导炎症及多种免疫功能（Table 5-1）。

Table 5-1　Complement receptor (CR)

Receptor	Ligand	Cell distribution	Activity
CR1 (CD35)	C3b/C4b/iC3b	Erythrocytes, neutrophils, monocytes, macrophages, eosinophils, B cells, FDC	Immune adherence, opsonization
CR2 (CD21)	C3dg/C3d	B cells, FDC	Co-receptor for B-cell signaling
CR3 (CD11b/CD18)	iC3b	Monocytes, macrophages, neutrophils, NK cells, DC	Opsonization
CR4 (CD11c/CD18)	iC3b	Monocytes, macrophages, neutrophils, NK cells, DC	Opsonization
C3aR	C3a, C4a	Mast cells, basophils, granulocytes, macrophages	Anaphylatoxin, chemotaxin
C5aR (CD88)	C5a	Mast cells, basophils, granulocytes, monocytes, macrophages, endothelia cells	Anaphylatoxin, chemotaxin

二、补体的生物学活性（Biological functions of complement）

补体作为机体的重要效应与效应放大系统，不仅是非特异性免疫防御的重要组成，也是体液免疫的重要效应机制，在抗感染免疫中发挥重要作用。此外，补体激活参与超敏反应，导致免疫病理损伤。同时，补体激活过程中形成的各种片段参与调节免疫应答。

（一）裂解细菌和细胞（Bacterial and cell lysis）

补体激活后形成 MAC，最终导致靶细胞的裂解和破坏，以清除病原体。在自身抗体存在的条件下也会因补体激活，发生 II 型超敏反应，导致自身细胞的裂解。

Box 5-1　Three ways of complement system protecting against infection

There are three ways in which complement system protects infection. First, the formation of MAC in the terminal pathway damage pathogens by creating poles in the pathogen membrane. Second, it generates large numbers of activated complement proteins that bind covalently to pathogens, opsonizing them for engulfment by phagocytes bearing complement receptors. Third, the small fragments of some complement proteins act as chemoattractants to recruit more phagocytes and activate them.

（二）调理作用（Opsonization）

细菌等颗粒性病原体侵入时，通过各种途径激活补体，产生 C3b、C4b 和 iC3b，分别与中性粒细胞和单核巨噬细胞表面的补体受体 CR1（C3b/C4bR）、CR3（iC3bR）和 CR4（iC3bR）结合，促进吞噬细胞对其的吞噬，此即补体的调理作用（Figure 5-12）。

（三）清除免疫复合物（Clearance of immune complex）

补体有助于清除可溶性抗原-抗体复合物。一方面，C3b 与 C4b 共价结合到免疫复合物上，破坏其空间结构，使抗体、抗原发生解离；同时在空间上改变免疫复合物中 Fc 片段之间的相互作用，抑制新的免疫复合物的形成。另一方面，免疫复合物激活补体，所形成的 C3b、C4b 和 iC3b 与表达补体受体的红细胞、血小板结合，经过血液循环，进入肝和脾，被巨噬细胞吞噬清除，称为免疫黏附（immune adhesion）。

临床上用血浆交换法治疗 III 型超敏反应，如系统性红斑狼疮（SLE）、类风湿关节炎和肾小球肾炎等疾病，其中最重要的机制是 III 型超敏反应的患者补体量下降，易形成免疫复合物（IC），输入的新鲜补体激活后产生的活性片段 C3b 具有清除 IC 的作用。

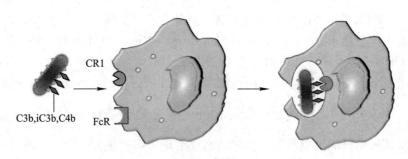

Figure 5-12　Opsonization by complement

（四）介导炎症反应（Mediation of inflammation）

补体活化过程中产生多种具有炎性介质作用的活性片段，参与炎症反应。

C3a、C4a 和 C5a 又称为过敏毒素（anaphylatoxins），能够与表达相应受体的肥大细胞或嗜碱性粒细胞结合，使它们脱颗粒，释放白三烯等生物活性介质，使平滑肌收缩、毛细血管扩张和腺体分泌增强，引发过敏性炎症反应。三种过敏毒素中 C5a 作用最强。

此外，C5a 对中性粒细胞有强有力的趋化活性，介导中性粒细胞向炎症部位聚集，并促进前列腺素、花生四烯酸等的产生，导致局部免疫病理性损伤。同时，C5a 具有激肽样活性，能直接作用于血管内皮细胞，增强血管的通透性，促进黏附分子受体表达，引起炎性充血。

（五）免疫应答的调节作用（Regulation of immune response）

补体参与对免疫应答的调节作用。

（1）补体的调理作用增强吞噬细胞对抗原异物的吞噬能力，同时也提高了巨噬细胞加工和提呈抗原的能力。

（2）C3b 与 B 细胞表面 CR1 结合促进 B 细胞活化，尤其对 B1 细胞更为重要。CR2 作为 B 细胞其刺激受体复合体的组成成分，与 C3d、iC3b 和 C3dg 结合对 B 细胞活化有促进作用（见第十一章）。

（3）靶细胞与抗体结合后激活补体产生 C3b，C3b 与效应细胞（中性粒细胞和单核巨噬细胞等）表面的 CR1 结合可增强效应细胞的 ADCC（见第十四章）。

第五节 补体系统的异常与疾病
The Abnormality of Complement system and Diseases

正常情况下，补体系统各种组分含量相对稳定，其活化受到精细调控，以保证在不损伤自身细胞的同时有效清除病原体。然而在某些情况下，补体活性不足或过度活化均可导致相应疾病的发生。

一、遗传性补体缺陷相关疾病
（Congenital defects of the complement system）

任何一种补体成分都可发生先天性缺陷（见本章 Case study）。一方面，补体固有成分缺陷将使补体活化障碍，使机体对病原体尤其是化脓菌易感性增加，或因为体内免疫复合物清除障碍而容易出现自身免疫病，如系统性红斑狼疮、肾小球肾炎；另一方面，补体调节成分（除 P 因子外）发生缺陷，则使补体活化异常。此外，补体受体亦可发生缺陷。

遗传性血管神经性水肿（hereditary angioneurotic edema，HAE）是一种常染色体显性遗传病，患者 C1INH 基因异常，体内缺乏 C1INH 或只有无活性的 C1INH，导致补体异常活化，产生大量 C2b、C3a 和 C5a，使得毛细血管通透性增强，引起皮肤和黏膜水肿。

二、补体与感染性疾病（Complement and infectious diseases）

补体是机体抗感染的重要机制，补体缺陷或活化障碍会显著降低机体抗感染免疫功能。某些病原体可以利用补体受体或补体调节蛋白作为受体或辅助受体感染靶细胞，例如，EB 病毒与 CR2 结合感染人 B 细胞。此外，多种病原体进化形成抵抗补体攻击的多种机制，例如，人类免疫缺陷病毒（HIV）、丙型肝炎病毒（HCV）等病毒包膜上表达 CD59，抑制补体活化。

三、补体与免疫性疾病（Complement and immune related diseases）

补体过度激活介导自身组织细胞免疫损伤是系统性红斑狼疮、肾小球肾炎等多种自身免疫病发生的重要机制。补体主要通过两种机制介导免疫损伤：自身抗体与自身抗原结合后通过经典途径激活补体产生 MAC，溶解靶细胞；补体激活过程中产生的 C3a、C5a 等炎性介质介导炎症反应。此外，补体激活也是 II、III 型超敏反应发生的机制（见第十七章）。

Box 5-2　Dual roles of complement in cancer

On one hand, complement plays an active and beneficial role in the fight against malignant cells. Opsonins and effectors of complement activation have been found on the surface of various tumor cells, suggesting that complement is substantially activated in the tumor microenvironment. Furthermore, complement-dependent cytotoxicity synergizes with tumor-directed antibody therapy. However, on the other hand, the majority of persisting tumors express high amounts of membrane-bound complement regulators, such as DAF and CD59, which prevent amplification and MAC formation. In addition, soluble regulators such as HF and C4BP can be recruited to or secreted by tumors, thereby contributing to the tumors' complement evasion strategy. Near recently, study demonstrated that generation of C5a in the tumor microenvironment leads to significant progression in tumor growth by recruiting myeloid-derived suppressor cells (MDSCs) to the tumor. Importantly, treatment of tumor-bearing mice with a C5aR antagonist slowed tumor progression to a similar extent as the conventional drug paclitaxel（紫杉醇）.

四、补体与肿瘤（Complement and tumors）

补体在肿瘤形成中具有双重作用。一方面，补体识别肿瘤抗原，进而被激活攻击肿瘤细胞。另一方面，肿瘤细胞通过多种机制逃逸补体攻击，肿瘤细胞高表达补体调节蛋白（CD59、DAF、MCP）或分泌可溶性补体调节蛋白（如 F 因子、I 因子），抑制补体活化。此外，新近研究发现，肿瘤微环境中的 C5a 与其受体结合，募集髓源性抑制细胞，抑制抗肿瘤免疫。

综上，补体作为重要抗感染机制和重要免疫调节手段，其活化受到精密调控。补体异常参与多种疾病的发生，补体成为多种疾病治疗的潜在靶点。

Key words：Complement system；Complement receptor；Classical pathway；Alternative pathway；MBL pathway；Membrane attack complex (MAC)；Opsonization；Opsonin；Anaphylatoxin；Anaphylaxis；C1 inhibitor (C1INH)।

Review questions

1. Describe the biological functions of the complement.

2. Compare the three pathways of complement activation.

3. What is the function of CR1?

Case study

Factor I Deficiency—uncontrolled complement activation leads to susceptibility to infection

（I 因子缺陷——补体活化失控致感染敏感）

Morris Townsend, as a 25-year-old young man, had been hospitalized 28 times for pneumonia （肺炎）. Besides, he had been repeatedly admitted for various inflammation and infections, such as middle ear infections, acute sinusitis （鼻窦炎）and septicemia （败血症）.

On physical examination, Morris was found to be normal with hematocrit （血细胞比容）, count of white cell and platelet. Morris had normal serum levels of IgG, IgA and IgM. However, his serum level of C3 were much lower than normal and the serum levels of all other complement components were normal except for factor B. A test of his serum with an antibody to factor I showed that his serum lacked factor I. The rate of synthesis of C3 was normal but that C3 was being broken down at four times the normal rate. Morris responded normally to an injection of tetanus （破伤风）toxoid, but his serum failed to kill a smooth strain of Salmonella （沙门菌）, even after addition of C3 to the serum to render the C3 concentration normal.

Morris's family had no history of recurrent bacterial infections, but investigations showed reduced levels of factor I in both his parents and in several of his siblings.

Questions

1. Why Morris experienced continuous infection during his life? Do you think there is any method to protect Morris from this kind of infection?

2. Can you explain how complement activation is regulated?

（马春红）

数字课程学习

● 教学 PPT　　● 拓展知识　　● Case Study　　● Glossary　　● Questions　　● 自测题

第六章 细胞因子

Cytokine

Cytokines are a family of low relative molecular mass proteins that are released by various cells in the body, usually in response to inflammatory or antigenic stimuli, and induce responses through binding to specific receptors. Cytokines can be divided into several subgroups, including interleukins, interferons, tumor necrosis factors, colony-stimulating factors, chemokines, and transforming factors, etc. Cytokines can act in an autocrine, paracrine or endocrine manner and exert their functions with pleiotropism and high efficiency in a network. Cytokines not only function as a direct effector for host defense against pathogens but also provide links between innate and adaptive immunity. Accordingly, overexpression or deficiency of cytokines closely correlated with the pathogenesis of multiple diseases. Thus, the administration of cytokines or their inhibitors is a potential approach for modifying biological responses associated with immunological and inflammatory diseases.

细胞因子（cytokine，CK）是由活化细胞分泌的高活性、多功能的小分子物质，主要介导和调节免疫应答及炎症反应。细胞因子包括由淋巴细胞分泌的淋巴因子（lymphokine）、单核巨噬细胞分泌的单核因子（monokine）及其他细胞分泌的各种因子等。

细胞因子的发现和研究始于 20 世纪 50 年代末对传染病病原体诱导免疫应答的研究。70 年代，随着细胞因子高效诱生方法和敏感生物学检测方法的建立，以及单克隆抗体技术的应用，新的细胞因子不断被发现、纯化，并进行了广泛的生物学特性研究。80 年代后，随着分子生物学的迅速发展，越来越多的细胞因子被克隆，并经体外重组表达。90 年代，细胞因子的研究进入高潮，但多数局限于体外效应的研究。近年来，随着转基因操作及基因敲除等技术的发展，细胞因子在分子水平的研究不断深入（Box 6-1），促使一些感染性疾病、变应性疾病、自身免疫病、免疫缺陷病及肿瘤发病机制的研究和防治提高到一个新的阶段。目前，细胞因子已成为分子免疫学的热点研究领域。

> **Box 6-1 The application of knockout mice in understanding the roles of cytokines**
>
> Cytokines are a large and heterogeneous group of secreted proteins. The human genome contains about 180 genes that may encode proteins with the structural characteristics of cytokines. To unravel the complicated functional network of cytokines is very important for understanding the immune responses in the physiological and pathological milieu. Molecular genetics has been proved to be the most powerful tool with the ability to genetically "knock-out" a cytokine or its receptor in mice, which enables us to define the exact roles of the given cytokine. For example, IL-12$^{-/-}$ mice showed impaired production of IFN-γ and decreased

ability to mount a Th1 cell response together with enhanced IL-4 response, while the generation of CTL and IL-2 production is normal. These results indicate the importance of IL-12 in IFN-γ production and Th1-mediated immune responses.

第一节 细胞因子的共同特性
General Properties of Cytokines

1. **低相对分子质量（Low relative molecular mass）** 绝大多数细胞因子是低相对分子质量（$8 \times 10^3 \sim 80 \times 10^3$）的可溶性蛋白或糖蛋白。大多数以单体形式存在，少数以二聚体或三聚体形式存在。

2. **细胞因子产生的多源性（Multiple sources of cytokines）** 天然细胞因子由活化的免疫细胞和某些基质细胞产生。一种细胞因子可由多种细胞产生，如 IL-1 可以由单核巨噬细胞、B 细胞、内皮细胞、成纤维细胞、表皮细胞等产生；一种细胞也可以产生多种细胞因子，如活化的 T 细胞可产生 IL-2、IL-3、IL-4、IL-5、IL-6、IL-9、IL-10、IL-13、IFN-γ 和 TGF-β 等。细胞因子产生的这种多来源的特性，称多源性。

3. **细胞因子的作用方式（Modes of action of cytokines）** 细胞因子的分泌是一个短暂的自限性过程，多以自分泌（autocrine）或旁分泌（paracrine）的方式作用于自身细胞或邻近的细胞，发挥局部效应。少数细胞因子也可以内分泌（endocrine）的方式作用于远距离的细胞，介导全身性反应。

4. **细胞因子通过与靶细胞表面的相应受体结合发挥其生物学效应（Cytokines take effects by binding with corresponding receptors on the target cells）** 细胞因子与细胞因子受体的亲和力远远大于抗原与抗体的亲和力，因而细胞因子在体内仅需极低的浓度（pmol/L），就可以发挥有效的效应。

5. **细胞因子具有多效性、高效性和网络性的特点（Pleiotropism，high efficiency and the network of cytokines）** 一种细胞因子可以作用于多种细胞，产生多种效应，称为多效性（pleiotropism）；几种细胞因子也可以作用于一种细胞，产生相同或相似的作用，称为重叠性（redundancy）；一种细胞因子可以抑制其他细胞因子的作用，称为拮抗效应（antagonism）；一种细胞因子可以促进其他细胞因子的效应，称为协同效应（synergy）。细胞因子相互诱生、相互调节及相互间的叠加、协同或拮抗作用，构成复杂的细胞因子网络（cytokine network）。

第二节 细胞因子的主要种类
Classification of Cytokines

机体防御外来微生物是由固有免疫和适应性免疫介导的。细胞因子涉及免疫应答和炎症反应的每一个环节，是免疫系统行使功能的重要机制。在免疫应答和免疫调节中起作用的细胞因子主要包括以下几种。

一、白细胞介素（Interleukin，IL）

白细胞介素简称白介素，指一组由多种细胞产生的、可介导免疫细胞间的相互作用，发挥免疫调节功能的细胞因子。国际免疫学会公布的白介素已有 38 种（IL-1～IL-38），分别介导、调节固有免疫和适应性免疫（参见本章"拓展知识"）。

下面以 IL-2 为例，介绍其在机体免疫应答中的作用。

IL-2 主要由 CD4⁺ T 细胞产生分泌。T 细胞活化后可刺激 IL-2 基因的转录和蛋白质的合成、分泌，通过与自身或邻近 T 细胞表面的 IL-2R 结合，发挥生物学作用。IL-2 的主要生物学功能是刺激 T 细胞的增殖和分化，因此又称为 T 细胞生长因子。此外，IL-2 在维持调节性 T 细胞的生存和功能，以及促进 NK 细胞的增殖和分化中均发挥重要作用（Figure 6–1）。

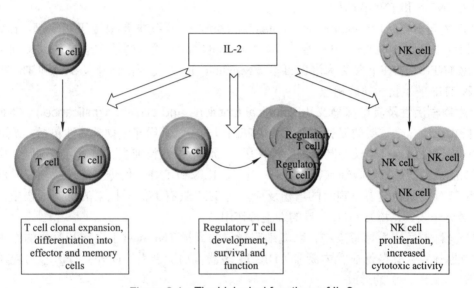

Figure 6-1　The biological functions of IL-2

二、干扰素（Interferon，IFN）

干扰素是一类由病毒感染细胞或活化 T 细胞分泌的，具有抑制病毒复制和调节免疫应答作用的糖蛋白。根据细胞来源、理化性质和免疫原性的不同，干扰素可分为 IFN-α、IFN-β 和 IFN-γ 三种类型。其中，IFN-α、IFN-β 又称为 I 型干扰素，与 I 型受体结合；IFN-γ 又称为 II 型干扰素，与 II 型受体结合。

I 型干扰素主要由白细胞、成纤维细胞和病毒感染细胞产生，其生物学作用包括：①抗病毒作用：I 型干扰素具有广谱抗病毒作用，可通过诱导宿主细胞产生抗病毒蛋白抑制病毒在细胞内的复制，也可通过增强 NK 细胞、巨噬细胞、CTL 的活性杀伤病毒感染细胞。②抑制细胞分裂：I 型干扰素通过下调原癌基因 *c-myc*、*c-fos* 及生长因子的表达而使成纤维细胞、上皮细胞、内皮细胞和造血细胞停滞于 G_0/G_1 期，不能分裂增殖。③抗肿瘤作用：I 型干扰素具有明显的抗肿瘤作用，其机制至少包括以下方面：直接抑制肿瘤细胞生长；通过增强 MHC I 类分子表达，增强淋巴细胞对肿瘤细胞的识别及应答；抑制肿瘤新生血管形成，阻断肿瘤血供。④免疫调节作用：I 型干扰素可增强 NK 细胞、巨噬细胞和 CTL 活性。

Ⅱ型干扰素（IFN-γ）由两个亚单位构成，是相对分子质量为 $21 \times 10^3 \sim 24 \times 10^3$ 的二聚体糖蛋白，由 Th0、Th1 细胞和几乎所有 CD8$^+$ T 细胞产生，IL-2 和 IL-12 可增强其转录。另外，NK 细胞也是 IFN-γ 的次要产生细胞。IFN-γ 的抗病毒作用较弱，能非特异性增强机体的免疫功能，主要起免疫调节及抗肿瘤作用：① IFN-γ 是单核巨噬细胞潜在的激活因子，它直接诱发多种酶的合成，充分激活巨噬细胞杀灭吞入的微生物，但仅部分激活的巨噬细胞能杀灭肿瘤细胞；② IFN-γ 增加 MHC Ⅰ 类分子的表达，促进 T 细胞对肿瘤抗原的识别，增强细胞和体液免疫；③ IFN-γ 是 NK 细胞强有力的激活因子。

三、肿瘤坏死因子（Tumor necrosis factor，TNF）

肿瘤坏死因子是 1975 年由 Garwell 等发现的一种可使小鼠肿瘤发生出血性坏死的物质。TNF 分为 TNF-α 和 TNF-β 两种。

1. 产生与分类（Production and classification） TNF-α 主要来源于脂多糖（LPS）激活的单核巨噬细胞，T 细胞、B 细胞、NK 细胞及淋巴因子激活的杀伤细胞（LAK 细胞）也可以分泌 TNF-α；TNF-β 又称为淋巴毒素（lymphotoxin），主要由活化的 Th0 和 Th1 细胞产生。两种 TNF 的生物学功能相似。

2. 生物学活性及其临床意义（Biological functions and clinical significance） TNF 参与机体的防御反应，是重要的促炎症因子和免疫调节因子，其局部生物学活性包括：①对肿瘤细胞和病毒感染细胞有生长抑制或细胞毒作用。②激活中性粒细胞、单核巨噬细胞，增强吞噬灭菌功能；刺激单核巨噬细胞合成 IL-1、IL-6、IL-8 和 TNF，促进炎症反应。③增强 T 细胞、B 细胞对抗原和丝裂原刺激的增殖反应。④ TNF 具有类似干扰素的抗病毒作用，增强 MHC Ⅰ 类分子表达，增强 CTL 介导的细胞毒作用。

在全身性革兰阴性菌感染中，巨噬细胞释放的大量 TNF-α 对于血管和凝血的作用，可引起中毒性休克、弥散性血管内凝血（DIC）、多器官功能衰竭。此外，TNF 参与晚期肿瘤中恶病质（cachexia）的形成。

四、集落刺激因子（Colony stimulating factor，CSF）

集落刺激因子指具有刺激骨髓前体细胞生长和分化作用的因子，因其可刺激多能造血干细胞和处于不同分化成熟阶段的造血祖细胞生长分化，并在半固体培养基中形成集落而得名。不同的 CSF 作用于不同成熟阶段的骨髓细胞并选择性地促进不同谱系细胞集落的生长。

1. 白细胞介素 –3（IL-3） 又名多集落刺激因子（multi-CSF），是 T 细胞的产物。它作用于大多数未成熟的骨髓造血干细胞，并促进细胞增殖、分化成为除淋巴细胞以外的其他谱系细胞。

2. 粒细胞巨噬细胞集落刺激因子（Granulocyte macrophage colony stimulating factor，GM-CSF） 是由激活的 T 细胞、单核巨噬细胞、血管内皮细胞和成纤维细胞产生的，主要刺激骨髓干细胞向单个核细胞（包括树突状细胞）分化，也可促进白细胞、血小板、红细胞等祖细胞的生长，还可激活成熟的白细胞。

3. 单核细胞集落刺激因子（Monocyte colony stimulating factor，M-CSF） 也称 CSF-1，是由吞噬细胞、血管内皮细胞和成纤维细胞生成，主要作用于单核细胞的祖细胞，促进其分化成熟。

4. 粒细胞集落刺激因子（Granulocyte colony stimulating factor，G-CSF） 由激活的

T 细胞、单核巨噬细胞、血管内皮细胞和成纤维细胞产生，主要刺激粒细胞的分化与成熟。

5. 干细胞因子（Stem cell factor，SCF）　又称 C-Kit 配体，它与多能干细胞表面表达的一种酪氨酸激酶的膜受体结合。SCF 本身并不引起细胞集落的形成，但是在其他 CSF 刺激骨髓干细胞分化过程中需要 SCF 的参与。

6. 促红细胞生成素（Erythropoietin，EPO）　是一种主要由肾细胞分泌产生的细胞因子，其主要生物学活性为促使未成熟的骨髓网织红细胞发育成熟。临床上使用 EPO 治疗肾性贫血效果良好。

五、趋化因子（Chemokine）

趋化因子是结构同源、相对分子质量为 $8 \times 10^3 \sim 9 \times 10^3$ 的一组具有趋化作用的细胞因子。所有趋化因子的结构内部都有二硫键。

趋化因子的细胞来源主要包括：①抗原激活的 T 细胞；②LPS 或细胞因子激活的单核巨噬细胞、内皮细胞、上皮细胞、成纤维细胞；③血小板。

根据一级结构中 N 端半胱氨酸（C）的数目及 2 个半胱氨酸间是否有其他氨基酸相间，趋化因子家族可分为 4 个亚类：C-X（任意氨基酸）-C（α 亚类）、C-C（β 亚类）、C（γ 亚类）和 C-X3-C（δ 亚类）。C-X-C 蛋白是中性粒细胞的趋化因子，并对嗜酸性粒细胞有趋化作用，代表是 IL-8。C-C 蛋白主要作用对象是单核巨噬细胞、淋巴细胞和嗜酸性粒细胞，代表是单核细胞趋化蛋白 –1（MCP-1）。

所有趋化因子受体都具有 7 次跨膜的 α 螺旋结构。趋化因子除具有趋化作用外，还有许多重要生物学活性，例如，趋化因子与 T 细胞表面的相应受体结合后，参与调节 Th1、Th2 细胞的分化。同时，C-C 蛋白受体 CCR5 是 HIV 的共受体，在 HIV 感染及治疗中发挥重要作用。

六、转化生长因子（Transforming growth factor，TGF）

转化生长因子是一组调节细胞生长和分化的细胞因子。TGF 最早是在肿瘤中被发现的一种活性物质，能使正常类型的细胞在软琼脂上生长，后来发现有生长刺激作用的是一种被称为 TGF-α 的多肽，而在软琼脂上生长存活还需要第二因子，称为 TGF-β。

TGF-α 是一种由多种细胞，包括上皮和间叶细胞分泌的多肽生长因子，可与表皮生长因子受体（EGFR）结合；TGF-β 是相对分子质量约 28×10^3 的二聚体，不能与 EGFR 结合。

几乎所有培养的细胞都能合成 TGF-β，抗原激活的 T 细胞和 LPS 激活的单核巨噬细胞及多种正常和肿瘤组织，都能分泌有生物学活性的 TGF-β。

TGF-β 是一种强有力的免疫抑制性细胞因子：①抑制 T 细胞增殖。②在多克隆刺激剂或混合淋巴细胞反应中抑制 CTL 成熟。③抑制巨噬细胞活化。

TGF-β 可能是切断免疫应答的一种信号，引起 T 细胞合成 TGF-β 的信号可以介导其发挥抑制细胞免疫的作用。在体内，某些肿瘤可以通过分泌大量 TGF-β 逃逸免疫应答。但是 TGF-β 也具有一些正性作用，如在小鼠，TGF-β 能使 B 细胞发生抗体类别转换产生 IgA。

第三节 细胞因子受体家族
Cytokine Receptor Family

细胞因子功能的行使依赖于与其受体的结合。细胞因子受体的主要功能是介导细胞信号的转导。

一、细胞因子受体的分类（Classification of cytokine receptors）

根据细胞因子受体（cytokine receptor，CKR）的结构和功能，可将其分为 5 个家族（Figure 6-2）。

1. **免疫球蛋白受体超家族（Immunoglobulin receptor superfamily）** 该家族成员胞膜外区有一个或多个免疫球蛋白样结构域。主要成员包括血小板生长因子（PDGF）受体、成纤维细胞生长因子（FGF）受体及 IL-1、IL-6、M-SCF、SCF 受体等。

2. **I 型细胞因子受体超家族（Type I CKR superfamily）（造血因子受体超家族）** 该家族成员胞膜外区含有 4 个不连续的半胱氨酸残基和 1 个色氨酸丝氨酸-X-色氨酸丝氨酸序列（WSXWS）。该家族成员与造血细胞的增殖、分化有关，故又称为造血因子受体超家族，包括 IL-2、IL-3、IL-4、IL-5 的受体，G-CSF 受体、GM-CSF 受体等。

3. **II 型细胞因子受体超家族（Type II CKR superfamily）[干扰素受体超家族（interferon receptor superfamily）]** 该家族成员胞膜外区含有 4 个不连续的半胱氨酸残基，包括 IFN 受体、IL-10 受体、M-CSF 受体。

4. **III 型细胞因子受体超家族（Type III CKR superfamily）[肿瘤坏死因子受体超家族**

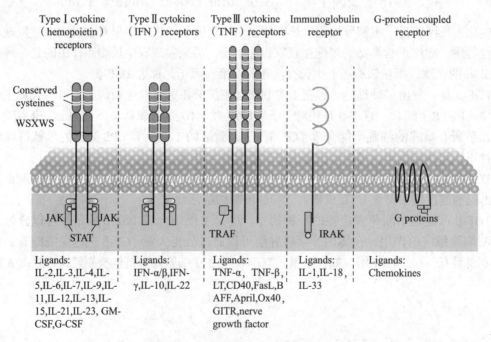

Figure 6-2　Structures of cytokine receptors

（tumor necrosis factor receptor superfamily）] 该家族成员胞外区富含半胱氨酸，其成员包括Ⅰ型和Ⅱ型肿瘤坏死因子受体（TNFR）、神经生长因子受体，以及CD40、CD27等重要分子和许多死亡受体分子，如Fas/CD95、DR4、DR5等。

5. **G蛋白偶联受体超家族**（G-protein-coupled receptor superfamily）[**趋化因子受体超家族**（Chemokine receptor superfamily）] 该类受体含有7个疏水性跨膜α螺旋结构，其发挥作用依赖G蛋白。趋化因子受体是该家族的主要成员。

二、细胞因子受体的共同特点（Common properties of cytokine receptors）

所有已知的细胞因子受体均为跨膜蛋白，由胞外区、跨膜区和胞内区组成，其中，细胞外区域介导与细胞因子的结合。CKR可为单链、双链或多链蛋白，多由多条肽链组成，其中与细胞因子结合的多肽链称为结合链，负责传递信号的链称为信号转导链。许多细胞因子受体可共用相同的信号转导链，称为细胞因子受体共有链（common chain），现已发现共有γ链、共有β链和gp130（Figure 6–3）。例如，IL-2、IL-4、IL-15受体中均包含γ链，IL-5、GM-CSF受体中均有β链，IL-6、IL-11、IL-27受体中有相同的gp130亚单位。此种现象可能是不同细胞因子功能具有重叠性的原因之一。

三、可溶性细胞因子受体（Soluble cytokine receptor，sCKR）

sCKR缺少胞内区、跨膜区，仅含有胞外区，仍可与相应的CK结合，但亲和力较膜型细胞因子受体低。多数可溶性细胞因子受体在体液中的水平与某些疾病的发生、发展密切相关。

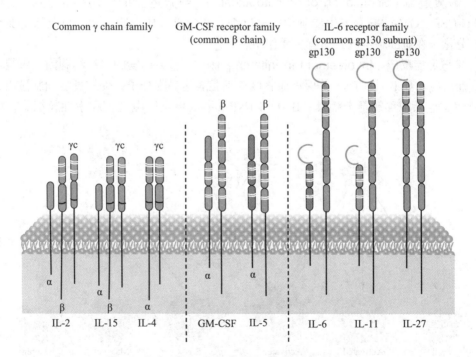

Figure 6–3　Common chains of cytokine receptors

第四节 细胞因子的生物学活性
Biological Functions of Cytokine

细胞因子种类繁多，功能多样，概括起来，其主要生物学活性表现在以下方面：

1. **介导和调节固有免疫**（Mediators and regulators of innate immunity） 介导和调节固有免疫的细胞因子多由单核巨噬细胞分泌，包括 IFN、TNF、IL-1 和 IL-6 等。这些细胞因子可以激活巨噬细胞，增强其吞噬和杀菌作用；有些细胞因子可以激活 NK 细胞，发挥抗病毒和抗肿瘤的作用；有些细胞因子具有抑制病毒复制的功能。

2. **介导和调节适应性免疫**（Mediators and regulators of adaptive immunity） 细胞因子是免疫系统重要的调节因子，在维持免疫应答平衡中起重要作用。具有免疫调节作用的细胞因子主要由活化的 T 细胞分泌，可调节淋巴细胞活化、增殖、分化，并调节免疫应答效应，如 IFN-γ 促进 APC 表达高水平的 MHC II 类分子，从而促进 CD4$^+$T 细胞的活化；IL-1 辅助 T 细胞活化；IL-2 促进 T 细胞增殖与活化，IL-4、IL-5、IL-6 等促进 B 细胞的增殖与分化；IL-10 抑制抗原提呈，而 TGF-β 抑制淋巴细胞增殖，均能负向调节免疫应答。

在免疫应答效应阶段，多种细胞因子参与免疫细胞对异物的清除。Th1 细胞分泌 IL-2 和 IFN-γ 激活巨噬细胞，增强其吞噬杀伤活性，并增强 NK 细胞的细胞毒活性，促进 CTL 增殖、分化。Th2 细胞分泌 IL-4、IL-5，诱导 B 细胞分泌抗体，促进嗜酸性粒细胞分化、增殖（Figure 6-4）。

3. **刺激造血**（Stimulation of hematopoiesis） 刺激造血的细胞因子主要包括 IL-3、SCF、G-CSF、GM-CSF 等，由受刺激的淋巴细胞和骨髓基质细胞产生，可刺激造血干细胞生长、分化，在血细胞生成方面有重要作用。

4. **参与炎症反应**（Involvement in inflammation） 感染诱发的多种细胞因子直接或间接参与炎症反应。如 IL-1、TNF 等促进血管内皮细胞表达黏附分子，促进炎症细胞渗出；趋化因子诱使炎症细胞移动至炎症灶；IL-1 和 TNF-α 激活单核巨噬细胞和中性粒细胞，增强其

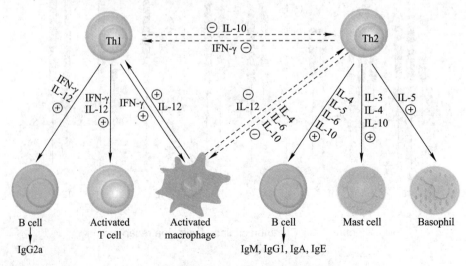

Figure 6-4　Interaction between Th1 and Th2 cells

杀伤功能，并直接参与炎症的病理性损伤过程。

第五节　细胞因子与疾病
Cytokines and Diseases

细胞因子与疾病关系日益密切，体现在三方面：细胞因子与疾病的诊断，细胞因子与疾病的治疗，细胞因子与疾病的预防。

一、细胞因子与疾病的诊断（Cytokines and disease diagnosis）

某些情况下，特定细胞因子的检测可作为早期诊断和鉴别诊断的指标，如 IL-3、CSF 产生异常与造血功能异常的疾病有关，TNF 可诱发急性肝坏死、恶病质。细胞因子的检测方法主要有三种：生物学方法、免疫学方法和分子生物学方法（参见第二十六章）。

二、细胞因子与疾病的治疗（Cytokines and disease treatment）

细胞因子在疾病发生中的重要作用使得细胞因子疗法具有广泛的应用前景（参见 Box 6-2）。采用现代生物技术研制开发的重组细胞因子、细胞因子抗体和细胞因子受体拮抗蛋白已获得了广泛的临床应用，创造了巨大的商业价值。美国食品药品管理局（FDA）批准上市的细胞因子及其受体相关的生物制品及其治疗的疾病（参见本章"拓展知识"）。

细胞因子疗法可分为：①以补充重组细胞因子为主要手段的细胞因子补充疗法（参见本章"拓展知识"）；②以细胞因子抑制剂阻断细胞因子作用的细胞因子拮抗（阻断）疗法（参见本章 Case study）；③过继免疫疗法，包括将淋巴细胞在体外经细胞因子扩增、活化后再回输入机体的 LAK 疗法，将肿瘤浸润淋巴细胞（tumor infiltrating lymphocyte，TIL）在体外经细胞因子扩增、活化后再回输入机体的 TIL 疗法等；④免疫效应细胞（TIL、CTL）介导的细胞因子基因治疗；⑤细胞因子基因转染肿瘤细胞制备的瘤苗。

下面以类风湿关节炎为例，介绍细胞因子在疾病治疗中的重要作用。

类风湿关节炎（rheumatoid arthritis，RA）是一种自身免疫病，患者血清中常可测出类风湿因子（rheumatoid factor，RF），RF 是针对变性 IgG Fc 片段的抗体。RA 最常见的病变在关节，发病之初，RF 及其免疫复合物沉积于关节囊滑膜，引起滑膜增厚、充血、水肿、淋巴细胞和巨噬细胞浸润。TNF-α 是参与 RA 发病的主要炎性细胞因子，由激活的单核细胞、巨噬细胞、T 细胞所释放。RA 患者的关节滑液中有高浓度的 TNF-α，往往伴有骨侵蚀。TNF-α 的拮抗剂不但可迅速缓解 RA 的临床症状，而且可抑制关节病变发展，从而改善关节功能，提高患者的生活质量，因此目前被广泛应用于 RA 的临床治疗中（参见本章 Case study）。

然而，细胞因子的临床应用尚存在很多问题，例如，体内效果远不如在体外理想，体内应用毒性反应严重及半寿期过短（以分钟计）等。

Box 6-2 Biological products for cytokines and their receptors as therapeutic agents

Cytokines, consisting of interleukins, lymphokines, monokines, interferons, and chemokines, are important components of the immune system. An imbalance in cytokine production or cytokine receptor expression and/or dysregulation of a cytokine process contributes to various pathological disorders. Research is progressing rapidly in the area of cytokines and their therapeutic targets. From the historical viewpoint, IFN was the first cytokine to be purified and produced in the recombinant form for widespread clinical application. Various interferons approved for clinical use include: IFN-α-2a, 2b, pegylated IFN-α-2a, 2b, IFN-α-n3, IFN-α con-1, IFN-β-1a, IFN-β-1b and IFN-γ-1b. Although the exact therapeutic efficacy needs to be investigated, interferons so far have been used for the treatment of patients with a variety of diseases, including viral infection, tumors, and autoimmune disorders, et al.

三、细胞因子与疾病的预防（Cytokines and disease prevention）

细胞因子可用于预防某些疾病。如恶性肿瘤患者放射、化学治疗后，导致白细胞、血小板减少，贫血及感染。临床应用 CSF、IL-2、IL-6 等可以防治放射、化学治疗引起的骨髓抑制。

Key words：Cytokine；Lymphokine；Interleukin；Interferon-γ；TNF；Lymphotoxin；CSF；Chemokine；TGF-β.

Review questions

1. Describe the common properties of cytokines.
2. Describe the main functions of cytokines with specific examples.
3. How do the cytokines take effects in vivo?

Case study

Severe rheumatoid arthritis treated with anti-TNF-α antibodies
（肿瘤坏死因子抗体治疗重症类风湿关节炎）

A 55-year-old woman with active rheumatoid arthritis (RA) in her hand. She was treated with a humanized（人源化的）mouse monoclonal antibody against tumor necrosis factor alpha (anti-TNF-α) as part of a clinical trial. Following her first infusion of anti-TNF-α, a significant reduction (60% ~ 70%) in clinical indices（指标）of inflammation [number of swollen（肿胀的）and tender（触痛）joints, duration of morning stiffness（晨僵）and pain score] and serum C-reactive protein was noted within 3 days. Unexpectedly, clinical and laboratory improvement was sustained for 12 weeks following the first infusion.

Questions

1. Why the RA patient was treated with anti-TNF-α antibody?
2. Can you explain the immunological mechanism involved in the pathogenesis of RA?

（梁晓红）

数字课程学习

● 教学 PPT   ● 拓展知识   ● Case Study   ● Glossary   ● Questions   ● 自测题

第七章

白细胞分化抗原和黏附分子

Leukocyte Differentiation Antigen and Adhesion Molecule

The process of the immune response depends on the interactions of a variety of immune cells, including direct interaction mediated by cell surface molecules and indirect interaction mediated by soluble molecules such as cytokines or other molecules. Most of cell surface molecules on immune cells usually involve in cell adhesion. These molecules are also markers for leukocyte differentiation because they are only expressed on the surface of cells at special stages during the leukocyte differentiation. Therefore, these cell adhesion molecules are also named as leukocyte differentiation antigens which can be designated by the "cluster of differentiation", or CD molecules. CD antigens are commonly used as cellular markers.

Adhesion molecules（AM）are a diverse family of extracellular and cell surface glycoproteins which involve in cell-cell and cell-extracellular matrix adhesion, recognition, activation, and migration. All those molecules are integral membrane proteins which have cytoplasmic, transmembrane and extracellular domains. The extracellular domains of adhesion molecules extend from the cell and bind to other cells or the extracellular matrix by ligands. According to the structure, AMs are divided into following families: immunoglobulin superfamily, integrin family, selectin family, and cadherin family. AMs take part in various immunological processes, including lymphocyte development and differentiation, antigen recognition and immune cell activation, immune regulation as well as lymphocyte homing.

免疫应答过程有赖于免疫系统中细胞间的相互作用，包括细胞间的直接接触和通过分泌细胞因子或其他生物活性分子介导的作用。免疫细胞之间相互识别的分子基础是表达于细胞表面多种多样的功能分子，包括细胞表面的多种抗原、受体和黏附分子等。有些细胞表面功能分子也称为细胞表面标记。

第一节　人白细胞分化抗原和CD分子
Human Leukocyte Differentiation Antigen and Cluster of Differentiation Molecule

一、人白细胞分化抗原和CD的概念
（Definition of human leukocyte differentiation antigen and CD）

（一）人白细胞分化抗原的概念（Definition of human leukocyte differentiation antigen）

人白细胞分化抗原（human leukocyte differentiation antigen）是指造血干细胞在分化成熟为不同谱系、分化不同阶段及成熟细胞活化过程中，出现或消失的细胞表面分子。白细胞分

化抗原除表达在白细胞外，还表达在红细胞系和巨核细胞 / 血小板谱系，并广泛分布于许多非造血细胞，如血管内皮细胞、成纤维细胞、上皮细胞、神经内分泌细胞等。

白细胞分化抗原大多是跨膜糖蛋白，包括胞外区、跨膜区和胞内区；有些白细胞分化抗原以糖基磷脂酰肌醇（glycosyl-phosphatidylinositol，GPI）连接方式锚定在细胞膜上；少数白细胞分化抗原是糖类；也有极少数白细胞分化抗原是分泌型蛋白质。人白细胞分化抗原根据其胞外区结构特点，可分为不同的家族（family）或超家族（superfamily），常见的有免疫球蛋白超家族、细胞因子受体家族、C 型凝集素超家族、整合素家族、选择素家族、肿瘤坏死因子超家族和肿瘤坏死因子受体超家族等。

（二）CD 的概念（Definition of CD）

白细胞分化抗原可用相应的单克隆抗体进行识别。国际专门命名机构以单克隆抗体鉴定为主要方法，将来自不同实验室提供的单克隆抗体所识别的同一种白细胞分化抗原称为同一分化群（cluster of differentiation，CD）。在许多情况下，单克隆抗体及其识别的相应抗原都用同一个 CD 编号。1982 年，在法国巴黎举行的第一届人类白细胞分化抗原国际会议上，第一次对 CD 分子进行正式定义和命名。2014 年，第十届国际人类白细胞分化抗原专题会议正式命名的 CD 分子已至 CD371。根据表达细胞种类、功能特点等，可大致将人 CD 分子划分为 14 个组（Table 7-1），有关 CD 分子的主要特征参见 HCDM 网站。

Table 7-1　Human CD groups

Groups	CD molecules
T cells	CD2, CD3, CD4, CD5, CD8, CD28, CD152 (CTLA-4), CD154 (CD40L), CD272,CD278 (ICOS),CD294
B cells	CD19, CD20, CD21, CD40, CD79a (Igα), CD79b (Igβ), CD80 (B7-1), CD86 (B7-2), CD267, CD268, CD269, CD307
Myeloid cells	CD14, CD35 (CR1), CD64 (FcγR I), CD256, CD257, CD312
NK cells	CD16 (Fcγ III), CD56 (NCAM-1), CD94, CD158 (KIR), CD161 (NKR-P1A), CD314 (NKG2D), CD335 (NKp46), CD336 (NKp44), CD337 (NKp30)
Non-pedigrees	CD30, CD32, CD45RA, CD45RO, CD46 (MCP), CD55 (DAF), CD59, CD279 (PD-1), CD281 ~ CD284 (TLR1 ~ TLR4)
Platelets	CD36, CD41 (integrin α II b), CD51 (integrin αv), CD61 (integrin β3), CD62P (P-selectin)
Adhesion molecules	CD11a-CD11c, CD15s (sLe^x), CD18 (integrin β2), CD29 (integrin β1), CD49a ~ CD49f, CD54 (ICAM-1), CD62E (E-selectin), CD62L (L-selectin), CD324, CD325, CD326
CKR	CD25 (IL-Rα), CD95 (Fas), CD178 (FasL), CD183 (CXCR3), CD184 (CXCR4), CD195 (CCR5), CD261-264
Endothelial cells	CD105, CD106 (VCAM-1), CD140 (PDGFR), CD144 (VE cadherin), CD299, CD309 (VEGFR2), CD321, CD322
Carbohydrates	CD15u, CD60a ~ CD60c, CD75
DCs	CD83, CD85 (ILT/LIR), CD206 (mannose receptor), CD273, CD274 ~ CD276 (B7H1 ~ B7H3), CD302, CD303, CD304

续表

Groups	CD molecules
Stem cells/ Progenitor cells	CD34, CD117 (SCFR), CD133, CD243
Stromal cells	CD292, CD293, CD331 ~ CD334 (FGFR1 ~ FGFR4), CD339
Erythrocytes	CD233 ~ CD242

Notes: ① The classification of CD molecules is relative, and many CD antigens are more widely distributed in cells; ② For some CD molecules, the corresponding molecule names are listed.

二、人白细胞分化抗原和CD的功能
（Function of human leukocyte differentiation antigen and CD）

人白细胞分化抗原按其执行的功能主要分为受体和黏附分子，其中受体包括识别抗原的受体及其共受体、模式识别受体、细胞因子受体、补体受体、NK细胞受体及Ig Fc受体等，将在相关章节介绍。黏附分子包括共刺激（或共抑制）分子、归巢受体和血管地址素等。

CD分子广泛分布于免疫细胞表面并参与免疫细胞的识别、活化、分化等生物学过程。CD分子的功能如下：①免疫应答过程中参与免疫细胞的相互识别，免疫细胞识别抗原，免疫细胞的活化、增殖和分化及免疫效应功能的发挥；②参与造血细胞的分化和造血过程的调节；③参与炎症反应；④参与细胞的迁移和肿瘤细胞的转移等。与免疫功能相关的CD分子见 Table 7-2。

Table 7-2 CD molecules associated with immune function

Types	Distribution	CD and their functions
Cell receptor		
TCR complex and co-recepter	T cells	CD3 is involved in the signal transduction of TCR, while CD4 and CD8 are co-receptors and enhance the first signal transduction of T cell activation
BCR complex and co-recepter	B cells	CD79a and CD79b are involved in signal transduction of BCR, while CD19/CD21/CD81 complex is co-receptor and enhances the signal transduction of B cell activation
NK cell receptor	NK cells	CD94, CD158 ~ CD161, CD226, NKG2D and NCR regulate killing activity of NK cells
CR	Phagocytes	CR1 ~ CR4 (CD35, CD21, CD11b/CD18 and CD11c/CD18, respectively) are involved in opsonization and activation of immune cells
FcR	Phagocytes, DCs, NK cells, B cells, mast cells	IgG FcR (CD64, CD32, CD16), IgA FcR (CD89), IgE FcR (Fcε I, CD23) participate in opsonization, ADCC and hypersensitivity
Cytokine receptor	Widely	Cytokine receptors mediate signal transduction after cytokine stimulation, and participate in hematopoiesis, cell activation, growth, differentiation and chemotaxis

Types	Distribution	CD and their functions
PRR	Phagocytes, DCs	TLR1 ~ TLR11(CD281 ~ CD291) are involved in innate immunity and sense danger signals
Death receptor	Widely	TNFR I (CD121a) and Fas (CD95) induce cell death by binding to TNF and FasL respectively
Adhesion molecule		
Co-stimulator	T cells, B cells, APCs	Involved in T cell (CD40L)-B cell (CD40), T cell (CD28) -APC (CD80, CD86) interaction
Co-inhibitor	T cells	PD-1 and CTLA-4 play a negative regulatory role in T cell activation by binding to PD-L1 and CD80/CD86 on APCs
Homing receptor and addressin	Leukocytes, endothelial cells	Leukocytes (CD11a/CD18)-endothelial cells (ICAM-1/CD54), naïve T cells (L-selectin)-high endothelial venules (CD34 et al.), which are involved in lymphocyte recirculation and inflammation

Box 7-1   CD4 and HIV

CD4 molecule on CD4[+]T lymphocyte surface is a main receptor for human immunodeficiency virus (HIV). The structural genes of HIV, such as *env*, *gag*, and *pol*, encode the viral envelope proteins, viral core protein, and viral enzymes. In lymphoid tissues like spleen and lymph node, CD4[+]T lymphocytes are the predominant reservoir, although latently infected resident macrophages have been detected at low frequencies in lymph nodes. By infection, HIV damages the CD4[+]T lymphocytes. Therefore, levels of CD4[+] T lymphocytes are of diagnostic, therapeutic and prognostic value for HIV infection.

第二节   黏附分子概述
Overview of Adhesion Molecule

一、黏附分子的概念（Definition of adhesion molecule）

黏附分子（adhesion molecule，AM）多为分布于细胞表面的糖蛋白，由细胞产生，多以受体－配体结合的形式发挥作用，介导细胞与细胞间、细胞与细胞外基质间发生黏附，并参与细胞间的识别、细胞的活化和信号转导、细胞的增殖与分化、细胞的伸展与移动等多种生物学行为。

二、黏附分子的共同特性（Common properties of adhesion molecule）

1. 结构特点（Structural characteristics） 绝大多数黏附分子是存在于膜上的整合糖蛋白，由较长的胞外区、跨膜区和较短的胞内区组成。配体结合部位位于胞外区，多数黏附分子的胞内区通过细胞骨架蛋白与细胞骨架成分结合，少数黏附分子通过糖基磷脂酰甘油锚定在细胞膜上。膜型黏附分子胞外区脱落后形成可溶性黏附分子，以溶解或循环形式存在于血清或其他体液中，能与膜型黏附分子竞争结合配体，抑制膜型黏附分子介导的多种生理过程，参与免疫调节及炎症反应。

2. 作用特点（Functional characteristics） 黏附分子主要通过受体 – 配体结合的方式发挥作用，使细胞与细胞间或细胞与基质间发生黏附，参与细胞的附着和移动、发育和分化、识别、活化和信号转导，是免疫应答、炎症、凝血、肿瘤转移及创伤愈合等一系列重要生理和病理过程的分子基础。多种黏附分子的胞内区通过肌动蛋白结合蛋白与肌动蛋白组成的细肌丝相连，这种结合不仅加强了黏附的力度，还参与细胞的信号转导。配体 – 黏附分子 – 细胞骨架途径被认为是感受和转导细胞外信号的又一途径。

第三节 黏附分子的分类
Classification of Adhesion Molecules

黏附分子属于白细胞分化抗原，大部分黏附分子都有 CD 编号，但也有部分黏附分子尚无 CD 编号。黏附分子以分子的黏附功能进行分类，其相应的配体有细胞膜表面的分子、细胞外基质、血清和体液中的可溶性分子。目前，按照黏附分子的结构特点将其分为免疫球蛋白超家族、整合素家族、选择素家族、钙黏素家族和黏蛋白样家族 5 类。此外，某些尚未归类的分子如 CD44、CD36 等，也是黏附分子。

一、免疫球蛋白超家族（Immunoglobulin superfamily，IgSF）

免疫球蛋白超家族包括抗原特异性受体、非抗原特异性受体及其配体等，该家族成员均具有与 Ig 相似的结构特征，胞外区有 1 个或多个 IgV 样或 C 样结构域，其氨基酸组成也有一定的同源性，因而称为免疫球蛋白超家族（IgSF）。IgSF 成员种类繁多、分布广泛、识别功能多样，根据其分布特异性分为神经系统 IgSF 和一般 IgSF，前者主要是神经元的成分和介导神经髓鞘形成，后者主要介导白细胞的牢固黏附，如 LFA-2 与 LFA-3、ICAM-1 与 LFA-1、CD4 或 CD8 与 MHC 分子等都属于 IgSF 家族，在淋巴细胞的识别和活化中发挥重要作用（见第十三、十四章）。部分常见 IgSF 黏附分子的种类、分布和识别配体见 Table 7-3。

Table 7-3 Distribution and ligands of common IgSF

Molecules	Ligands	Distribution
CD4	MHC Ⅱ (IgSF), HIV gp120	Thymocytes, T cells
CD8	MHC Ⅰ (IgSF)	Thymocytes, CTL, NK cells
MHC Ⅰ	CD8 (IgSF)	Nucleated cells
MHC Ⅱ	CD4 (IgSF)	APCs
CD28	B7-1, B7-2 (IgSF)	T cells
B7-1 (CD80)	CD28 (IgSF)	Activated B cells, activated monocytes

续表

Molecules	Ligands	Distribution
B7-2 (CD86)	CD28 (IgSF)	Activated B cells, activated monocytes and DCs
LFA-2 (CD2)	LFA-3 (IgSF)	T cells, thymocytes, NK cells
LFA-3 (CD58)	ILF-2 (IgSF)	Widely
ICAM-1 (CD54)	αLβ2 (LFA-1)	Widely
ICAM-2 (CD102)	αLβ2 (LFA-1)	Endothelial cells, T cells, B cells, myeloid cells
ICAM-3 (CD50)	αLβ2 (LFA-1)	Peripheral resting leukocytes
VCAM-1 (CD106)	VLA-4	Endothelial cells, DCs, macrophages
CD158a ~ k	MHC I (IgSF)	NK cells

二、整合素家族（Integrin family）

整合素家族主要介导细胞与细胞外基质的黏附，因可以使细胞得以附着、形成整体而得名。

（一）整合素分子的基本结构（Basic structure of integrin）

整合素家族的成员都是由 α、β 两条链经非共价键连接组成的异源二聚体。α、β 链均为跨膜蛋白，共同组成识别相应配体的结合点（Figure 7-1），以便介导细胞与细胞外基质的黏附，此黏附作用也可发生在细胞与细胞之间。

（二）整合素家族的组成（Composition of the integrin family）

目前已知整合素家族至少有 18 种 α 亚单位和 8 种 β 亚单位，以 β 亚单位的不同可将整合素家族分成 8 个组（β1 ~ β8 组）。在同一个组的不同整合素分子成员间，β 链均相同，α 链不同。大部分 α 链结合一种 β 链，有的 α 链可分别结合两种或两种以上的 β 链。已知 α 链和 β 链之间有 24 种组合形式。Table 7-4 列举了整合素家族 β1、β2、β3 三个组中某些成员的结构、分布、相应配体和主要功能。

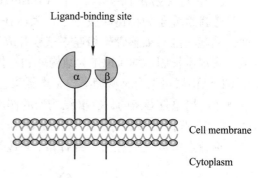

Figure 7-1　Structure of integrin molecule

（三）整合素分子的分布（Distribution of integrin）

整合素分子在体内分布十分广泛，一种整合素可分布于多种细胞，同一种细胞也往往有多种整合素的表达。整合素分子的表达水平可随细胞活化和分化状态不同而发生改变。某些整合素的表达有显著的细胞类型特异性，如 β2 组主要分布于白细胞。

Table 7–4   Characteristics of β1, β2, β3 group in integrin family

Groups	Members	Subunits (CD)	Distribution	Ligands	Functions
β1	VLA-4	α4β7 (CD49 d/CD29)	Lymphocytes, thymocytes, monocytes, eosinophils	FN, VCAM-1, MadCAM-1	Participate in the adhesion of immune cells and provide the co-stimulatory signal for T cell activation
β2	LFA-1	αLβ2 (CD11a/CD18)	Lymphocytes, myeloid cells	ICAM-1,2,3	Provide costimulatory signals for T cell and is involved in lymphocyte recirculation and inflammation
	Mac-I (CR3)	αMβ2 (CD11b/ CD18)	Lymphocytes, myeloid cells	iC3b,Fg, ICAM-1	Involve in immune cell adhesion, inflammation and opsonization
β3	gp Ⅱ b Ⅲ a	α Ⅱ bβ3 (CD41/CD61)	Platelets, endothelial cells, megakaryocytes	Fg,FN, vWF,TSP	Platelet activation and agglutination

三、选择素家族（Selectin family）

选择素家族在白细胞与内皮细胞黏附、炎症发生及淋巴细胞归巢中发挥重要作用。

（一）选择素分子的基本结构（Basic structure of selectin）

选择素分子为单链跨膜分子，表达在参与机体防御反应的血细胞、内皮细胞等细胞表面，其胞内区与细胞骨架相连。家族各成员胞外区结构相似，由 C 型凝集素样（CL）结构域、表皮生长因子样（EGF）结构域和补体调节蛋白（CCP）结构域组成（Figure 7–2）。其中 CL 结构域可结合某些糖类，是选择素与配体结合的部位，EGF 样结构域则对于维持选择素分子的构象是必需的，CCP 结构域的作用尚不清楚。

（二）选择素家族的组成（Composition of the selectin family）

选择素家族成员包括 L 选择素、P 选择素和 E 选择素，L、P 和 E 分别表示此三种选择

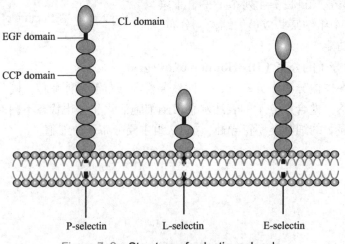

Figure 7–2   Structure of selectin molecule

素最初被发现表达在白细胞、血小板、血管内皮细胞。L 选择素主要表达在白细胞表面，是淋巴细胞的归巢受体。

（三）选择素分子识别的配体（Ligand of selectin）

与大多数黏附分子所结合的配体不同，选择素识别的是一些寡糖基团，主要是唾液酸化的路易斯寡糖（sialyl-Lewis^x，sLe^x，即 CD15s）或类似结构的分子，这些配体主要表达于白细胞或内皮细胞表面。三种选择素的配体、分布和功能见 Table 7-5。

Table 7-5　Ligands,distribution and functions of selectin family

Molecules	Ligands	Distribution	Functions
L-selectin(CD62L)	CD15s(sLe^x), CD34, GlyCAM-1, MadCAM-1	Leukocytes (Homing receptor)	Leukocytes adhere to endothelial cells and participate in inflammation, lymphocyte homing
E-selectin (CD62E)	CD15s(sLe^x), CLA, PSGL-1, ESL-1	Endothelial cells	Leukocytes adhere to endothelial cells and participate in inflammation
P-selectin(CD62P)	CD15s(sLe^x), PSGL-1	Platelets, Endothelial cells	Leukocytes adhere to endothelial cells and participate in inflammation

四、钙黏素家族（Cadherin family）

钙黏素家族是指在 Ca^{2+} 的参与下使细胞间质相互聚集的黏附分子。该家族有多个成员，广泛分布于各组织细胞。钙黏素可通过同型结合（两个相同分子相互结合）或家族间互为受体 - 配体而介导细胞 - 细胞间的黏附，在维持实体组织的形成及生长发育过程中的细胞选择性聚集、重排中发挥重要作用。

（一）钙黏素的分子结构（Molecular structure of cadherin）

钙黏素分子均为单链糖蛋白，由胞外区、跨膜区和胞内区三部分组成。其胞外区有数个重复结构域，分子外侧 N 端的 113 个氨基酸残基构成钙黏素分子的配体结合部位。钙黏素分子的胞外区具有结合 Ca^{2+} 的作用，胞内区高度保守，并与细胞内骨架相连。

（二）钙黏素家族组成（Composition of the cadherin family）

钙黏素家族拥有 20 多个成员，由经典钙黏素、原钙黏素（如钙黏素相关神经受体）和典型钙黏素亚家族组成。其中经典钙黏素亚家族包括上皮钙黏素（E-cadherin）、神经钙黏素（N-cadherin）和胎盘钙黏素（P-cadherin）等，最初在上皮、神经、胎盘组织中发现。不同的钙黏素分子在体内有其独特的组织分布，其表达随细胞生长、发育状态不同而改变。三种钙黏素的配体、分布和功能见 Table7-6。

Table 7-6　Ligands, distribution and functions of cadherin family

Members	Relative molecular mass（×10^3）	Ligands	Distribution	Functions
E-cadherin	124	E-cadherin	Epithelial	Reduction correlates with tumor malignancy and invasion
N-cadherin	127	N-cadherin	Neural	Role in establishment of left-right asymmetry
P-cadherin	118	P-cadherin	Placental	Congenital hypotrichosis with juvenile macular dystrophy

（三）钙黏素识别的配体（Ligand of cadherin）

钙黏素以其独特的方式相互作用，其配体是与自身相同的钙黏素分子。IgSF 的 CD31（PECAM）和 CD56（NCAM）也可以这种方式相互作用。

五、黏蛋白样家族 (Mucin-like family)

黏蛋白样家族成员为富含丝氨酸和苏氨酸的糖蛋白，为最新归类的一组黏附分子，分子有大量外延结构，可为选择素提供唾液酸化的糖基配位。主要包括 CD34、糖基化依赖的细胞黏附分子 -1（glycosylation dependent cell adhesion molecule-1，GlyCAM-1）和 P 选择素糖蛋白配体（P-selectin glycoprotein ligand-1，PSGL-1）。CD34 主要分布于造血祖细胞和某些淋巴结的内皮细胞表面，是 L 选择素的配体。GlyCAM-1 分子分布于某些淋巴结的内皮细胞表面，是 L 选择素的配体。PSGL-1 主要分布于多形核粒细胞（polymorphonuclear granulocyte，PMN) 表面，介导 PMN 向炎症部位迁移，是 E 选择素和 P 选择素的配体。

Box 7-2 CD44

CD44 represents a family of glycoproteins encoded by a single gene on the human chromosome 11, which has a broad tissue distribution. CD44 has been reported to be involved in lymphopoiesis and lymphocyte activation, as well as in lymphocyte migration and homing. In the homing process, CD44 mediates the binding of lymphocytes to high endothelial venules, lymphocyte rolling, and migration to inflammatory sites.

第四节　黏附分子的功能
The Functions of Adhesion Molecule

黏附分子参与机体多种重要的生理和病理过程。

一、参与细胞的发育和分化
（Involvement in lymphocyte development and differentiation）

在淋巴细胞的分化和成熟过程中，有相当多的黏附分子参与，如胸腺细胞表面 CD2 和 LFA-1 分别与胸腺上皮细胞表面 LFA-3 和 ICAM-1 分子间的相互作用，对胸腺细胞的发育成熟具有重要意义。

二、参与免疫应答和免疫调节
（Involvement in immune response and immune regulation）

免疫细胞受抗原刺激后发生活化、增殖、分化的过程中，无论是第一信号产生过程中的 MHC、TCR、BCR、CD3、CD79，还是第二信号产生过程中的 CD2、CD28、CD58、CD80/86、LFA-1、ICAM-1 等分子均属于黏附分子。

三、参与炎症反应（Involvement in inflammation）

炎症过程的重要特征有白细胞黏附、穿越血管内皮细胞，向炎症部位移行。以中性粒细胞为例，在炎症发生初期，中性粒细胞表面的唾液酸化的路易斯寡糖（sLe^x）与内皮细胞表面炎症介质所诱导的 E 选择素的相互作用，介导了中性粒细胞沿血管壁的滚动和结合，之后，中性粒细胞 IL-8 受体结合内皮细胞表面膜型 IL-8，导致中性粒细胞表面的 LFA-1 和 Mac-1 等整合素分子活化，并与内皮细胞表面 ICAM-1 结合，最后使中性粒细胞与内皮细胞紧密地黏附并穿出血管内皮细胞到达炎症部位发挥关键的作用（Figure 7-3）。

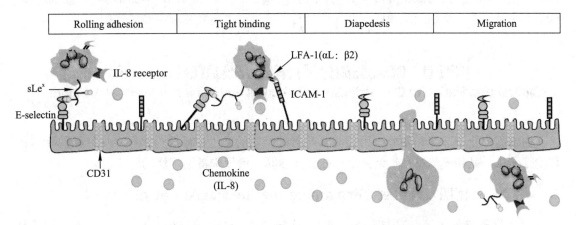

Figure 7-3　Neutrophil is involved in inflammation and the relationship between neutrophil and adhesion molecules

四、参与淋巴细胞归巢（Involvement in lymphocyte homing）

淋巴细胞归巢的分子机制是淋巴细胞归巢受体（lymphocyte homing receptor）与内皮细胞表面的地址素（addressin）相互作用的结果。Figure 7-4 展示了在 T 细胞再循环中，初始 T 细胞与淋巴结中的高内皮细胞小静脉（high endothelial venule，HEV）结合，并穿出血管内皮细胞进入淋巴结中。

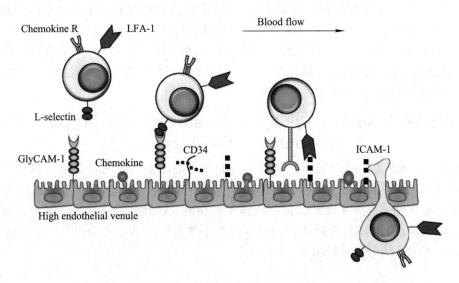

Figure 7-4　The naïve T cell enters lymph nodes and the relationship between the T cell and adhesion molecules

五、参与调节细胞增殖、迁移与凋亡
（Involvement in regulation of cell proliferation, migration and apoptosis）

多种黏附分子通过促进细胞之间的相互作用加速恶性肿瘤的进程，如表达于肿瘤细胞的整合素可通过增加细胞增殖、生长、迁移、侵袭促进肿瘤进展。多数细胞必须与细胞外基质黏附才能增殖，一旦与细胞外基质分离，即发生凋亡。PECAM-1 在白细胞跨内皮细胞迁移、调节血小板功能、抑制细胞凋亡、介导信号转导等过程中均发挥着重要的作用。

第五节 CD和黏附分子及其单克隆抗体的临床应用
Clinical Application of CD, Adhesion Molecules and Their Monoclonal Antibodies

白细胞分化抗原和黏附分子可参与介导多种疾病的发生，已成为多种疾病诊断的标志物和治疗靶点，其相应的单克隆抗体也已在临床诊断、治疗中得到广泛的应用。

一、阐明发病机制（Explaining the mechanism of diseases）

CD4 分子胞外区第一个结构域是 HIV 外壳蛋白 gp120 识别的部位，人类 CD4 分子是 HIV 的主要受体。由于 $CD4^+$ T 细胞是免疫系统中最重要的效应细胞和调节细胞，产生多种重要的细胞因子，因此，HIV 感染后临床上突出的表现是获得性免疫缺陷综合征（acquired immunodeficiency syndrome，AIDS，简称艾滋病）。

CD18（β 整合素）基因缺陷导致 LFA-1（CD11a/CD18）、Mac-1（CD11b/CD18）等整合素分子功能不全，白细胞不能黏附和穿过血管内皮细胞，可引起白细胞黏附缺陷症（leukocyte adhesion deficiency，LAD）的免疫缺陷病。

二、在疾病诊断中的应用（Application in the diagnosis of the diseases）

检测 HIV 患者外周血 CD4/CD8 比值和 CD4 阳性细胞绝对数对于辅助诊断和判断 HIV 病情有重要参考价值。正常人外周血 $CD4^+$T 细胞绝对数在 500 个 /μL 以上，当 HIV 感染患者 $CD4^+$T 细胞降至 200 个 /μL 以下时，则为疾病发病先兆。此外，CD 单克隆抗体为白血病、淋巴瘤的免疫学分型提供了精确的手段，用单克隆抗体免疫荧光染色和流式细胞术分析可进行白血病和淋巴瘤的常规免疫学分型。

三、在疾病预防和治疗中的应用（Application in the prevention and treatment of the diseases）

抗 CD3、CD25 等单克隆抗体作为免疫抑制剂在临床上用于防治移植排斥反应，取得显著疗效。例如，体内注射一定剂量抗 CD3 单克隆抗体后，抗 CD3 单克隆抗体与 T 细胞结合，通过活化补体溶解 T 细胞，抑制机体免疫功能，达到防治移植排斥反应的目的。抗 B 细胞表面标记 CD20 单克隆抗体靶向治疗来源于 B 细胞的非霍奇金淋巴瘤（non-Hodgkin lymphoma，NHL）有较好的疗效。

Key words: Adhesion molecule (AM); Cluster of differentiation (CD); Leukocyte differentiation antigen; Ig Fc receptor, Integrin; Selectin.

Review questions

1. Describe the definition of leukocyte differentiation antigen, AM and CD.
2. Simply describe the classification and functions of AM.
3. Describe the structures of integrin and selectin molecules.

Case study

Children's severe infectious disease caused by LFA-1 deficiency

（LFA-1 缺陷致儿童重症感染性疾病）

A 4-week-old baby girl became febrile (39℃), and presented with omphalitis（脐炎）. Her white blood cell count was 71 000/mm^3 (normal 5 000 ~ 10 000/mm^3). She was treated in the hospital with intravenous antibiotics for 12 days and then discharged home on oral antibiotics. Cultures obtained from the inflamed skin around the umbilical stump（脐带）before antibiotic treatment grew *Escherichia coli*（大肠埃希菌）and *Staphylococcus aureus*（金黄色葡萄球菌）.

A Rebuck skin window test was performed to monitor the migration of leukocytes into the damaged skin. No leukocytes accumulated on the cover slips（盖玻片）(the site of the damaged skin). The leukocytes in her blood, however, were present in abnormally high numbers. Further flow cytometric analysis（流式细胞术分析）revealed that her lymphocytes lack CD18 expression. There was no CD11a expression on mononuclear cells.

Questions

1. How to tell that LFA-1 is deficient in this baby?
2. Can you explain why LFA-1 deficiency may result in severe infectious diseases?
3. Can you explain LFA-1 belongs to which family of adhesion molecules? And describe the structure of LFA-1.

（高立芬）

数字课程学习

● 教学 PPT ● 拓展知识 ● Case Study ● Glossary ● Questions ● 自测题

第八章 主要组织相容性复合体和主要组织相容性抗原

Major Histocompatibility Complex and Major Histocompatibility Antigen

The major histocompatibility complex (MHC) consists of a tightly linked set of genetic loci encoding many of the proteins involved in antigen presentation to T cells. The outstanding feature of the MHC molecules is their extensive polymorphism. Human MHC is called human leukocyte antigen (HLA) complex. It is organized as follows: ① classical *HLA* class I genes (*HLA-A*, *HLA-B* and *HLA-C*); ② classical *HLA* class II genes (*HLA-DP*, *HLA-DQ* and *HLA-DR*); ③immune function related genes.

All MHC class I molecules are composed of two non-covalently linked polypeptide chains: a MHC-encoded α (heavy) chain and a non-MHC-encoded β chain (known as β_2-microglobulin). All MHC class II molecules are also composed of two non-covalently associated polypeptide chains. The α chain is slightly larger than the β chain as a result of more extensive glycosylation. The α1 plus α2 domains of the class I molecule, and the α1 plus β1 domains of the class II molecule form a peptide binding region or antigen binding cleft that can bind to antigen peptides. The biological function of the MHC is to regulate the immune response: ①by helping (promoting) T cell maturation in the thymus in order to generate the T cell repertoire; ② by presenting antigens to T cells in order to generate an immune response.

主要组织相容性复合体（major histocompatibility complex，MHC）是一组由多个基因座位组成的复杂的基因群，其紧密连锁，与免疫应答密切相关。在目前已被研究的哺乳动物中普遍存在 MHC，不同种系的动物其 MHC 有不同的命名。

小鼠的 MHC 称为 H-2，它的发现大大推动了人类 MHC 的研究。1958 年，法国的 Dausset 等人发现了人的 MHC 抗原，由于当时是在人的白细胞上发现的，故将其命名为人白细胞抗原（human leukocyte antigens，HLA），其编码基因则称为 *HLA* 复合体，HLA 即为人的 MHC 分子。

MHC 和 MHC 分子（抗原）、*H-2* 复合体和 H-2 分子（抗原）、*HLA* 复合体和 HLA 分子（抗原）是两组不同的概念，分别指基因和基因编码的蛋白质分子，但在免疫学或生物学中，MHC、H-2 和 HLA 有时往往包含双重含义，既可指基因（英文用斜体表示），亦可指分子（英文用正体表示）。

本章主要讨论人的 MHC——HLA。

第一节　HLA复合体的基因结构
Genetic Organization of the HLA Complex

HLA 复合体（*HLA* complex）位于人的第 6 号染色体（6p21.31），全长 3.6 Mb，由 224 个基因座位组成，其中 128 个为功能性基因，有产物表达。目前已发现的 *HLA* 等位基因多达 17 000 多个，是迄今发现的人类最复杂的基因群。

HLA 复合体由三类基因组成，即 *HLA* I 类基因、II 类基因和 III 类基因，每类基因又由若干个基因座位或亚区组成。由于大量非经典 *HLA* 基因的发现，近来倾向于把 *HLA* 复合体分为两种类型：一是经典的 I 类基因和经典的 II 类基因，具有丰富的多样性；二是免疫功能相关基因，包括传统的 III 类基因、非经典的 I 类基因及新近确认的多种基因，不显示或显示有限的多样性。*HLA* 复合体的结构详见 Figure 8–1。

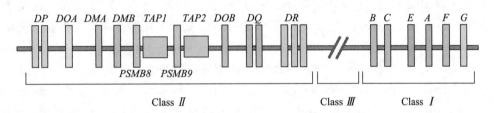

Figure 8–1　*HLA* complex

一、经典的 *HLA* I 类基因（Classical *HLA* Class I genes）

经典的 *HLA* I 类基因包括三个功能基因：*HLA-A*、*HLA-B* 和 *HLA-C* 座位（Figure 8–1），分别编码经典的 HLA-A 分子、HLA-B 分子和 HLA-C 分子的 α 链，主要参与内源性抗原提呈和免疫调控。

二、经典的 *HLA* II 类基因（Classical *HLA* class II genes）

经典的 *HLA* II 类基因分别位于 *HLA* II 类区的 *HLA-DP* 亚区、*HLA-DQ* 亚区和 *HLA -DR* 亚区，每个亚区又含两个或若干个 A、B 基因座位（Figure 8–1），分别编码 HLA-DP 分子、HLA-DQ 分子和 HLA-DR 分子的 α 链和 β 链，主要参与外源性抗原提呈和免疫调控。

三、免疫功能相关基因（Immune function related genes）

（一）血清补体成分的编码基因（Complement genes）
此类基因属于传统的 *HLA* III 类基因，表达产物为 C4、B 因子和 C2 等成分。

（二）抗原加工相关基因（Antigen processing-associated genes）
抗原加工相关基因位于 *HLA* II 类基因区域，但主要功能与蛋白质抗原的加工、提呈有关，故统称为抗原加工相关基因（Figure 8–1）。

1. *HLA-DM* 基因（*HLA-DM* genes）　由 *HLA-DMA* 和 *HLA-DMB* 两个基因组成，分别编码 HLA-DM 分子的 α 链和 β 链，在外源性抗原加工、提呈中起正调作用（参见第十章）。

2. *TAP* 基因（*TAP* genes）　抗原加工相关转运体（transporter associated with antigen

processing，TAP）基因包括 *TAP1* 和 *TAP2*，其编码产物称为抗原加工相关转运体，参与内源性抗原加工中抗原肽的转运（参见第十章）。

3. *PSMB* 基因（*PSMB* genes） 为一对 β 型蛋白酶体亚单位（proteasome subunit，beta type，PSMB）基因 PSMB9 和 PSMB8（旧称低相对分子质量多肽基因 *LMP7* 和 *LMP2*）。*PSMB* 基因编码蛋白酶体成分，参与内源性抗原的加工。

4. *HLA–DO* 基因（*HLA–DO* genes） *HLA-DOA* 基因和 *HLA-DOB* 基因分别编码 HLA-DO 分子的 α 链和 β 链。HLA-DO 分子能抑制 HLA-DM 分子的功能，在外源性抗原加工、提呈中发挥负调作用。

（三）非经典的 *HLA* Ⅰ 类基因（Non-classical *HLA* class Ⅰ genes）

其包括 *HLA-E*、*HLA-F*、*HLA-G* 等基因座位（Figure 8-1），分别编码 HLA-E 分子、HLA-F 分子和 HLA-G 分子等。HLA-E 分子与 NK 细胞的抑制性受体结合，可抑制 NK 细胞对自身细胞的杀伤作用。HLA-G 分子在母胎免疫耐受中起作用。

（四）炎症相关基因（Inflammation related genes）

在 *HLA* Ⅲ 类基因区靠近 Ⅰ 类基因侧，有 *TNF* 基因、*LTA* 基因、*LTB* 基因、*MHC* Ⅰ 类链相关基因（*MHC* class *I* chain related gene，*MIC gene*）、*HSP* 基因等。多数与炎症反应有关。

Box 8-1 Properties of *MHC* genes

MHC genes are the most polymorphic genes present in the vertebrate genome. The studies of the mouse MHC were accomplished with a limited number of inbred and congenic (differing at only a single locus) strains. Human serologic studies were conducted on outbred human populations. A remarkable feature that emerges from the studies of the human *MHC* genes was the unprecedented and unanticipated extent of their polymorphism. Molecular sequencing has shown that a single serologically-defined *HLA* allele may actually consist of multiple variants that differ slightly. Therefore, the polymorphism is even greater than that predicted from serologic studies.

MHC genes are co-dominantly expressed in each individual. In other words，each individual expresses both the *MHC* alleles that are inherited from the two parents. For the individual，this maximizes the number of MHC molecules available to bind peptides for presentation to T cells.

The set of *MHC* alleles present on each chromosome is called an *MHC* haplotype. In humans, each *HLA* allele is given a numerical designation, for instance，an *HLA* haplotype of an individual could be *HLA-A2*, *HLA-B5*, *HLA-DR3*, and so on. All heterozygous individuals, of course,have two *HLA* haplotypes.

In humans, certain *HLA* alleles at different loci are inherited together more frequently than would be predicted by random assortment. This is called linkage disequilibrium.

The discoveries of the phenomena of MHC-linked immune responsiveness and MHC restriction led to the conclusion that *MHC* genes control not only graft rejection but also immune responses to all protein antigens. These breakthroughs moved the study of the MHC to the forefront of immunology research.

第二节　*HLA*复合体的遗传特点
Hereditary Mode of the *HLA* Complex

HLA 复合体的生物学功能是从遗传水平调控机体的免疫应答功能。这种调控表现在个体水平亦表现在群体水平，这是人类在漫长的进化过程中通过自然选择而获得的。

一、单体型遗传（Haplotype heredity）

遗传学上将紧密连锁在一条染色体上的基因称为一个单体型（haplotype）。*HLA* 以单体型方式遗传。根据单体型遗传的规律，子女的两条 *HLA* 单体型中的一个与父亲完全相同，另一个与母亲完全相同，即 *HLA* 复合体以一个 *HLA* 单体型作为一个信息单位，被完整地传递到子女身上；而在同胞之间有 25% 的 *HLA* 单体型是完全相同的（Figure 8-2）。此外，*HLA* 基因均为显性基因，即两条同源染色体上的一对等位基因是共显性表达的，都能编码表达出相应的蛋白质分子。

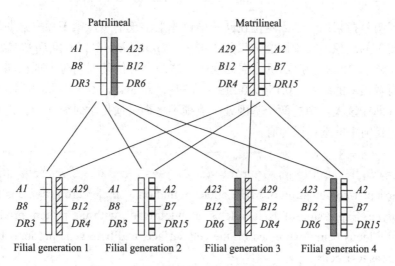

Figure 8-2　*HLA* haplotype inheritance

二、多态性（Polymorphism）

多态性是 *HLA* 复合体最显著的遗传特点。多态性是一个群体概念，指随机婚配的人群中，在一个特定的基因座位上以稳定的频率出现两种或两种以上的基因产物。*HLA* 复合体是迄今已发现的人类多态性程度最高的基因位点。按经典 *HLA* I 类基因、II 类基因统计，目前已发现的 *HLA* 各座位的多态性高达 25 756 多个（Table 8-1）。因此，非亲缘关系个体间进行组织和器官移植，移植物易受到免疫排斥。

HLA 的高度多态性具有重要的生物学功能，使人类群体能适应险恶的生存环境，针对形形色色的病原微生物（如细菌、病毒等）产生相应的免疫应答功能，保护人类一代一代生存、进化。*HLA* 多态性赋予人类群体生存优势（参见本章"拓展知识"）。

Table 8-1　Polymorphism of *HLA*

Gene	Alleles	Gene	Alleles	Gene	Alleles	Gene	Alleles
HLA-A	5 735	*HLA-DQA2*	17	*HLA-DOB*	13	*HLA-DRB9*	6
HLA-B	7 053	*HLA-DQB1*	1 771	*HLA-DRB1*	2 676	*HFE*	6
HLA-C	5 653	*HLA-DPA1*	161	*HLA-DRB2*	1	*MICA*	109
HLA-E	45	*HLA-DPA2*	5	*HLA-DRB3*	324	*MICB*	63
HLA-F	44	*HLA-DPB1*	1 519	*HLA-DRB4*	161	*TAP1*	12
HLA-G	69	*HLA-DPB2*	6	*HLA-DRB5*	122	*TAP2*	12
HLA-DRA	29	*HLA-DMA*	7	*HLA-DRB6*	3		
HLA-DRB	3 296	*HLA-DMB*	13	*HLA-DRB7*	2		
HLA-DQA1	216	*HLA-DOA*	12	*HLA-DR8*	1		

三、连锁不平衡（Linkage disequilibrium）

连锁不平衡是指某两个基因座位在同一染色体上出现的（连锁）频率与期望值之间存在差异（不平衡）的现象。在中国北方汉族人群中，*HLA-DRB1*0901* 和 *DQB1*0701* 的基因频率分别是 15.6% 和 21.9%。按随机分配的规律，这两个等位基因同时出现在同一条染色体上的概率应是两者频率的乘积（$0.156 \times 0.219 = 0.034$），即 3.4%，然而实际频率为 11.3%，远远高于理论值，即在该人群中这两个基因处于连锁不平衡。遗传学研究认为，连锁不平衡可能与人类在进化长河中的选择压力有关。

Box 8-2　Highly polymorphic MHC class I and class II molecules

The particular combination of MHC alleles found on a single chromosome is known as an *MHC* haplotype. Expression of *MHC* alleles is codominant, with the protein products of both the alleles at a locus being expressed on the cell surface, and both gene products being able to present antigens to T cells.

Thus, with three *MHC* class I genes and possibly three to four *MHC* class II genes on each chromosome 6, a human *MHC* gene typically expresses six different MHC class I molecules and six to eight different MHC class II molecules on cells. For the *MHC* class II genes, the number of different MHC molecules may be increased still further by the combination of α and β chains encoded by different chromosomes (so that two α chains and two β chains can give rise to four different proteins, for example).

All MHC class I and II molecules are polymorphic to a greater or lesser extent, with the exception of the DRα chain and its mouse homolog Eα. These chains do not vary in sequence among different individuals and are said to be monomorphic. This might indicate a functional constraint that prevents variation in the DRα and Eα proteins, but no such special function has been found.

第三节　HLA分子结构及其分布
Molecular Structures and Distribution of the HLA

一、HLA Ⅰ类分子（HLA class Ⅰ molecules）

（一）HLA Ⅰ类分子的基本结构（Basic structures of HLA class Ⅰ molecules）

HLA Ⅰ类分子为由 α 链和 β 链组成的异二聚体，本质为糖蛋白。重链（α链）相对分子质量为 $44 \times 10^3 \sim 47 \times 10^3$，轻链（β链）相对分子质量为 12×10^3。β 链不是由 *HLA Ⅰ* 类基因编码的，而是由人的第 15 号染色体上的一个基因编码的，由于其相对分子质量较小，仅为 12×10^3，且区带电泳时位于 β2 区，故又称为 β2 微球蛋白（β2 microglobulin，β2m）（Figure 8-3）。

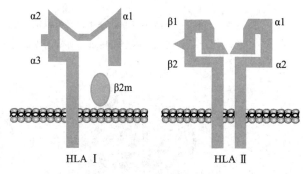

Figure 8-3　Structure of HLA Ⅰ and HLA Ⅱ molecules

α 链和 β2m 通过非共价键连接。从 Figure 8-3 可以看到，HLA Ⅰ类分子是跨膜分子，α 链的胞外区由 α1、α2 和 α3 三个结构域组成，β 链（β2m）仅含一个结构域。每个结构域约含 90 个氨基酸残基；其中 α 链的 α1 和 α2 两个结构域组成 HLA Ⅰ类分子的肽结合区，可结合抗原肽；α3 和 β2m 组成 HLA Ⅰ类分子的免疫球蛋白样区（属 Ig 超家族结构），维持整个 HLA Ⅰ类分子的构型，其中 α3 还参与与 T 细胞表面的 CD8 分子结合，促进 T 细胞的活化；α3 的延伸部分形成 HLA Ⅰ类分子的跨膜区（含 25 个氨基酸残基）和胞内区（约 30 个氨基酸残基），前者对 HLA Ⅰ类分子在细胞上的表达起到固定作用，后者功能不详。

（二）HLA Ⅰ类分子的肽结合区（Peptide binding region of HLA class Ⅰ molecule）

HLA Ⅰ类分子的基本功能是通过肽结合区结合、提呈内源性抗原肽供 CD8[+]T 细胞识别、参与 CD8[+]T 细胞介导的免疫应答。HLA Ⅰ类分子的肽结合区由 α 链的 α1 和 α2 两个结构域组成（Figure 8-3），也称为抗原结合槽（antigen binding cleft）。1987 年，美国斯坦福大学的 Bjorkman 用 X 射线衍射技术，对 HLA Ⅰ类分子蛋白晶体进行了详尽的测试、分析，获得了人类第一个 HLA Ⅰ类分子（即 HLA A2 分子）的 X 射线衍射图（Figure 8-4），揭示了 HLA Ⅰ类分子的三维结构。从 Figure 8-4 可以看到，HLA Ⅰ类分子的肽结合区（抗原结合槽）是由 2 条 α 螺旋形成的 2 个侧壁和 8 条互相平行的 β 片层形成的平台所组成的一个类似槽状的结构，其中 α 链的 α1 和 α2 结构域各提供 1 条 α 旋和 4 条 β 片层。分析表明，HLA Ⅰ类分子抗原结合槽的空间大小为 25Å × 10Å × 11Å，此槽结构特点为两端呈封闭状，可容纳 8 ~ 11 个氨基酸残基组成的较短的抗原肽（Figure 8-5），最常见的为九肽。

HLA 的高度多态性就体现在肽结合区氨基酸组成的差异上。分析显示，不同的 HLA Ⅰ类分子结构基本相似，其差别存在于Ⅰ类分子的 α1 和 α2 结构域，即肽结合区（Figure 8-6）。Ⅰ类分子的肽结合区也称为多态性区。其结构的差异决定了不同个体免疫应答功能的差异，这是 HLA 遗传调控不同个体免疫应答功能的遗传基础和分子基础。

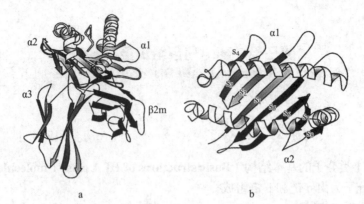

Figure 8-4　X-ray diffraction diagram of HLA I molecule

a. HLA class I molecule（side view）　b. Antigen binding cleft（top view）

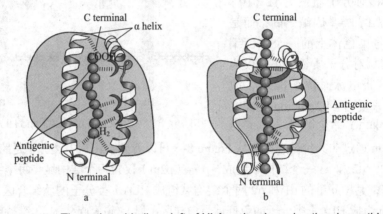

Figure 8-5　The antigen binding cleft of HLA molecule and antigenic peptides

a. HLA class I molecule　b. HLA class II molecule

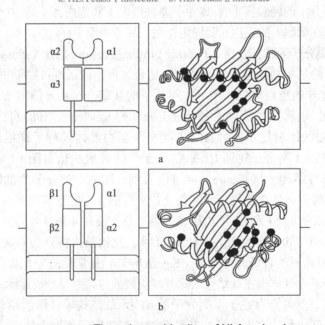

Figure 8-6　The polymorphic sites of HLA molecules

a. HLA class I molecule　b. HLA class II molecule

（三）HLA Ⅰ 类分子的分布（Distribution of HLA class Ⅰ molecules）

HLA Ⅰ 类分子在体内广泛分布于有核细胞表面，亦以可溶性形式（soluble HLA，sHLA）分布于血清、尿液和初乳等体液中，其原理尚不清楚。sHLA Ⅰ 类分子具有免疫调节作用，并与多种疾病（如肿瘤、感染）及器官移植等病理机制有关。

Box 8-3　Interactions between MHC molecules and antigenic peptides

MHC molecules show a strict peptide binding, and the fine specificity of antigen recognition resides largely in the antigen receptors on T lymphocytes.

Every peptide against which an immune response can be generated must contain some residues that contribute to binding to the clefts of MHC molecules and must also contain other residues that project from the clefts, where they are recognized by T cells. There are several important features of the interactions between MHC molecules and antigenic peptides.

Each class Ⅰ or class Ⅱ MHC molecule has a single peptide-binding cleft that can accommodate many different peptides.

The peptides that bind to MHC molecules share structural features that promote this interaction. The MHC molecules of an individual do not discriminate between foreign peptides (e.g.,those derived from microbial antigens) and peptides derived from the antigens of that individual (self antigens).

二、HLA Ⅱ 类分子（HLA class Ⅱ molecules）

HLA Ⅱ 类分子包括 HLA-DP 分子、HLA-DQ 分子和 HLA-DR 分子。

（一）HLA Ⅱ 类分子的基本结构（Basic structure of HLA class Ⅱ molecules）

HLA Ⅱ 类分子是由 α 链和 β 链组成的异二聚体（Figure 8-3），本质也是糖蛋白。HLA Ⅱ 类分子的 α 链（重链）相对分子质量为 $32 \times 10^3 \sim 34 \times 10^3$，β 链（轻链）为 $29 \times 10^3 \sim 32 \times 10^3$；与 HLA Ⅰ 类分子不同，HLA Ⅱ 类分子的 2 条肽链都是跨膜糖蛋白，α 链和 β 链的胞外区各有 2 个结构域 α1、α2 和 β1、β2，每个结构域约含有 90 个氨基酸残基；其中 α1 和 β1 组成 HLA Ⅱ 类分子的肽结合区，结合、容纳加工产生的抗原肽；α2 和 β2 组成了 HLA Ⅱ 类分子的免疫球蛋白样区，维持 Ⅱ 类分子的构型，还共同参与和 T 细胞表面 CD4 分子的结合，促进 CD4⁺T 细胞的活化；α2 和 β2 结构域的延伸部分则形成了 Ⅱ 类分子的跨膜区（25 个氨基酸残基）和胞内区（Figure 8-3），前者固定 Ⅱ 类分子于细胞膜上，后者功能不详。

（二）HLA Ⅱ 类分子的肽结合区（Peptide binding region of HLA class Ⅱ molecules）

HLA Ⅱ 类分子的基本功能是通过肽结合区结合外源性抗原肽并提呈给 CD4⁺T 细胞识别，参与 CD4⁺T 细胞介导的免疫应答。HLA Ⅱ 类分子的肽结合区由 α1 和 β1 两个结构域组成（Figure 8-3）。借助于分辨率更高的 X 射线衍射装置，1993 年斯坦福大学的 Wiley 等人成功地分析了人类第一个 HLA Ⅱ 类分子——HLA-DR1 分子的晶体结构，阐明了 HLA Ⅱ 类分子的空间结构。Figure 8-7 显示，HLA Ⅱ 类分子的肽结合槽结构类似 Ⅰ 类分子，也是由 2 条 α 螺旋和 8 条互相平行的 β 片层组成的槽状结构，α1 和 β1 结构域各提供了 1 条 α 螺旋和 4 条 β 片层。与 Ⅰ 类分子不同，HLA Ⅱ 类分子的抗原结合槽两端呈开放结构（Figure 8-5），能容纳较长的抗原肽，一般为 10~30 个氨基酸残基组成的多肽。HLA Ⅱ 类分子的肽结合区亦称为

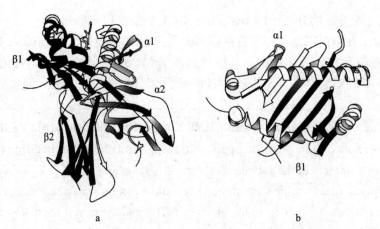

Figure 8–7　X-ray diffraction diagram of HLA Ⅱ molecule

a. HLA class Ⅱ molecule　b. Antigen binding cleft

多态性区。由于 HLA Ⅱ 类分子型别不一，结合、提呈抗原能力的差异，最终亦决定了不同个体免疫应答功能的差异。

（三）HLA Ⅱ 类分子的分布（Distribution of HLA class Ⅱ molecules）

HLA Ⅱ 类分子在体内呈有限分布特点，主要分布在少数细胞，如抗原提呈细胞（树突状细胞、巨噬细胞和 B 细胞）、胸腺上皮细胞和活化的 T 细胞表面。HLA Ⅱ 类分子亦以可溶性形式（sHLA Ⅱ）分布在体液中，具有一定的病理生理意义。

MHC Ⅰ 类分子和 MHC Ⅱ 类分子的特征比较见 Table 8–2。

Table 8–2　Features of class Ⅰ and class Ⅱ molecules

Feature	MHC class Ⅰ	MHC class Ⅱ
Polypeptide chains	α ($44 \times 10^3 \sim 47 \times 10^3$)	α ($32 \times 10^3 \sim 34 \times 10^3$)
	$\beta2m$ (12×10^3)	β ($29 \times 10^3 \sim 32 \times 10^3$)
Locations of polymorphic residues	$\alpha1$ and $\alpha2$ domain	$\alpha1$ and $\beta1$ domain
Binding site for T cell coreceptor	$\alpha3$ region binds CD8	$\alpha2\beta2$ region binds CD4
Size of peptide-binding cleft	8 ~ 11 amino acids residues	10 ~ 30 amino acids residues
Expression	All nucleated cells	DC, MΦ and B cell etc.
Nomenclature of human MHC	HLA-A，HLA-B，HLA-C	HLA-DP，HLA-DR，HLA-DQ
Function	Promoting CD8$^+$ T cells maturation and activation	Promoting CD4$^+$ T cells maturation and activation
	Presenting endogenous antigen	Presenting exogenous antigen

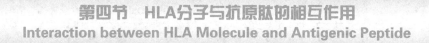

第四节　HLA分子与抗原肽的相互作用
Interaction between HLA Molecule and Antigenic Peptide

一、HLA分子与抗原肽相互作用的分子基础（Molecular basis of interaction between HLA molecule and antigenic peptide）

不同的HLA分子由于其抗原结合槽氨基酸组成及空间结构的差异（Figure 8-6）决定了它们所结合抗原肽的不同，最终决定了不同个体对同一抗原免疫应答能力的差异。

（一）锚定位和锚定残基（Anchor site and anchor residue）

HLA分子与抗原肽的结合具有一定的选择性，即一种特定的HLA分子可结合数种、数十种或更多的不同的抗原肽。研究发现，HLA分子是通过与抗原肽段上的两个或几个特定的氨基酸位点相互作用完成结合的，位于抗原肽上能与HLA分子抗原结合槽相互作用的特定位点称为锚定位（anchor site）。Figure 8-8显示了抗原肽与HLA I 类分子相互作用的锚定位。位于锚定位上的氨基酸残基被称为锚定残基（anchor residue）。抗原肽与HLA I 类分子结合的锚定残基并非恒定不变，氨基酸类型是可以发生改变的。

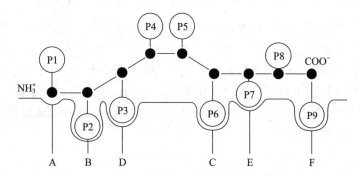

Figure 8-8　The anchor residues of the HLA class I molecular binding peptide

（二）共同基序（Consensus motif）

一种HLA分子所能结合的不同的抗原肽，往往带有相同或相似的锚定位和锚定残基，这些相同或相似的锚定残基即为不同抗原肽的共同基序。不同抗原肽之所以能与同一种HLA分子结合，取决于其肽段上的共同基序。

Table 8-3显示一种HLA分子所结合的肽是具有共同基序的不同序列的肽段，因而一种型别的HLA分子可以结合多种不同特异性的抗原肽。

Table 8–3　The consensus motifs of HLA molecules

Alleles	Consensus motifs								
	1	2	3	4	5	6	7	8	9
Class I molecules	X	L	X	X	X	X	X	X	L
A*0201		M							V
B*2705	X	R	X	X	X	X	X	X	L
									F
Class II molecules	I	X	X	I	X	N	X	X	E
DRB1*0405	F			L		S			D
	Y			E		T			
	V			V		Q			
				Y		V			

L：亮氨酸，M：甲硫氨酸，V：缬氨酸，R：精氨酸，F：苯丙氨酸，I：异亮氨酸，N：天冬酰胺，E：谷氨酸，S：丝氨酸，D：天冬氨酸，Y：酪氨酸，T：苏氨酸，Q：谷氨酰胺。

二、HLA分子与抗原肽相互作用的特点（Features of the interaction between HLA molecules and antigenic peptides）

HLA 分子结合抗原肽并提呈给 T 细胞识别、参与免疫应答，发挥免疫调控作用。

HLA 分子与抗原肽结合的分子基础在于与抗原肽段上的共同基序直接发生非共价键结合，因此这种结合具有选择性、低特异性，或称为相对特异性。HLA 分子与抗原肽结合的相对特异性这一特性是人类在长期进化中形成的，它保证了人类每一个体有限数量的 HLA 分子可结合、提呈自然界中多样性的抗原肽，赋予人类每一个体具有抗原提呈、抗原识别和免疫应答的极大的多样性。

第五节　HLA分子的生物学功能
Biological Functions of HLA

HLA 的生物学功能是调控免疫应答，其具体机制是由其表达产物 HLA 分子——免疫系统的抗原提呈分子通过提呈抗原（蛋白质）诱导个体 T 细胞的成熟及启动免疫应答来实现的。

一、诱导T细胞的发育、分化和成熟（Inducing the development, differentiation and maturation of T cell）

T 细胞是在胸腺内分化、成熟的，在遗传调控、胸腺特定内环境及多种因素作用的影响下，最终产生了 HLA 限制的、自身耐受的、多样性的 T 细胞库（见第十二章）。

（一）介导 T 细胞经历阳性选择（Mediating positive selection of T cell）

胸腺内成熟、产生的 CD4+CD8+（双阳性）T 细胞，经 HLA I 类分子和 II 类分子选择，进一步分化为 CD8+T 细胞或 CD4+T 细胞（单阳性）。

（二）介导 T 细胞经历阴性选择（Mediating negative selection of T cell）

T 细胞在胸腺内进一步分化，经 HLA 分子选择成为自身耐受的 T 细胞。

（三）MHC 限制性（MHC restriction）

T 细胞以其 TCR 对抗原肽和 HLA 分子进行双重识别，即 T 细胞只能识别 HLA 分子提呈的抗原肽。

二、参与免疫应答（Initiating immune responses）

（一）提呈抗原，参与适应性免疫应答（Presenting antigens to mediate adaptive immune response）

功能上，HLA 分子作为抗原提呈分子，提呈蛋白质抗原，供 T 细胞识别，其中 HLA I 类分子提呈内源性抗原（如肿瘤抗原、病毒抗原）供 $CD8^+T$ 细胞识别，HLA II 类分子提呈外源性抗原（如细菌）供 $CD4^+T$ 细胞识别，从而参与免疫应答。

免疫的本质功能是识别和排除抗原，首先是识别然后才能排除，因而 T 细胞能否识别抗原是至关重要的。而 HLA 分子在决定 T 细胞的抗原识别、参与免疫应答中起关键的核心作用。

T 细胞只能识别由 APC 加工、HLA 分子提呈的抗原肽。从细胞水平分析，抗原加工、提呈是由 APC 完成的，从分子水平则由 HLA 分子完成抗原的提呈，是 HLA 承担了抗原提呈分子的"使命"。因此，HLA 能否提呈抗原决定了 T 细胞能否识别抗原，最终决定了机体能否对抗原产生有效的免疫应答，包括细胞免疫应答和体液免疫应答。所以 HLA 分子作为抗原提呈分子，通过提呈抗原，参与机体免疫应答，是参与免疫应答的关键分子。

另外，免疫功能相关基因中也含有前面提到的 *PSMB* 和 *TAP* 基因，其产物和抗原提呈相关，参与适应性免疫应答。

（二）作为调节分子参与固有免疫应答（Mediating innate immune response as regulatory molecules）

HLA 中的免疫功能相关基因参与对固有免疫应答的调控。经典的 *HLA III* 类基因编码补体成分，参与炎症反应对病原体的杀伤。炎症相关基因参与启动和调控炎症反应，并在应激反应中发挥作用。

近年来发现，非经典 HLA I 类分子和 MIC 基因产物作为杀伤细胞的激活性受体或抑制性受体的配体，调节 NK 细胞杀伤功能，在帮助 NK 细胞"识别"、区分正常与异常细胞中起重要作用（参见第九章）。

第六节　HLA 与医学
HLA and Medicine

一、HLA 与器官移植（HLA and organ transplantation）

器官移植成功与否最终取决于供、受者双方的组织是否相容，这种相容性主要取决于供、受者双方的 HLA 型别是否相配，其相配程度与移植成功率成正比。因而 MHC 或 HLA 旧称主要组织相容性抗原或移植抗原。

移植排斥反应中的主要靶抗原实质上就是移植物上的 HLA 分子。因而在移植免疫中，HLA 分子已不再是原来的角色——抗原提呈分子，而是移植排斥的靶抗原。

多态性是 HLA 最显著的遗传特点，但在器官移植中，多态性则成为一道不可逾越的障碍，为寻找 HLA 型别相配的供体造成极大的困难。多态性导致供、受者双方 HLA 型别的差异，这种差异的分子基础则成为供、受者双方免疫系统识别、攻击、排斥的靶子。因此，临床上在移植前要对供、受者双方进行 HLA 配型，尽可能找到相近或相配对的供、受体，以提高移植的成功率。目前，PCR 基因分型技术的普及、计算机网络的应用、骨髓库和脐血库的建立，提高了供、受者 HLA 配型的准确性和成功率。

二、HLA与疾病的关联（Association between HLA and diseases）

自 1967 年首次报道霍奇金病与 HLA 关联以来，几十年间已发现有数十种疾病与 HLA 关联，其中绝大部分为自身免疫病。所谓关联系指某些特定 HLA 型别的个体易患某些疾病（正相关）或对该疾病有较强的抵抗力（负相关），关联程度可用相对风险比（relative risk，RR）表示。RR 越大，表示关联越强。HLA 与疾病关联的典型例子是强直性脊柱炎。强直性脊柱炎患者 HLA-B27 抗原阳性检出率高达 58% ~ 97%，而在健康人群仅为 1% ~ 8%。强直性脊柱炎与 HLA-B27 属正相关，表明 HLA-B27 是决定强直性脊柱炎易感性的重要遗传因素或原发致病因素。

Table 8-4 列举了部分与 HLA 关联的自身免疫病。HLA 与疾病关联的确切机制尚不清楚，鉴于许多与 HLA 关联的疾病都是自身免疫病，提示很可能与这些特定型别的 HLA 分子容易或错误提呈自身抗原、诱导自身免疫应答有关。

Table 8-4　Some HLA-associated diseases

Diseases	HLA molecule	Frequency(%)		
		pts*.	contr.**	RR***
Ankylosing spondylitis（强直性脊柱炎）	B27	> 95	9	> 150
Reiter syndrome（赖特综合征）	B27	> 80	9	> 40
Acute anterior uveitis（急性前葡萄膜炎）	B27	68	9	> 20
Subacute thyroiditis（亚急性甲状腺炎）	B35	70	14	14
Psoriasis vulgaris（寻常性银屑病）	Cw5	87	33	7
Narcolepsy（发作性睡病）	DQ6	> 95	33	> 38
Graves disease（格雷夫斯病）	DR3	65	27	4
Myasthenia gravis（重症肌无力）	DR3	50	27	2
Addison's disease（艾迪生病）	DR3	69	27	5
Rheumatoid arthritis（类风湿关节炎）	DR4	81	33	9
Juvenile rheumatoid arthritis（幼年型类风湿关节炎）	DR8	38	7	8

续表

Diseases	HLA molecule	Frequency(%)		
		pts*.	contr.**	RR***
Celiac disease（乳糜泻）	DQ2	99	28	> 250
Multiple sclerosis（多发性硬化症）	DR2, DQ6	86	33	12
Type 1 diabetes（1 型糖尿病）	DQ8	81	23	14
Type 2 diabetes（2 型糖尿病）	DQ6	< 1	33	0.02

*patients，**control，***relative risk.

三、HLA的异常表达与疾病（Abnormal expression of HLA and diseases）

机体所有有核细胞均表达 HLA I 类分子，但在某些疾病时，HLA I 类分子的表达往往发生明显异常。

（一）HLA I 类分子低表达（Low expression of the HLA class I molecules）

部分恶变细胞 HLA I 类分子的表达往往减弱甚至缺如，以致不能有效激活特异性 CD8$^+$T 细胞，造成肿瘤细胞的免疫逃逸。在这个意义上，HLA I 类分子的表达可作为一种警示系统，如表达下降或者缺如则可告知机体免疫系统，细胞有可能发生恶变。

（二）HLA II 类分子高表达（High expression of the HLA class II molecules）

在某些自身免疫病中，原先不表达 HLA II 类分子的某些细胞，诱导性高表达 HLA II 类分子。如胰岛素依赖型糖尿病（即 1 型糖尿病）患者的胰岛 B 细胞、乳糜泻患者的肠道细胞常常诱导性高表达 HLA II 类分子。

上述异常表达的机制及其免疫病理学意义尚不清楚，可能与它们促进免疫细胞过度活化有关。

四、HLA和法医学（HLA and forensic medicine）

HLA 系统具有多基因性和多态性。因此，无亲缘关系个体之间在所有 *HLA* 基因座位上拥有相同等位基因的机会几乎为零。每个个体的 *HLA* 等位基因型别一般终身不变，特定等位基因及其以共显性形式表达的产物可以成为不同个体独特的个体性的遗传标志。据此，HLA 基因分型在法医学上被用于亲权认定（paternity test）和对死亡者进行"验明正身"。

Key words：Anchor residues; Major histocompatibility complex class I molecule; Major histocompatibility complex class II molecule; HLA;MHC.

Review questions

1. Describe the composition of *HLA* complex.

2. Describe the structure of HLA class I and class II molecules.

3. What are the biological functions of MHC?

Case study

MHC class II deficiency

A 6-month-old girl developed pneumonia in both lungs, accompanied by a severe cough and fever. Blood and sputum cultures for abundant *Pneumocystis carinii* which is an opportunistic pathogen. Therefore, she was suspected to have severe combined immunodeficiency. The girl's T cells could not respond to a specific antigenic stimulus, her serum immunoglobulins were measured and found to be very low. Her white blood cell count was elevated at 20 000 cells/μL (normal range 4 000 ~ 7 000/μL). Of her lymphocytes, 27% were B cells, and 47% were T cells. In particular, her number of CD8$^+$ T cells was within the normal range, but the number of CD4$^+$ T cells (200/μL) was much lower than normal.

The girl was suggested for a bone marrow transplant. When an attempt was made to HLA-type, a DR type could not be obtained from the girl's white blood cells. And her EBV-transformed B lymphocytes did not express HLA-DQ or HLA-DR molecules. Hence, a diagnosis of MHC class II deficiency was established.

Her brother was found to have the same HLA type as her, and therefore was chosen as a bone marrow donor. The graft was successful and immune function was restored.

Questions

1. Why did the girl lack CD4$^+$ T cells in her blood?

2. If a skin graft were to be placed on the girl's forearm, do you think she would reject the graft?

（陈广洁）

数字课程学习

● 教学 PPT　　● 拓展知识　　● Case Study　　● Glossary　　● Questions　　● 自测题

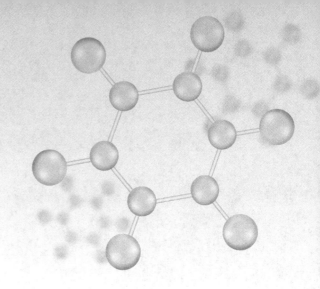

第三篇 免疫细胞与免疫应答

Immune Cells and Immune Responses

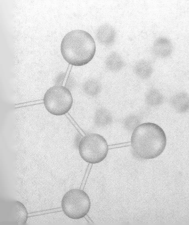

第九章 固有免疫

Innate Immunity

Innate immunity immediately serves as a first line of defense when a pathogen breaches the host's anatomic barriers. Not relying on antigen-specific receptors, innate immune cells become activated by pattern recognition receptors (PRRs) that detect molecules called pathogen-associated molecular patterns (PAMPs) and damage-associated molecular patterns (DAMPs), such as the Toll-like receptors (TLRs). The innate immune cells are mainly phagocytes, natural killer (NK) cells, dendritic cells (DCs), and specialized innate lymphoid cells (ILCs). Phagocytes (macrophages and neutrophils) kill microbes by generating ROIs and degradative enzymes. NK cells mediate the early response to intracellular microbes by killing infected cells and secreting IFN-γ, a source of the macrophage-activating cytokine. ILCs do not express the antigen receptors. Mature DCs are the most effective APCs. Once activated, they migrate to the lymphoid tissues where they interact with T cells and B cells to initiate and shape the adaptive immune response.

固有免疫（innate immunity）是机体在种系发育和进化过程中形成的天然免疫防御功能，即出生后就具备的非特异性防御功能，也称为非特异性免疫（non-specific immunity）。固有免疫是机体对多种抗原物质的生理性排斥反应，是一切免疫应答的基础。固有免疫的特点包括：①没有特异性，不针对某一特定抗原，作用范围广；②可遗传，生物个体出生即具有，也称为种的免疫（species immunity）；③作用发挥迅速，被感染后即刻发挥作用；④相对稳定，一般不因异物的刺激而受到明显影响。

本章重点介绍固有免疫的组成、识别特点和功能。

第一节 固有免疫系统的组成及其作用
Composition and Function of Innate Immunity

固有免疫系统包括组织屏障结构、固有免疫细胞和固有免疫分子。组织屏障结构是机体免疫系统的第一道防线，如被突破，固有免疫效应细胞将迅速应答。固有免疫细胞包括中性粒细胞、单核巨噬细胞、DC、NK 细胞和固有淋巴细胞（innate lymphoid cell，ILC），它们在对微生物的应答中发挥不同的作用。巨噬细胞、NK 细胞和 ILC 等可分泌细胞因子，活化吞噬细胞，引起炎症反应。如果病原体进入循环系统，补体、凝集素和凝血系统蛋白质成分等多种具有杀菌作用的固有免疫分子将发挥抵抗作用（参见本章"拓展知识"）。

一、屏障结构（Barrier）

屏障结构的作用是防止微生物侵入体内和从血液进入重要器官，由皮肤黏膜屏障和内部屏障组成。

1. 皮肤黏膜屏障（Skin and mucosal barriers） 包括物理屏障、化学屏障和微生物屏障。

（1）物理屏障（physical barriers）：人体与外界环境接触的表面，覆盖着完整的皮肤和黏膜。皮肤由多层扁平细胞组成，能阻挡病原体的入侵。黏膜仅有单层柱状细胞，机械性阻挡作用不如皮肤，但呼吸道黏膜上皮细胞的纤毛运动、口腔唾液的吞咽和肠蠕动等，则可将停留在黏膜表面的病原体驱赶出体外。

（2）化学屏障（chemical barriers）：皮肤和黏膜能分泌多种杀菌物质，如溶菌酶、胃酸、蛋白酶等。皮肤的汗腺能分泌乳酸，使汗液呈酸性（pH 5.2～5.8），而不利于真菌生长。皮脂腺分泌的不饱和脂肪酸，有杀灭细菌和真菌的作用。

（3）微生物屏障（microbial barriers）：皮肤黏膜寄生的正常菌群有拮抗病原体的作用。例如，口腔中的唾液链球菌产生的过氧化氢，能杀死脑膜炎奈瑟菌、金黄色葡萄球菌、白假丝酵母菌等；咽喉部的甲型链球菌能抑制肺炎链球菌生长；大肠埃希菌可分泌细菌素，抑制厌氧菌和革兰阳性菌生长。

2. 内部屏障（Internal barriers） 由血脑屏障、胎盘屏障、血－胸腺屏障等组成。婴幼儿的血脑屏障发育不够完善，容易发生脑膜炎、脑炎等中枢神经系统疾病。正常情况下，感染母体的病原体及其毒性产物难以通过胎盘屏障进入胎儿体内。但若在妊娠3个月内，由于胎盘结构发育不完善，病原体有可能突破胎盘屏障而感染胎儿，干扰其正常发育，造成畸形甚至死亡。母体内的药物也可能通过胎盘屏障进入胎儿体内。因此，在妊娠期间，尤其是妊娠早期，应尽量预防感染和谨慎用药。胸腺皮质的毛细血管及其周围结构具有屏障作用，称为血－胸腺屏障，一般抗原物质和某些药物不易透过此屏障，对维持胸腺内环境的稳定、保证胸腺细胞的正常发育起着极其重要的作用。

二、固有免疫分子（Innate immune molecule）

1. 补体系统（Complement system） 是固有免疫级联反应的防御系统，可通过经典途径、MBL途径和旁路途径被激活。在活化过程中，可产生多种生物活性物质，引起一系列生物学效应（详见第五章）。

2. 抗微生物物质（Antimicrobial substance）

（1）溶菌酶（lysozyme）：广泛存在于人体多种体液、外分泌液和吞噬细胞溶酶体中。主要通过作用于细菌细胞壁的 N-乙酰胞壁酸和 N-乙酰葡糖胺之间的 β-1,4 糖苷键而溶解细菌。溶菌酶具有抗菌、消炎、抗病毒等作用。

（2）防御素（defensin）：是由29～35个氨基酸组成的阳离子肽，杀菌谱广，可在几分钟之内见效，还可抑制胞内DNA、RNA和蛋白质合成，损伤真菌菌体和有包膜的病毒。

（3）其他：体内还具有组织杀菌素、凝集杀菌素等抗微生物物质。

3. 细胞因子（Cytokine，CK） 是一类能在细胞间传递信息、具有免疫调节功能的蛋白质或小分子多肽。病原体感染机体后，刺激免疫细胞和感染的非免疫细胞产生多种细胞因子，后者通过与靶细胞表面的相应受体结合后发挥多种生物学效应（详见第六章）。

4. 急性期蛋白（Acute-phase protein，APP） 是由细胞因子（IL-1β、IL-6 和 TNF-α）诱导巨噬细胞产生的一种血清蛋白。在病原微生物感染 1~2 天后即可被诱导产生，主要包括纤维蛋白原、MBL 和 C 反应蛋白（CRP），在抗感染（尤其是细菌感染）中发挥重要作用。

三、固有免疫细胞（Innate immune cell）

主要执行固有免疫功能的细胞包括吞噬细胞、树突状细胞、NK 细胞及固有淋巴细胞等。

1. 吞噬细胞（Phagocyte） 是一类具有吞噬杀伤功能的细胞，主要由中性粒细胞和单核巨噬细胞组成，是固有免疫应答的主要效应细胞。对病原体或异物的吞噬主要包括识别、吞噬和消化三个阶段，被称为吞噬作用（phagocytosis）。吞噬的病原体被杀伤消化后，形成具有免疫原性的肽类物质，可与 MHC Ⅱ 类分子结合，表达于细胞表面，将病原体抗原肽提呈给 T 细胞。

（1）中性粒细胞（neutrophil）：是血液中数目最多的白细胞，占外周血白细胞的 50%~70%。其寿命短，更新快。胞质中含有大量中性颗粒，内含髓过氧化物酶、溶菌酶、碱性磷酸酶等与细胞吞噬和消化密切相关的酶类。中性粒细胞是机体抵御病原微生物（特别是化脓性细菌）入侵的第一线。

（2）单核巨噬细胞（mononuclear macrophage）：包括血液循环中的单核细胞和组织中的巨噬细胞。单核细胞是巨噬细胞的前体，来源于骨髓，在血液循环中存在数小时或数日后进入组织，分化为巨噬细胞。巨噬细胞分布广泛，可存在于皮下组织、实质器官的腔隙、肝窦、脾窦和淋巴窦等部位，不同组织中的巨噬细胞可存活数月至数年。处于不同解剖部位、受到不同环境刺激的巨噬细胞可呈现出复杂的异质性和功能多样性，如经典激活的巨噬细胞（M1 型）具有释放炎性介质、促进炎症反应、杀伤胞内感染的病原体和抗肿瘤的作用；而替代激活的巨噬细胞（M2 型）具有抑制炎症的效应，在组织修复中发挥重要作用（Figure 9-1）。

单核巨噬细胞表面表达多种 FcR、补体受体及各种模式识别受体（Figure 9-2），可以介导调理作用、ADCC，通过产生包括反应性氧中间产物（reactive oxygen intermediate，ROI）和反应性氮中间产物（reactive nitric oxide intermediate，RNI）的氧依赖性和氧非依赖性系统，杀伤和消灭病原微生物。

2. 树突状细胞（Dendritic cell，DC） 是美国学者 Steinman 于 1973 年发现的，能高效

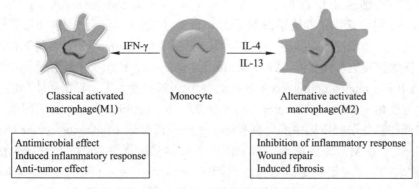

Figure 9-1 Macrophage in the different activation states

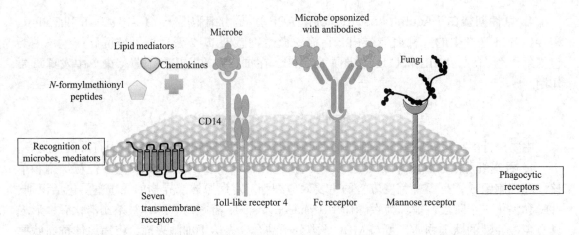

Figure 9–2　Phagocytes recognize surface structures of microbes through multiple receptors

地摄取、加工和处理抗原，并将抗原提呈给 T 细胞的专职抗原提呈细胞（antigen presenting cell，APC）。DC 起源于多能造血干细胞，在全身广泛分布，但数量少（不到外周血单个核细胞的 1%）。根据表型和功能差异，DC 主要分为经典 DC（classical or conventional DC，cDC）和浆细胞样 DC（plasmacytoid DC，pDC）两类。cDC 的功能主要是诱导和启动针对入侵抗原的适应性免疫应答并维持自身耐受。该类细胞的成熟状态不同，其功能不同。目前认为，成熟的 cDC 可表达大量的 MHC Ⅱ类分子、共刺激分子和黏附分子，是唯一能激活初始 T 细胞的 APC。pDC 摄取抗原能力不强，主要特点是其活化后分泌大量 I 型干扰素，从而参与抗病毒免疫应答及自身免疫。此外，DC 还有促使 B 细胞活化（滤泡内 DC）、参与胸腺内 T 细胞分化发育、诱导免疫耐受及分泌细胞因子调节免疫应答等多种生物学功能（详见第十章）。

3. NK 细胞（Natural killer cell）　是淋巴细胞的一个亚群，因无须抗原的预先刺激与活化即能够直接杀伤被病毒感染的靶细胞或肿瘤细胞，因此被称为自然杀伤细胞。目前常用于人 NK 细胞的表型标志是：CD3⁻ CD16⁺CD19⁻CD56⁺。NK 细胞体积较大，胞质中富含与杀伤活性有关的嗜天青颗粒，故也被称为大颗粒淋巴细胞。

NK 细胞由造血干细胞分化而来，占外周血淋巴细胞的 10% ~ 15%。NK 细胞广泛分布于肝、淋巴结、脾、肺和黏膜等器官，尤其在肝和肺中比例较高，占淋巴细胞总数的 10% ~ 30%。

（1）调控 NK 细胞杀伤活性的主要受体（major receptors for regulating NK cell killing activity）：NK 细胞缺乏特异性抗原识别受体（BCR、TCR），但其细胞表面可表达十分复杂的识别受体谱，共同调控 NK 细胞的杀伤活性。根据受体结构的不同，可将 NK 细胞的识别受体分为杀伤细胞凝集素样受体（killer lectin-like receptor，KLR）家族和杀伤细胞免疫球蛋白样受体（killer immunoglobulin-like receptor，KIR）家族两大类；根据受体功能差异，可将其分为活化性受体（activated receptor）和抑制性受体（inhibitory receptor）两类。活化性受体借助与其偶联膜分子胞质区中的免疫受体酪氨酸激活模体（immunoreceptor tyrosine-based activation motif，ITAM，详见第十二章）传递活化信号，促使 NK 细胞发挥杀伤活性。抑制性受体胞质区内含有免疫受体酪氨酸抑制模体（immunoreceptor tyrosine-based inhibitory motif，ITIM，详见第十二章），从而传递活化抑制性信号，NK 细胞不被活化。

识别 MHC Ⅰ 类分子的 KLR 和 KIR 两大家族中既有活化性受体又有抑制性受体。通常 KIR 家族成员的胞外区含有 2 ~ 3 个 Ig 样结构域，但不同成员的胞内区长短不一。如胞内区较短的 KIR2DS 和 KIR3DS，因转导杀伤活化信号，属于活化性受体；而胞内区较长的 KIR2DL 和 KIR3DL，因转导活化抑制信号，属于抑制性受体。KLR 家族是由 Ⅱ 型膜分子 CD94 和 NKG2 家族不同成员共价结合形成的异源二聚体，其中 NKG2 不同成员的胞内区长短不一，如 NKG2A 胞内区较长，属于抑制性受体；而 NKG2C 胞内区较短，属于活化性受体（Figure 9–3）。

除识别 MHC Ⅰ 类分子外，NK 细胞还组成性表达一类识别非 HLA Ⅰ 类分子的活化性受体。此类受体是具有自然细胞毒作用的受体，主要包括自然细胞毒性受体（natural cytotoxic receptor，NCR）和 NKG2D。前者包括 NKp46、NKp44 和 NKp30，该类受体仅表达于 NK 细胞表面，其识别的配体主要表达在病毒感染的靶细胞或肿瘤细胞上，在正常细胞表面鲜见。后者属于 NKG2 家族成员，其识别的配体为 MHC Ⅰ 类链相关的 A/B 分子（MHC class Ⅰ chain-related molecules A/B，MIC A/B）和巨细胞病毒成分 UL16 结合蛋白（Figure 9–3）。

在正常生理情况下，NK 细胞表面的抑制性受体和活化性受体与正常组织细胞表面的 MHC Ⅰ 类分子结合，由于抑制性受体与 MHC Ⅰ 类分子的亲和力高，故抑制性受体的作用占主导地位，表现为 NK 细胞对自身正常组织细胞不产生杀伤作用。当靶细胞表面 MHC Ⅰ 类分子表达异常，如病毒感染细胞和肿瘤细胞表面 MHC Ⅰ 类分子表达减少、缺失，或由于抗原肽 –MHC Ⅰ 类分子复合物的结构发生异常（如病毒肽 / 肿瘤肽取代自身肽，形成病毒肽 / 肿瘤肽 –MHC Ⅰ 类分子复合物，表达于细胞表面），NK 细胞的抑制性受体丧失识别的能力，此时 NK 细胞的另一类活化性受体（NCR 和 NKG2D）通过识别靶细胞表面的非 MHC Ⅰ 类分子，从而发挥杀伤作用。若靶细胞表面能结合 NK 细胞活化性受体的配体过度表达，导致活化性信号强于抑制性信号时，也可以导致 NK 细胞发挥杀伤作用（Figure 9–4）。

此外，NK 细胞表面还表达 IgG1 和 IgG3 的低亲和力受体 FcγR Ⅲ（CD16），可与抗体 Fc 片段结合，介导 NK 细胞识别与抗体结合的靶细胞，通过 ADCC 效应发挥 NK 细胞的杀伤活性。

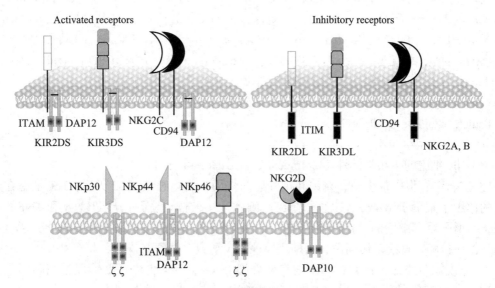

Figure 9–3　Activated and inhibitory receptors of NK cells

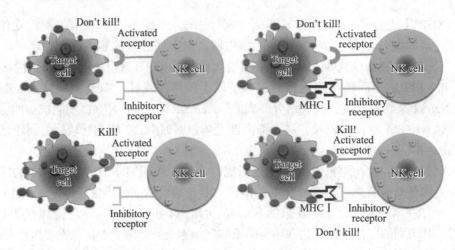

Figure 9–4 Killing by NK cells depends on the balance between activated and inhibitory signals

---

Box 9–1 NK cell receptors

NK cell receptors can be classified by their structures, including C-type lectin receptors, killer cell immunoglobulin-like receptors, etc. NK cells activation is determined by the balance of inhibitory and activated receptor stimulation. If the inhibitory receptor signaling is more prominent, then NK cells activity will be inhibited. Otherwise, NK cells will be activated if the activating signal is dominant. Followings are some NK cell receptors.

➤ NCRs (natural cytotoxicity receptors): upon stimulation, mediate NK killing and release of IFN-γ.

➤ KIR (killer-cell immunoglobulin-like receptor): It belongs to a multigene family of more recently evolved Ig-like extracellular domain receptors. KIRs are the main receptors for both classical MHC I (HLA-A, HLA-B, HLA-C) and non-classical HLA-G in primates.

➤ CD94/NKG2 (heterodimers): a C-type lectin family receptor, is conserved in both rodents and primates, and identifies non-classical (also non-polymorphic) MHC I molecules such as HLA-E. CD94/NKG2 family contains inhibitory NKG2A and activated NKG2C receptors. Different from other NKG2 family members, activated NKG2D receptor does not bind to HLA-E. The ligand of NKG2D is the MICA/B.

➤ CD16 (FcγⅢA): It plays a role in antibody-dependent cell-mediated cytotoxicity，in particular, by binding with IgG.

（2）NK 细胞的生物学活性（biological activities of NK cells）

1）抗病毒、胞内寄生菌、真菌和抗肿瘤的作用：病毒感染 2 ~ 3 天后，NK 细胞在趋化因子的作用下聚集于感染灶，杀伤被感染的细胞。NK 细胞还通过分泌 IFN-γ 和 TNF-β 等细胞因子，增强巨噬细胞的杀伤活性。此外，NK 细胞具有重要的抗肿瘤免疫功能，通过与肿瘤细胞密切接触，直接杀伤同系、同种或异种的瘤细胞，杀瘤谱较广。

2）免疫调节作用：活化的 NK 细胞可分泌 IFN-γ、TNF-β 和 IL-2 等多种细胞因子，调节适应性免疫应答的类型和强度，如 IFN-γ 激活巨噬细胞，增强机体的抗感染能力（见第十三章）。

（3）NK 细胞的杀伤机制（cytotoxicity of NK cells）：NK 细胞与靶细胞（病毒感染细胞和肿瘤细胞）密切接触后，主要通过以下途径发挥细胞毒性作用。

1）ADCC 途径：NK 细胞表面的 CD16 是低亲和力的 IgG Fc 受体（FcγR III），当 IgG 抗体与靶细胞表面相应表位特异性结合后，可通过其 Fc 片段与 NK 细胞表面的 FcγR III 结合，促使 NK 细胞脱颗粒，发挥对靶细胞的定向杀伤作用，即 ADCC 效应。

2）穿孔素和颗粒酶作用途径：活化的 NK 细胞释放的穿孔素在靶细胞上聚合形成"孔洞"，破坏细胞的完整性，同时释放的颗粒酶即丝氨酸蛋白酶，可通过破坏的细胞膜进入靶细胞，激活内源性内切酶系统，使靶细胞 DNA 断裂而导致细胞凋亡。

3）死亡受体途径：活化的 NK 细胞表达死亡配体 FasL 或 TNF-α，通过与靶细胞表面的死亡受体 Fas（CD95）或 TNFR I 结合后介导靶细胞凋亡。

此外，NK 细胞分泌的 IFN-γ 可活化巨噬细胞，发挥清除异物的作用。

4. 参与固有免疫应答的其他淋巴细胞（Other lymphocytes of the innate immune system） 体内有一类参与固有免疫应答的淋巴细胞，它们的受体多样性十分有限，分布在体内特定部位，对抗原进行识别和活化后一般不发生克隆性扩增。这类淋巴细胞参与固有免疫应答，主要包括 NKT 细胞、γδT 细胞、B1 细胞和固有淋巴细胞（ILC）。

（1）自然杀伤 T 细胞（natural killer T cell，NKT）：同时表达 T 细胞表面标志（TCR 和 CD3）和 NK 细胞表面标志的细胞亚群，缺乏 TCR 的多样性，抗原识别谱较窄，主要识别由非经典的 MHC I 类分子 CD1d 提呈的脂类抗原。在自身免疫、抗感染免疫和抗肿瘤免疫中发挥作用。

（2）γδT 细胞（γδT cell）：缺乏抗原受体多样性，且对抗原的识别不具有 MHC 限制性。γδT 细胞主要分布于皮肤、小肠、肺、中枢神经系统及生殖器官的黏膜及皮下组织中，是构成表皮内淋巴细胞和黏膜组织上皮内淋巴细胞（IEL）的主要成分之一，在黏膜免疫和维护上皮表面的完整性中发挥作用。

（3）B1细胞（B1 cell）：其表面标志主要为 $mIgM^{high}mIgD^{low}CD32^-CD43^+CD45^{low}$，主要分布于胸膜腔、腹膜腔、肠系膜、大网膜、扁桃体等处。B1 细胞主要对非胸腺依赖性抗原（TI-Ag）产生应答，产生的抗体亲和力较低，且能与多种抗原发生交叉反应。与经典 B2 细胞不同，B1 细胞所介导的免疫应答特点为不发生体细胞高频突变，无亲和力成熟，仅产生低亲和力的 IgM 抗体，不产生记忆细胞。

（4）固有淋巴细胞（innate lymphoid cell，ILC）：是新近发现的一类缺乏抗原特异性受体的淋巴细胞，主要包括 ILC1、ILC2 和 ILC3 三个亚群，每个 ILC 亚群分泌的细胞因子谱对应于 Th1、Th2 和 Th17 细胞分泌的细胞因子。ILC 来源于骨髓的 ILC 前体，在 IL-1 和 IL-15 作用下分化并迁移至淋巴组织和外周器官，特别是表皮、肝、小肠和肺，在相应组织中发挥抗感染作用，介导炎症、调节组织稳态和修复黏膜损伤等。

Box 9-2 Innate lymphoid cell (ILC)

Innate lymphoid cells (ILCs) are lymphocytes that do not express the type of diversified antigen receptors expressed on T cells and B cells. ILCs develop in the bone marrow from the same common lymphocyte progenitor (CLP). They migrate from the bone marrow and populate lymphoid tissues and peripheral organs, notably the dermis, liver, small intestine, and lung. ILCs function in innate immunity as effector cells that amplify the signals delivered by innate recognition. They are stimulated by cytokines produced by other innate cells, such as macrophages or dendritic cells, which have been activated by innate sensors of microbial infection or cellular damage. Three major subgroups of ILCs are defined, largely on the basis of the types of cytokines that each produces. Group 1 ILCs (ILC1s) generate IFN-γ in response to activation by certain cytokines, in particular IL-12 and IL-18, made by dendritic cells and macrophages, and they function in protection against infection by viruses or intracellular pathogens. ILC2s produce cytokines including IL-4, IL-5, and IL-13, in response to various cytokines, particularly thymic stromal lymphopoietin (TSLP) and IL-33. ILC2 cytokines function in promoting mucosal and barrier immunity and aid in protection against parasites. ILC3s respond to IL-1β and IL-23, and produce several cytokines including IL-17 and IL-22, which increase defenses against extracellular bacteria and fungi. IL-17 functions by stimulating the production of chemokines that recruit neutrophils, while IL-22 acts directly on epithelial cells to stimulate the production of antimicrobial peptides.

5. 嗜碱性粒细胞和肥大细胞（Basophil and mast cell）　人体内嗜碱性粒细胞在白细胞中比例最少，约为 1%。而肥大细胞是一类主要分布于全身血管附近的结缔组织中，胞质内含有大小一致、可被甲苯胺蓝染成蓝紫色的颗粒的大型细胞。其细胞内颗粒均匀分布在核周围，含有组胺、5- 羟色胺、嗜酸性粒细胞趋化因子和过敏性反应物等活性因子。

嗜碱性粒细胞和肥大细胞的细胞表面表达高亲和力 FcεRI，在 IgE 抗体的作用下细胞发生脱颗粒，释放生物活性物质，引起哮喘、荨麻疹、食物过敏等各种过敏症状（详见第十七章）。

6. 嗜酸性粒细胞（Eosinophil）　占白细胞总数的 0.5%～5%。其主要发挥调节 Ⅰ 型超敏反应、抗蠕虫感染等生物学作用。

第二节　固有免疫的识别
Recognition of Innate Immunity

固有免疫细胞与适应性免疫应答中的 T 细胞、B 细胞一样，通过其表达的受体对免疫启动物质进行识别，启动固有免疫应答。固有免疫细胞除表达 Fc 受体、补体受体、杀伤活化性 / 抑制性受体等外，模式识别受体是固有免疫细胞识别受体的代表。

一、模式识别受体识别的配体（Ligands of pattern recognition receptors）

固有分子模式（innate molecular pattern）是启动和诱导固有免疫应答的物质，包括病原相关分子模式和损伤相关分子模式。

1. 病原相关分子模式（Pathogen-associated molecular pattern，PAMP）　是一类或一群特定病原微生物（及其产物）共有的某些高度保守的分子结构，不存在于人类，为病原微生物所特有，是固有免疫识别的分子基础。PAMP 通常是对病原体生成和致病性必要的分子结构，也称为外源性危险信号。主要包括以下两类：

（1）微生物的细胞壁成分（cell wall components of microbes）：所有细菌和真菌胞壁的肽聚糖、革兰阴性菌的 LPS、革兰阳性菌的磷壁酸（LTA）、细菌细胞壁的糖蛋白和糖脂中的末端甘露糖 / 岩藻糖、分枝杆菌 / 真菌的脂阿拉伯甘露聚糖（LAM）/ 葡聚糖等。

（2）病原体的致病性产物和核酸成分（pathogenic products and nucleic acid components of pathogens）：如 $N-$ 甲酰甲硫氨酸短肽、非甲基化 CpG 序列、细菌 / 病毒 DNA、dsRNA 或 ssRNA。由于 PAMP 存在于一类或一群特定的微生物中并为其所共有，故宿主由种系编码的有限数量的 PRR 可同时识别该类或该群中任何微生物感染的存在，PRR 与 PAMP 识别是宿主固有免疫表现出泛特异性的分子基础。

2. **损伤相关分子模式**（Damage-associated molecular pattern，DAMP） 是通常由自身细胞的坏死或受损伤 / 刺激而释放的细胞内成分，也称为内源性危险信号。主要包括高迁移率组蛋白（HMGB1）、热休克蛋白（HSP）、尿酸结晶、S100 蛋白、氧自由基、神经介质及由胞外基质受损或解离的透明质酸和硫酸肝素等片段。DAMP 与固有免疫细胞表达的 PRR 结合，启动固有免疫应答，同时可直接或间接启动适应性免疫应答。

二、模式识别受体（Pattern recognition receptor，PRR）

模式识别受体（PRR）是一类主要表达于固有免疫细胞表面 / 胞内，可识别一种或多种 PAMP/DAMP 的免疫识别分子。与 BCR/TCR 不同，PRR 是由有限的胚系基因编码，以非克隆性分布于不同组织中的同类固有免疫细胞。根据 PRR 的功能，可分为可溶型 PRR、细胞吞噬型 PRR 和信号转导型 PRR。

1. **可溶型 PRR（Soluble PRR）** 是 PRR 的游离形式，存在于血清和组织液中。主要包括 C 反应蛋白（CRP）和甘露糖结合凝集素（MBL）、脂多糖结合蛋白（LBP）等。

2. **细胞吞噬型 PRR（Phagocytic PRR）** 是表达于固有免疫细胞表面，主要介导细胞对病原体 / 异物进行吞噬的多种跨膜分子。主要包括 C 型凝集素受体（C-type lectin receptor，CLR）家族、清道夫受体（scavenger receptor，SR）等。

3. **信号转导型 PRR（Signal transduced PRR）** 该类 PRR 与 PAMP/DAMP 结合后，通过介导不同的胞内信号转导，诱导基因表达，从而调控免疫细胞的活化和效应。主要包括 Toll 样受体家族、RIG 样受体家族和 NOD 样受体家族成员。

（1）Toll 样受体（Toll-like receptor，TLR）家族：是一类高度保守、种类多样、分布广泛的跨膜受体，因与果蝇 Toll 蛋白同源而得名。人类已发现 TLR 有 11 种，其中 TLR3、TLR7、TLR8 和 TLR9 表达在细胞内，称为胞质型 TLR；其余 TLR 均表达在细胞膜表面，称为膜型 TLR。TLR 识别细胞外和细胞内的 PAMP 或 DAMP，通过 MyD88（衔接蛋白髓样分化因子）依赖型和非依赖型信号转导途径，在免疫细胞活化和介导炎症反应中发挥重要作用。

（2）RIG 样受体（RIG-like receptor，RLR）家族：存在于胞质中，负责识别病毒 dsRNA，主要包括视黄酸诱导基因产物 I（retinoic acid inducible gene I，RIG-I）和 MDA-5。通过识别胞内病毒 dsRNA，触发感染细胞产生 I 型干扰素。

（3）NOD 样受体（NOD-like receptor，NLR）家族：识别入侵到细胞质中的细菌细胞壁的肽聚糖、胞壁酰二肽等 PAMP 成分，NLR 激活后，诱导胞质中炎症小体（inflammasome）形成，启动炎症反应。

第三节 固有免疫的效应
Functions of Innate Immunity

一、固有免疫应答是免疫防御的第一防线，产生炎症反应（Innate immune response mediates inflammatory as the first line of immune defense）

固有免疫作为机体抵御微生物侵袭的第一道防线，发挥了重要的抗感染作用。当大量的病原体与宿主的皮肤黏膜屏障相遇时，即开启固有免疫对病原体的抵抗。固有免疫的早期阶段表现为局部炎症反应，白细胞被募集至感染部位并被激活以消除感染，同时，激活的白细胞分泌大量的细胞因子和炎症介质，导致全身反应，表现为白细胞增多、发热和急性期蛋白水平的增加（Figure 9-5）。这些蛋白质成分对机体都具有保护作用，但在极其严重的感染时，这种全身性炎症反应可导致休克、伴有多器官衰竭的弥散性血管内凝血，甚至导致患者死亡。

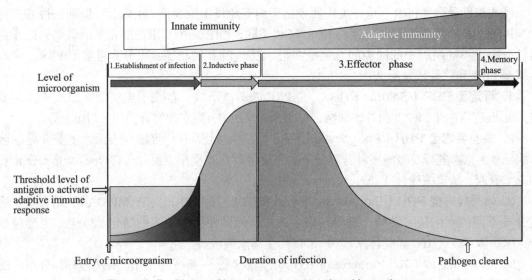

Figure 9-5　Phase of immune response primed by pathogens

二、固有免疫应答调控适应性免疫应答
（Innate immune response regulates the adaptive immune response）

固有免疫细胞中的巨噬细胞和 DC 是专职的抗原提呈细胞，不仅将经过加工处理的抗原肽提呈给 T 细胞，提供 T 细胞活化的第一信号；同时还表达 CD80、CD86 等分子，为 T 细胞的激活提供第二信号，从而启动适应性免疫应答。此外，活化的固有免疫细胞可分泌多种细胞因子，参与诱导不同 T 细胞功能亚群的分化，影响适应性免疫应答的类型和强度。固有免疫应答与适应性免疫应答之间相互作用、相互制约，维持机体内环境的稳定。

Key words： Innate immunity; Macrophage (Mφ); NK cell; Dendritic cell (DC); Innate lymphoid cell (ILC); Toll-like receptor (TLR); Pattern recognition receptor (PRR); Pathogen-associated molecular pattern (PAMP); Damage-associated molecular pattern (DAMP).

Review questions

1. Describe the components of innate immunity.
2. Describe the main characteristics of innate immunity.
3. What are pattern recognition receptors and what are their functions?

Case study

Innate resistance to HIV

NK cells play crucial roles in controlling viral infections and NK cell-deficient individuals have been known to suffer from continuous viral infection. New evidence is gradually emerging. Recent research suggests specific KIR-MHC class I gene interactions might control innate genetic resistance to certain viral infections, including HIV and its consequent development of AIDS. Certain HLA allotypes have been found to determine the progression of HIV to AIDS; an example is the HLA-B57 and HLA-B27 alleles, which have been found to delay progression from HIV to AIDS. This is evident because patients expressing these HLA alleles are observed to have lower viral loads and a more gradual decline in CD4$^+$ T cells numbers. Despite considerable research and data collected measuring the genetic correlation of HLA alleles and KIR allotypes, a firm conclusion has not yet been drawn as to what combination provides decreased HIV and AIDS susceptibility.

NK cells can impose immune pressure on HIV, which had previously been described only for T cells and antibodies. HIV mutates to avoid NK cell activity.

Questions

1. From the case, what's your explanation for the possible reason to explain the correlation of certain HLA allotypes with the progression of HIV?

2. Could you conclude the role of NK cells in controlling viral infection?

（左 丽 商正玲）

数字课程学习

● 教学 PPT　　● 拓展知识　　● Case Study　　● Glossary　　● Questions　　● 自测题

第十章 抗原提呈细胞与抗原提呈

Antigen Presenting Cell and Antigen Presenting

T cell mediated response can be induced only after the antigen has been processed, complexed with major histocompatibility complex (MHC) molecules and presented by antigen presenting cells (APCs). Although all nucleated cells expressing either MHC class I and/or II molecules could act as APCs, DCs, B cells and macrophages exhibit distinguished ability to constitutively express MHC class II molecules and to generate co-stimulatory signal critical for T cell activation, and they are classified as professional APCs.

Endogenous antigens such as viral or tumor proteins generated within the cells are processed in proteasome. Antigenic peptides of 8 ~ 13 amino acid are transported by TAP1 and TAP2 into the lumen of the ER where they are complexed to newly synthesized MHC class I molecules. The peptide-MHC I complex are then transported through the Golgi to the cell surface and presented to CD8$^+$ T lymphocytes.

Exogenous antigens captured by professional APCs are degraded into peptides within acidic compartments. Newly synthesized MHC class II molecules bound with invariant chain (Ii) are routed to endocytic compartments containing exogenous antigenic peptides, where the Ii chain is digested into CLIP (class II-associated invariant chain peptide). HLA-DM catalyzes exchange of antigenic peptides with CLIP. The peptide-MHC II complexes are then transported and presented on the surface of APCs for recognition by CD4$^+$ T lymphocytes.

In some cases, exogenous antigens may be presented by MHC class I molecules and endogenous antigen could be presented by MHC class II molecules. This is referred as cross-presenting pathway and plays an important role in anti-tumor and anti-virus immunity.

1973 年 Zinkernagel 和 Doherty 发现，T 细胞不能识别天然蛋白质抗原，抗原肽是与 MHC 分子一起被识别的。20 世纪 80 年代的研究进一步证实，T 细胞只能识别与 MHC 分子形成复合物的抗原肽成分，而这一过程需要其他免疫细胞辅佐，即首先将天然蛋白质抗原降解为多肽，随后与 MHC 分子结合形成抗原肽 –MHC 分子复合物并展示于细胞表面，才能被 T 细胞识别。这一将蛋白质抗原降解、与 MHC 分子形成复合物并提呈给 T 细胞的过程称为抗原的加工与提呈，而司职摄取、加工处理抗原并将抗原信息提呈给 T 细胞的免疫细胞，称为抗原提呈细胞（antigen presenting cell，APC）。

第一节　抗原提呈细胞
Antigen Presenting Cell

一、基本概念 （Basic concept）

抗原加工与提呈包含两个过程：抗原加工（antigen processing）是指蛋白质抗原在细胞内被降解成能与 MHC 分子结合的肽的过程，抗原提呈（antigen presentation）是指 MHC 分子结合抗原肽形成抗原肽 –MHC 分子复合物并将其展示于细胞表面供 T 细胞识别的过程。

不同来源的抗原其加工与提呈机制有所差异，鉴于所有有核细胞都表达 MHC Ⅰ 类和（或）MHC Ⅱ 类分子，从这个意义上来说，体内所有的有核细胞都可以被定义为 APC，但是习惯上，通常依据 APC 的功能，将其分为专职抗原提呈细胞和非专职抗原提呈细胞两大类。APC 处理的抗原，根据其来源通常分为外源性抗原和内源性抗原两类。

专职抗原提呈细胞（professional APC）：具有显著的抗原摄取、加工和提呈功能，大部分情况下组成性表达 MHC Ⅱ 类分子、共刺激分子的一类细胞，主要包括 DC、巨噬细胞和 B 细胞。专职 APC 是体内负责免疫激活的主要成分。

非专职抗原提呈细胞（non-professional APC）：一般情况下不表达 MHC Ⅱ 类分子，不具备抗原提呈功能，但是在炎症状态下可以被诱导表达 MHC Ⅱ 类分子、共刺激分子的一类细胞。非专职 APC 涵盖了体内几乎所有的细胞，如成纤维细胞、上皮细胞、各类肿瘤细胞和病毒或胞内细菌感染的细胞等。非专职 APC 的抗原处理和提呈功能较弱，主要作为靶细胞提呈抗原被 $CD8^+T$ 细胞识别。

外源性抗原（exogenous antigen）：来源于细胞外的抗原称为外源性抗原，包括经由吞噬和吞饮作用摄入的来自细胞外的抗原成分，如胞外细菌等。外源性抗原主要由专职 APC 摄取和加工处理，最终以抗原肽 –MHC Ⅱ 类分子复合物的形式激活 $CD4^+T$ 细胞，激发体液免疫。

内源性抗原（endogenous antigen）：在细胞内合成的抗原称为内源性抗原。内源性抗原包括病毒感染的细胞合成的病毒蛋白、肿瘤细胞内合成的肿瘤抗原及胞内合成的某些自身成分等。内源性抗原在细胞内合成后直接被细胞加工、处理，最终以抗原肽 –MHC Ⅰ 类分子复合物的方式提呈给 $CD8^+T$ 细胞，激发细胞免疫。

由于体内所有有核细胞都表达 MHC Ⅰ 类分子，因而体内各种组织细胞均可以作为非专职 APC 表达抗原肽 –MHC Ⅰ 类分子复合物，被 $CD8^+$ 细胞毒性 T 细胞（CTL）识别，成为 CTL 的攻击靶标，因此通常称此类细胞为靶细胞，如病毒或胞内菌感染的细胞、改变的自身细胞（如肿瘤细胞、衰老细胞、来自异体移植物的细胞等）。在本章中如果没有特殊说明，我们常常沿用这一习惯称呼。

Box 10-1　Antigen presenting cell (APC)

The term antigen presenting cell (APC) generally refers to a group of cells that display MHC molecules associated peptides ready for recognition by T lymphocytes. Since all nucleated cells express either MHC class I and/or class II molecules, they all can be designated as APCs. However, three cell types including DCs, B cells and macrophages exhibit distinguishing features for their ability to constitutively express MHC class II molecules and to deliver co-stimulatory signal required for T cell activation. These cells are classified as professional APCs. A variety of other cell types including endothelial cells, fibroblasts etc. are classified as non-professional APCs as they function as APC only in certain conditions especially during inflammatory responses when they can be induced to express MHC class II or co-stimulatory molecules.

二、专职抗原提呈细胞（Professional antigen presenting cell）

（一）树突状细胞（Dendritic cell，DC）

1. DC 的 APC 特性（Properties of DC as APC） 本书在第九章中对 DC 有详细的介绍。一般将 DC 分为 cDC 和 pDC 两类，其中 cDC 是淋巴器官中数量最多也是主要发挥 APC 职能的 DC 亚群；pDC 活化后分泌大量 I 型干扰素，主要参与抗病毒免疫应答及自身免疫。

按照成熟状态，DC 又分为未成熟 DC 和成熟 DC，它们存在于不同的组织，且有不同命名（见下述 DC 的成熟过程），实际上是 DC 摄取、加工处理抗原和移行过程中所获得的不同分化状态。

与巨噬细胞和 B 细胞相比，DC 是功能最强的 APC，其最大的特点是能够激活初始 T 细胞（naïve T cell），是机体 T 细胞免疫应答的始动者，也是连接固有免疫和适应性免疫的"桥梁"。

2. DC 摄取抗原的方式及成熟过程（Antigen uptake and maturation of DC）

（1）DC 摄取抗原的方式（pathways of antigen uptake by DC）：来源于细胞外的外源性抗原，如细菌、细胞、蛋白质抗原等，需被摄取至细胞内才能被加工、处理并提呈给 T 细胞。未成熟 DC，尤其是皮肤中的朗格汉斯细胞（Langerhans cell，LC）具有极强的抗原摄取能力。DC 能通过吞饮（pinocytosis）、吞噬（phagocytosis）和受体介导的内吞作用（receptor-mediated endocytosis）等方式摄取抗原。DC 具有强大的吞饮功能；能够通过受体介导的内吞作用摄取抗原，例如，通过 FcγR、C3b 受体能够有效捕捉抗原 – 抗体复合物。

（2）DC 的成熟过程（maturation of DC）：外周组织器官中的非成熟 DC 摄取抗原后迁移至外周淋巴器官发育为成熟 DC，大致过程如下：

1）未成熟 DC（immature DC）：存在于各器官组织中，主要包括皮肤组织中的朗格汉斯细胞（Langerhans cell，LC）及位于其他非免疫组织中的间质 DC（interstitial DC）。未成熟 DC 的表面树突较少，高表达多种模式识别受体，具有较强的抗原俘获和加工能力，低表达 MHC II 类分子及与 T 细胞活化有关的共刺激分子和黏附分子等。未成熟 DC 具有较强的抗原摄取能力，抗原提呈和激活 T 细胞的能力较弱。未成熟 DC 摄取抗原后逐渐成熟，同时从组织器官向外周淋巴器官迁移（migration）。

2）迁移期 DC（migratory DC）：未成熟 DC 摄取抗原后与组织的黏附性降低，开始向局部淋巴结迁移，经输入淋巴管进入淋巴结的 T 细胞依赖区，在迁移过程中 DC 逐渐成熟。位于输入淋巴管和淋巴液中迁移的 DC，又称隐蔽细胞（veiled cell），就属于迁移期 DC。

3）成熟 DC（mature DC）：迁移入淋巴结的成熟 DC 表面有许多树突，抗原识别和摄取能力下降，表达高水平抗原肽 –MHC 分子复合物及与 T 细胞活化有关的共刺激分子和黏附分子，其功能转变为向初始 T 细胞提呈抗原并启动适应性免疫应答。外周免疫器官中 T 细胞区的并指状 DC（interdigitating DC）就属于成熟 DC。

未成熟 DC 与成熟 DC 特性比较见 Figure 10-1（参见本章"拓展知识"）。

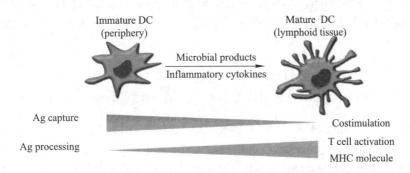

Figure 10-1　Comparison of immature DC and mature DC

（二）巨噬细胞（Macrophage）

骨髓来源的单核细胞进入血液存留数小时至数日后，移行到全身各组织器官中分化为巨噬细胞。巨噬细胞通过吞噬、胞饮、受体介导的内吞作用等方式摄取抗原。巨噬细胞产生多种胞内酶和胞外酶，参与加工和处理吞入的异物，作为 APC，其主要功能是吞噬和清除颗粒性抗原（如细菌、凋亡细胞、肿瘤细胞等）。

正常情况下，大多数巨噬细胞处于静止状态，几乎不表达或低表达 MHC Ⅱ类分子、共刺激分子，有很强的抗原摄取、加工能力，但是抗原提呈能力很弱。摄取抗原将激活巨噬细胞，促进其产生许多生物活性因子（如 IL-1、TNF-α、IFN-γ 等），在 IFN-γ 的作用下，活化巨噬细胞表达 MHC Ⅰ 和Ⅱ类分子、共刺激分子的水平显著升高，而发挥专职 APC 功能，提呈抗原肽 –MHC Ⅱ类分子复合物，活化 CD4$^+$T 细胞并促进其分泌 IFN-γ。同时，T 细胞分泌的 IFN-γ 使巨噬细胞吞噬和清除病原体的能力进一步增强。

（三）B 细胞（B lymphocyte）

B 细胞也是体液免疫应答的主要成分。作为专职 APC，B 细胞主要负责摄取和提呈可溶性抗原（如昆虫毒素、蛇毒、免疫接种的类毒素等），尤其抗原浓度较低时，B 细胞可通过 BCR 特异性地富集抗原，提高抗原摄入率。B 细胞还能通过胞饮作用摄入抗原。B 细胞提呈抗原肽 –MHC Ⅱ类分子复合物活化 CD4$^+$Th 细胞。在 B 细胞与 Th 细胞相互作用的过程中，活化的 Th 细胞通过上调表面的 CD40L（CD154）与 B 细胞表面的 CD40 相互作用，为 B 细胞提供共刺激信号，同时 Th 细胞还分泌细胞因子促进 B 细胞增殖、活化及分泌抗体，介导对 TD-Ag 的体液免疫应答。

三种专职 APC 的特性比较参见本章"拓展知识"。

第二节 抗原的加工和提呈
Antigen Processing and Presentation

抗原的性质、来源不同，其加工和提呈机制也不同。抗原加工提呈可以分为 MHC Ⅰ 类分子途径和 MHC Ⅱ 类分子途径，此外，还有交叉提呈途径和脂类抗原的 CD1 分子提呈途径。

一、MHC Ⅰ 类分子抗原加工提呈途径
（The MHC class Ⅰ pathway for processing and presentation of antigen）

内源性抗原主要通过 MHC Ⅰ 类分子途径加工提呈，因此也称为内源性抗原加工提呈途径（endogenous antigen processing and presentation pathway）。由于所有有核细胞都表达 MHC Ⅰ 类分子，故所有有核细胞（包括专职 APC）均能通过该途径加工提呈抗原。

1. 内源性抗原的产生和加工（Generation and processing of endogenous antigen） 细胞内合成的病毒蛋白、肿瘤抗原及某些自身成分等，均属于内源性抗原。内源性抗原需经蛋白酶体（proteasome）降解成抗原肽才能进行转运。蛋白酶体广泛存在于真核细胞的细胞核和细胞质中，是内源性抗原加工的主要场所。

胞内蛋白质抗原首先与泛素（ubiquitin）结合发生泛素化，然后进入蛋白酶体被降解。最普遍的蛋白酶体（26S）含有：1 个 20S 核心蛋白酶体，呈四环叠加中空筒状结构，上下两端为 α 环，中间为两个 β 环，负责降解进入蛋白酶体的蛋白质；2 个 19S 调节复合体，负责识别蛋白质上的泛素化标签，使蛋白质进入蛋白酶体。β 环含 3 个亚单位（β1、β2、β5），又称为低相对分子质量多肽（low relative molecular mass peptide）或巨大多功能蛋白酶体（large multifunctional proteasome）。特别是在免疫应答时，IFN-γ 可诱导合成 3 个新的亚单位（β1i、β2i、β5i）并取代原有的亚单位，形成免疫蛋白酶体（immunoproteasome），其蛋白酶活性更强，降解底物的特性发生改变，能产生 C 端为疏水性或碱性氨基酸的、长度为 8 ~ 13 个氨基酸的抗原肽，更有利于与 MHC Ⅰ 类分子结合，在免疫原性抗原肽的产生中扮演重要角色。

2. 内源性抗原肽的转运（Transport of endogenous antigenic peptide） 抗原在胞质中降解成为肽段后，通过内质网（endoplasmic reticulum，ER）膜上的抗原加工相关转运体（transporter associated with antigen processing，TAP）分子被转运入内质网与新合成的 MHC Ⅰ 类分子组装。TAP 分子是由 6 次跨膜的 TAP1 和 TAP2 组成的异二聚体，在内质网膜上形成一个跨膜孔道（Figure 10–2），以 ATP 依赖性方式将抗原肽转运至内质网腔。TAP 分子选择性转运长度为 8 ~ 13 个氨基酸、C 端为碱性或疏水氨

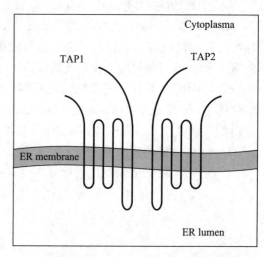

Figure 10–2　Structure of TAP

基酸残基的肽段，这正是适合 MHC Ⅰ 类分子结合的抗原肽。

3. MHC Ⅰ 类分子的合成与组装（Synthesis and assembly of MHC class Ⅰ molecules）　组成 MHC Ⅰ 类分子的 α 链和 β2m 均在内质网中合成，许多分子伴侣（chaperone，参见本章"拓展知识"）协助组装形成有功能的 MHC Ⅰ 类分子。分子伴侣钙连蛋白（calnexin）、钙网蛋白（calreticulin）、TAP 相关蛋白（TAP-associated protein，tapasin）参与 α 链正确折叠并保护其不被降解，组装形成 MHC Ⅰ 类分子并确保其在结合抗原肽前保持结构稳定，维持其抗原肽结合槽处于有利于以高亲和力结合抗原肽的构象。其中 tapasin 使 MHC Ⅰ 类分子与 TAP 通道紧邻，为就近接受抗原肽做好准备。

4. 抗原肽–MHC Ⅰ 类分子复合物形成及提呈（Formation and presentation of peptide-MHC Ⅰ complex）　实际上，在胞质中经蛋白酶体降解产生的多肽，其长度并非最适合与 MHC Ⅰ 类分子结合。多肽通过 TAP 通道进入内质网后，还要在内质网氨基肽酶（ER aminopeptidase，ERAP）的作用下进一步修饰成为有 8～13 个氨基酸、能以高亲和力结合 MHC Ⅰ 类分子的多肽。在此过程中，内质网蛋白 57（ER protein57，ERp57，一种羟基氧化还原酶）还参与 MHC Ⅰ 类分子 α2 结构域中二硫键的断裂和重建，使 MHC Ⅰ 类分子的抗原肽结合槽以更高的亲和力结合抗原。

最终，在内质网中形成的抗原肽–MHC Ⅰ 类分子复合物经高尔基体转运送到细胞表面，供特异性 CD8[+]T 细胞识别。Figure 10-3 总结了 MHC Ⅰ 类分子抗原加工提呈途径的基本过程。

二、MHC Ⅱ 类分子抗原加工提呈途径
（The MHC class Ⅱ pathway for processing and presentation of antigen）

外源性抗原通常通过 MHC Ⅱ 类分子途径加工提呈，因此该途径又称为外源性抗原加工提呈途径（exogenous antigen processing and presentation pathway）。

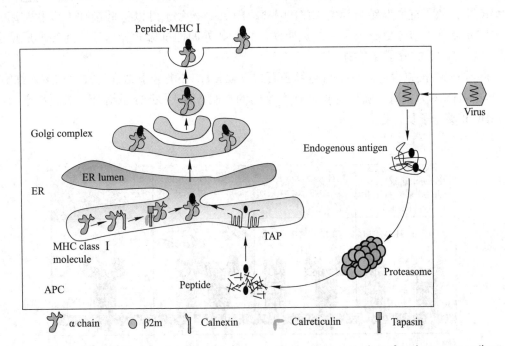

Figure 10-3　The MHC class Ⅰ pathway for processing and presentation of endogenous antigen

1. 外源性抗原的加工处理（Processing of exogenous antigens） 各类 APC 通过不同的方式摄取外源性抗原。蛋白质抗原摄取后进入内体（endosome），颗粒性抗原（如细菌）摄取后进入吞噬体（phagosome），吞噬体继续与溶酶体融合形成吞噬溶酶体（phagolysosome）。内体形成后向细胞深部移动，经过早期到晚期内体的成熟过程，内体中的 pH 逐渐降低，并最终与溶酶体融合形成吞噬溶酶体。内体及溶酶体中含有的大量酶类（蛋白水解酶、核酸酶和脂酶等）在酸性环境中活化，将外源性抗原降解为能够与 MHC II 类分子结合的、含 10~30 个氨基酸的多肽。

2. MHC II 类分子的合成及转运（Synthesis and transportation of MHC class II molecules） MHC II 类分子的 α 链和 β 链在内质网中合成并形成异二聚体。新合成的 MHC II 类分子与辅助分子 Ia 相关恒定链（Ia-associated invariant chain，Ii 链，CD74，以下简称恒定链）结合形成（αβIi）$_3$ 九聚体。Ii 链的主要作用是：①促进 MHC II 类分子的折叠和组装形成二聚体；②防止在内质网中的其他内源性多肽与 MHC II 类分子结合；③引导 MHC II 类分子进入胞质的内体。

Ii 链引导新合成的 MHC II 类分子经高尔基体进入胞质，形成一种富含 MHC II 类分子的细胞器 MHC II 类小室（MHC class II compartment，M II C）。M II C 是一种晚期内体样细胞器，含有形成抗原肽–MHC II 分子复合物所需的各类成分，包括 MHC II 类分子、大量的酶、Ii 链和 HLA-DM 等。在 M II C 中酶的作用下 Ii 链被降解，仅保留一个含 24 个氨基酸的肽段，即 MHC II 类分子相关恒定链肽段（class II -associated invariant chain peptide，CLIP），结合在 MHC II 类分子抗原肽结合槽内，避免其与其他多肽结合。MHC II 类分子与抗原肽结合前，必须先将 CLIP 从抗原肽结合沟槽部位解离，该过程依赖于 M II C 中的非经典 MHC 分子——HLA-DM（Figure10-4）。

3. 抗原肽–MHC II 类分子复合物的形成（Formation of peptide-MHC II complex） 在细胞质中，携带外源性抗原肽的内体、吞噬溶酶体与 M II C 融合。HLA-DM 的作用包括：促使 MHC II 类分子抗原肽结合槽与 CLIP 解离；HLA-DM 分子可以将低亲和力多肽驱离，促进 MHC II 类分子结合更高亲和力的抗原肽。大多数外源性抗原肽经由这一途径形成稳定的抗原肽 – MHC II 类分子复合物。

部分外源性抗原也可以直接与胞膜表面的空载 MHC II 类分子结合后被吞噬进入细胞内，在内体中被降解为多肽，随后与再循环至胞内的空载 MHC II 类分子结合，形成稳定的抗原肽–MHC II 类分子复合物。

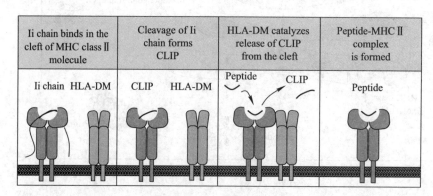

Ii chain binds in the cleft of MHC class II molecule	Cleavage of Ii chain forms CLIP	HLA-DM catalyzes release of CLIP from the cleft	Peptide-MHC II complex is formed

Figure 10-4 Schematic diagram of Ii chain and CLIP

4. 抗原肽 –MHC Ⅱ类分子复合物的提呈（Presentation of peptide-MHC Ⅱ complex） 通过胞吐作用，形成的抗原肽 –MHC Ⅱ类分子复合物被表达于 APC 的表面，供 CD4⁺T 细胞识别。TCR 将同时识别 MHC Ⅱ类分子和抗原肽，在这一过程中有多种分子参与，T 细胞获得激活必需的第一、第二信号后，进入活化程序，发挥免疫功能。

Figure10-5 总结了 MHC Ⅱ类分子抗原加工提呈途径的基本过程。

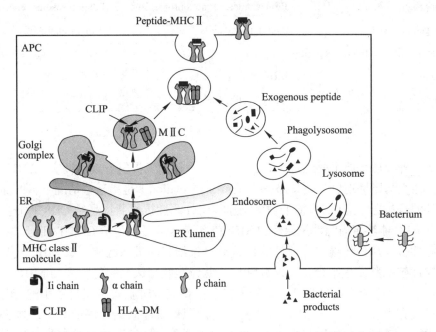

Figure 10-5　The MHC class Ⅱ pathway for processing and presentation of exogenous antigen

Table 10–1 比较了 MHC Ⅰ类和 MHC Ⅱ类分子抗原加工提呈途径的主要区别，同时参见本章"拓展知识"。

Box 10-2　The functions of HLA-DM

HLA-DM is a non-classical MHC class Ⅱ molecule consisting of an α chain and a β chain encoded respectively by *HLA-DMA* and *HLA-DMB* genes. HLA-DM is present in all MHC class Ⅱ-expressing APCs and is largely absent from APC surface，instead，it is predominantly accumulated in the specialized M Ⅱ C endosomal compartment. HLA-DM acts to promote peptide loading of class Ⅱ molecules in the endosomal/lysosomal system by catalyzing the release of CLIP in exchange for more stably binding of exogenous peptides. Efficiency of HLA-DM mediated replacement is down-regulated by HLA-DO，another non-classical and non-polymorphic class Ⅱ molecule.

Table 10-1 The difference between MHC class Ⅰ and class Ⅱ pathways for processing and presentation of antigen

	MHC class Ⅰ pathway	MHC class Ⅱ pathway
Source of the antigen	Endogenous antigen	Exogenous antigen
Enzyme for protein process	Proteasomes, immunoproteasome	Phagolysosome, endosome
Cell for antigen process	All nucleated cells	Professional APC
Binding side for MHC antigenic peptide	ER	MⅡC
MHC molecule	MHC class Ⅰ	MHC class Ⅱ
Presentation object	CD8⁺T cells	CD4⁺T cells

三、交叉提呈途径（Cross-presentation pathway）

传统上，外源性抗原主要经过 MHC Ⅱ 类分子途径加工提呈。现已证实，MHC 分子对抗原的提呈存在交叉提呈现象。交叉提呈（cross-presentation）是指某些情况下 APC 能够摄取、加工处理外源性抗原，经由 MHC Ⅰ 类分子途径将外源性抗原肽提呈给 CD8⁺T 细胞，或者在某些情况下 APC 能够将内源性抗原经由 MHC Ⅱ 类分子途径提呈给 CD4⁺T 细胞。

在外源性抗原从内体逸出，或外源性抗原穿过细胞膜进入胞质，或 MHC Ⅰ 类分子进入内体与外源性抗原肽发生结合，或外源性抗原肽经胞吐释放至胞外与表面 MHC Ⅰ 类分子结合等情况下，外源性抗原被 MHC Ⅰ 类分子提呈。在应激时胞质出现自吞小泡，与内体/溶酶体融合；或在内质网腔中的 MHC Ⅱ 类分子与内源性抗原肽结合等情况下，内源性抗原肽被 MHC Ⅱ 类分子提呈。交叉提呈与一些自身耐受现象、抗病毒感染及抗肿瘤免疫有关。交叉提呈不是抗原提呈的主要方式，也不是所有的 APC 都有交叉提呈的能力。

四、脂类抗原的CD1分子提呈途径
（The CD1 pathway for presentation of lipid antigen）

上述加工处理途径主要提呈蛋白质抗原，非肽类抗原（如糖脂类抗原等）主要依赖与 CD1 分子形成复合物被提呈，抗原信息主要提交给 NKT 细胞。该抗原提呈机制在抗感染免疫（尤其是针对分枝杆菌的免疫应答）中具有重要意义。

Key words：Antigen presenting cell(APC); Antigen processing and presentation; Professional APC; Nonprofessional APC; MHC class Ⅰ pathway; MHC class Ⅱ pathway; Cross-presentation

Review questions

1. Explain the difference between exogenous and endogenous antigen processing and presentation pathways.

2. While all nucleated cells are able to process and present antigens, why only professional antigen- presenting cells, especially DC, can activate naïve T cells?

3. Explain why the influenza virus-specific CTL cells can not respond to target cells infected

with UV-inactivated influenza virus?

4. Describe the difference between immature and mature DCs.

Case study

MHC class I deficiency

Tina, 17 yeas old, was brought to local Children's hospital. She had severe bronchiectasis（支气管扩张）and persistent cough that produced yellow-green sputum. She had been chronically in ill from 4-year-old, with repeated infections in sinuses（鼻窦）, middle ears（耳）, lungs, apparently due to a variety of respiratory viruses. The bacteria *Haemophilus influenzae*（流感嗜血杆菌）and *Streptococcus pneumonia*（肺炎链球菌）could be cultured from her sputum. Doctor found that her 6-year-old brother also suffered from repeated upper and lower respiratory tract infections from very early age. He also had bronchiectasis and *Haemophilus influenzae* could be cultured from his sputum.

Clinical examination showed they both had increased IgG(1500mg/dL, normally 600 ~ 1 400 mg/dL), their white blood cell(WBC) counts were 7 000 and 6 600 /μL respectively, among which 25% cells were lymphocytes. 10% of their total lymphocytes were CD19[+] (B cells), 4% were CD16[+] (NK cells), 86% were CD3[+](T cells). Over 85% of T cells were CD4[+], 15% were CD8[+]. Other cells counts were in a normal range.

No evidences showed they had humoral response deficiency. From history, doctors found they both had been immunized several times with diverse strains of influenza, however titers of anti-influenza antibodies were very low. When WBCs from them were genotyped for MHC I antigens, results indicated that no MHC I molecules could be detected on their cells, less than 1% of the amount expressed on the cells of the healthy people.

Questions

1. Why both kids are so susceptible to respiratory viruses infections? In normal status, how influenza viruses are recognized and presented to compatible immune cells?

2. Would you please clearly explain why Tina and her brother had significantly decreased CD8[+]T cells in the circulation?

（梁淑娟 彭美玉）

数字课程学习

● 教学 PPT ● 拓展知识 ● Case Study ● Glossary ● Questions ● 自测题

第十一章 B 淋巴细胞

B Lymphocyte

B lymphocytes, or B cells, express a diverse repertoire of B cell antigen receptors (BCRs). Besides producing antibody, B cells are also antigen presenting cells (APC) and function in immune regulation.

Polypeptide chains of the immunoglobulin (Ig) or BCR are encoded by sets of gene segments. These gene segments are rearranged during B cell development in bone marrow to assemble a functional gene encoding either a light chain or a heavy chain of BCR or antibody. It is estimated that there could be as many as 10^{11} different antibody molecules in the human antibody repertoire. Various mechanisms are used in B cells to achieve this diversity.

Mature B cells bear functional molecules on their surface, such as BCR complex and accessory molecules which include CD19, CD21 and CD81, as B cell co-receptor complex; B7, CD40, cell adhesion molecules, and cytokine receptors etc.

The majority of B cells develop in bone marrow, called B2 cells, can further commit to development either into marginal zone B cells or into follicular B cells. B1 cells represent a distinct lineage that develops from fetal liver-derived progenitors.

依据不同的细胞发育途径，B 淋巴细胞（简称 B 细胞）可分为 B1 和 B2 细胞亚群。B1 细胞最初由胎肝产生，出生后具有自我更新能力。B2 细胞在骨髓内发育，最终成为定居于外周免疫器官淋巴滤泡内的滤泡 B 细胞（follicular B cell，FO B cell）或边缘区 B 细胞（marginal zone B cell，MZ B cell）。大多数成熟的 B 细胞为滤泡 B 细胞。在骨髓内发育成熟的过程中，B 细胞获得其表面抗原识别受体（B cell receptor，BCR），即膜免疫球蛋白（membrane immunoglobulin，mIg）的表达，并获得自身免疫耐受等特征。骨髓发育过程中，通过 Ig 基因重排而产生具有巨大多样性的 BCR 库（BCR repertoire），赋予成熟 B 细胞识别各种各样抗原的能力。

B 细胞不仅能分泌抗体介导免疫应答效应，也是一类专职抗原提呈细胞，并参与免疫调节。贯穿 B 细胞的发育成熟及活化、分化等过程，一系列细胞膜分子依次表达，这些膜分子的表达与 B 细胞功能密切相关，并可作为不同发育阶段 B 细胞的表面标志。本章重点介绍滤泡 B 细胞在骨髓内的发育成熟过程与机制、B 细胞表面膜分子及 B 细胞亚群。

第一节　B细胞在骨髓内的发育
The Development of B Cells in the Bone Marrow

大多数 B 细胞来源于骨髓多能造血干细胞，其后在骨髓内完成发育成熟过程。在此过程中，B 细胞不接触外来抗原，发育过程中的主要事件是 Ig 基因重排、膜 Ig 的表达和具有自身反应性 B 细胞的清除等。

一、骨髓微环境（Bone marrow microenvironment）

B 细胞发育早期需要骨髓基质细胞（stromal cell）提供的微环境。骨髓基质细胞通过表达黏附因子与处于发育早期的 B 细胞直接接触，以及产生 IL-7 等细胞因子支持 B 细胞在骨髓中的发育（Figure 11–1）。

首先，祖 B 细胞（pro-B cell）通过其表达的黏附分子 VLA-4 与表达于骨髓基质细胞的 VCAM-1 结合。随后，祖 B 细胞表达的 c-Kit（干细胞因子受体，CD117）与骨髓基质细胞表达的干细胞因子（stem cell factor，SCF）相结合，通过 c-Kit 传入的信号激发祖 B 细胞分裂、增殖并表达 IL-7 受体。在骨髓基质细胞分泌的 IL-7 的作用下，进一步分化为前 B 细胞（pre-B cell）。随后，前 B 细胞所表达的黏附分子下调，使之脱离骨髓基质细胞并进一步发育。

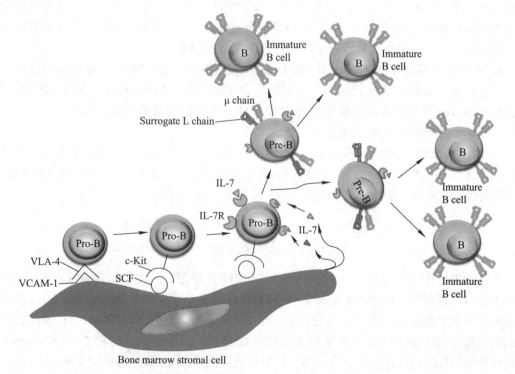

Figure 11–1　Bone marrow stromal cells provide microenvironment for early maturation of B cells

二、B细胞成熟的分期（Stages of B cell maturation）

根据 B 细胞发育过程中 Ig 基因重排和膜 Ig 表达的进程，B 细胞在骨髓内的发育过程可大致分为祖 B 细胞（pro-B cell）、前 B 细胞（pre-B cell）、未成熟 B 细胞（immature B cell）和成熟 B 细胞（mature B cell）4 个阶段（Table 11-1）。

Table 11-1 Characteristics of maturation stages of B cells in bone marrow

	Pro-B cell	Pre-B cell	Immature B cell	Mature B cell
H chain gene	$D_H J_H$	$V_H D_H J_H$	$V_H D_H J_H$	$V_H D_H J_H$
L chain gene	VpreB+λ5	Vpre B+λ5	$V_L J_L$	$V_L J_L$
RAG-1/RAG-2 expression	+	+	−	−
Membrane H chain	−	μ	μ	μ+δ
Light chain	−	Surrogate L chain	κ or λ	κ or λ

1. 祖 B 细胞（Pro-B cell） 祖 B 细胞表达 CD45R、黏附分子和 c-Kit。在此阶段 B 细胞 Ig 重链基因开始重排，胞质中出现 μ 链。但此时 Ig 轻链基因尚未开始重排，故祖 B 细胞表面无膜 Ig。祖 B 细胞开始表达 Igα/Igβ 异二聚体，后者是 BCR 复合体的重要组成部分。

2. 前 B 细胞（Pre-B cell） Ig 重链基因完成重排，并由祖 B 细胞产生一种替代轻链（surrogate light chain），与 μ 链结合组成类似 Ig 的分子表达在细胞表面，称为前 B 细胞受体（pre-B cell receptor，pre-BCR），是前 B 细胞的表面标志。替代轻链在结构上与 κ 链和 λ 链同源，但缺乏多样性，所有前 B 细胞中的替代轻链都是相同的。

3. 未成熟 B 细胞（Immature B cell） 前 B 细胞继续发育，完成 Ig 轻链基因重排，所产生的 κ 链或 λ 链取代替代轻链，与 μ 链结合，形成膜型 IgM（mIgM）表达于细胞表面。mIgM 与 Igα/Igβ 异二聚体共同组成的 BCR 复合体是未成熟 B 细胞的表面标志。通过阴性选择的未成熟 B 细胞继续发育为成熟 B 细胞。

4. 成熟 B 细胞（Mature B cell） 未成熟 B 细胞仅表达 mIgM。mIgM 和 mIgD 分子同时表达是成熟 B 细胞的表面标志，这两种 mIg 的可变区相同。随后，成熟 B 细胞离开骨髓，向外周免疫器官迁移并参加淋巴细胞再循环，主要介导适应性体液免疫应答。

三、未成熟自身反应性B细胞的阴性选择
（Negative selection of autoreactive immature B cell）

在骨髓发育中可产生具有巨大多样性 BCR 库的 B 细胞，其中包括自身反应性 B 细胞。骨髓内通过阴性选择（negative selection）机制将这种自身反应性 B 细胞清除。阴性选择发生在未成熟 B 细胞阶段，若其表达的 mIgM 能与骨髓基质细胞表面的多价自身抗原结合，抗原刺激引起 mIgM 的受体交联将导致未成熟 B 细胞凋亡，即为克隆清除（clonal deletion）；若其与单价的可溶性自身抗原结合，则引起自身反应性 B 细胞无能（clonal anergy）。通过阴性选择的未成熟 B 细胞进一步表达 mIgD，发育为成熟 B 细胞，后者离开骨髓进入外周免疫器官称为初始 B 细胞（naïve B cells）。

四、Ig基因重排（Ig gene rearrangement）

Ig 的可变区（V 区）与恒定区（C 区）分别由相互独立的基因编码。这些基因在 B 细胞发育成熟过程中经历基因重排（gene rearrangement）事件，形成可以表达约 10^{11} 种抗原识别特异性 BCR（或抗体分子）的成熟 B 细胞库（B cell repertoire）。因此，成熟 B 细胞的 Ig 基因（即重排后基因）与祖 B 细胞所携带的 Ig 胚系（germ line）基因不同。

1. Ig 胚系基因结构特点（Structural characteristics of Ig germ line gene） 根据国际上的统一命名，在 Ig 分子多肽链中，Ig 的 κ 型、λ 型轻链和重链分别写作 Igκ、Igλ 和 IgH。在 Ig 胚系基因中编码这三种多肽链的基因依次写作 *IGK*、*IGL* 和 *IGH*，其分别位于第 2、22 和 14 号染色体上。每一种基因分别含有许多基因片段（gene segment），分隔成 3~4 组。其中，轻链基因分为 *V*、*J* 和 *C* 三组，分别写作 *IGKV*、*IGKJ*、*IGKC* 或 *IGLV*、*IGLJ* 和 *IGLC*；重链基因分为 *V*、*D*、*J* 和 *C* 四组，分别写作 *IGHV*、*IGHD*、*IGHJ*、*IGHC*（Figure 11-2，Table 11-2）。在各个 *V* 基因片段 5′ 端均有一个长度为 60~90 bp 的外显子，编码信号肽，也称为引导肽（signal or leader peptide），其作用为引导轻链或重链穿过内质网。Ig 分子在内质网完成组装之前，该信号肽被切除。

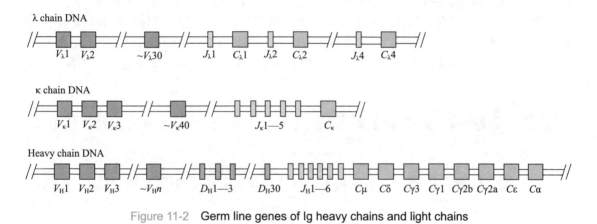

Figure 11-2　Germ line genes of Ig heavy chains and light chains

Table 11–2　Chromosomal locations and number of functional gene segments
of immunoglobulin genes in humans

Gene	Chromosomal location	Number of gene segments			
		V region	*D* region	*J* region	*C* region
H chain gene	14	48	23	6	10
κ chain gene	2	40	0	5	1
λ chain gene	22	30	0	4	4

2. Ig 基因重排过程（Process of Ig gene rearrangement） 在 B 细胞发育及其介导的体液免疫应答过程中，Ig 基因遵循一定顺序和机制进行基因重排或重组后，才能表达功能性的 Ig 分子。Ig 基因重排主要通过重组激活基因（recombination activating gene，RAG）编码的

重组酶（recombinase）和末端脱氧核苷酸转移酶（terminal deoxyribonucleotidyl transferase，TdT）介导完成。其作用包括识别基因片段两端的保守序列，切割、连接和修补 DNA 等。

（1）重链基因重排（heavy chain gene rearrangement）：在 B 细胞发育成熟过程中，*IGH* 基因最先开始重排。首先，一个重链的 *D* 基因片段与一个 *J* 基因片段结合，两者之间的间隔序列被切除，形成 *DJ* 片段。接着，一个 *V* 基因片段与一个已重排的 *DJ* 片段结合，形成的 *VDJ* 即为功能性的 *V* 基因，编码 Ig 分子重链的可变区。重链 *V*、*D*、*J* 基因片段的重排是随机的。重排后的 *V* 基因通过转录剪切与 *Cμ* 或 *Cσ* 基因片段结合，形成一个编码完整重链的 mRNA，并经翻译成为 IgM 或 IgD 分子的重链。

Ig 重链基因重排过程见 Figure 11–3。

（2）轻链基因重排（light chain gene rearrangement）：重链基因重排完成后，轻链基因开始重排。通常是 *IGK* 基因先重排，如果 *IGK* 基因重排失败，则 *IGL* 基因接着重排，但这种次序不是绝对的。轻链基因重排时，由于在轻链基因中不含 *D* 基因片段，*V* 基因片段直接与 *J* 基因片段重组，形成编码 Ig 分子轻链可变区的 *V* 基因。随后该 *V* 基因与轻链基因的 *C* 基因片段进行重组，形成编码轻链的 mRNA，进一步翻译为 Ig 分子的轻链（Figure 11–4）。

3. **Ig 基因重排的等位基因排斥和同种型排斥（Allelic exclusion and isotypic exclusion of Ig gene rearrangement）** 一个 B 细胞克隆只表达一种 BCR，只分泌一种抗体。对于遗传上是杂合子的个体来说，保证 B 细胞克隆的单一特异性及只表达一种 Ig 型的轻链，主要是通过等位基因排斥和同种型排斥等机制实现的。等位基因排斥（allelic exclusion）是指 B 细胞中一条染色体上的重链（或轻链）基因重排成功后，抑制另一条同源染色体上重链（或轻

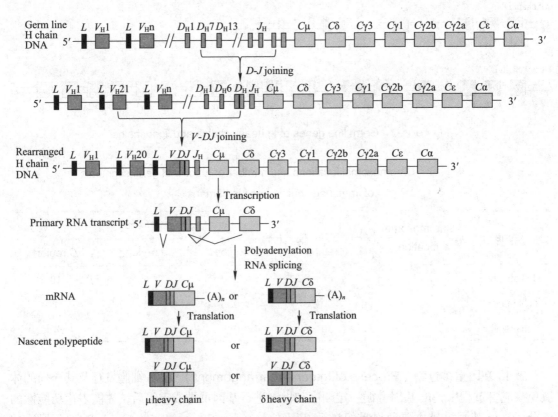

Figure 11–3　Ig heavy chain gene rearrangement and RNA processing events

链）基因的重排。同种型排斥（isotypic exclusion）是指κ轻链基因重排成功后抑制λ轻链基因的重排。

4. Ig 的表达及类别转换（Expression and class switching of Ig） 成熟 B 细胞的类别转换（class switch）是 Ig 基因的"第二次基因重排"。Ig 的类别转换是指一个 Ig 分子的可变区不变，其重链类型（恒定区）发生改变。经过类别转换的 B 细胞才能分化为产生 IgG、IgA 或 IgE 型抗体的浆细胞和记忆 B 细胞。

Ig 类别转换时 *IGHC* 基因 5′ 端内含子中存在转换信号序列（switch signaling sequence），参与 Ig 类别转换。转换过程中，位于 *IGHCM* 前的转换信号序列称为 *S*μ（*SM*），*IGHCG* 前的称为 *S*γ（*SG*），其他类别转换以此类推。在 IgM 向 IgG 转换时，*S*μ 与 *S*γ 靠近并结合，位于其间的其他基因片段被环出并切除。经重组的 *VDJ* 外显子直接连接 *C*γ（*CG*），形成 *IGHCG*，转录后表达 IgG（Figure 11-5）。Ig 类别转换发生在成熟 B 细胞受抗原刺激后，需

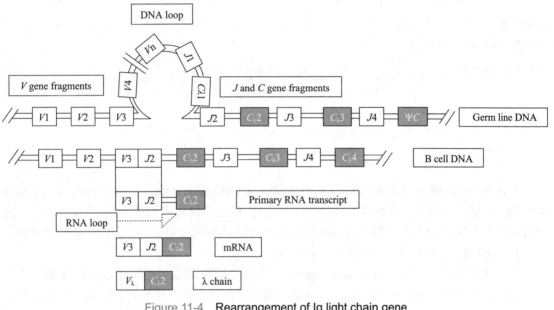

Figure 11-4　Rearrangement of Ig light chain gene

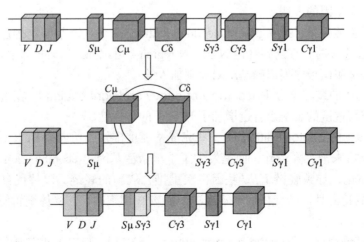

Figure 11-5　Ig class switch to IgG

要在 Th 细胞及细胞因子等作用下完成（参见第十四章）。

五、Ig多样性产生机制（Mechanisms of the generation of Ig diversity）

Ig 多样性（Ig diversity）是指个体中所具有的抗原特异性不同 Ig 的总和，也称 Ig 库（Ig repertoire），或抗体 / BCR 库（antibody/BCR repertoire）。人类个体 Ig 库中不同抗原特异性 Ig 数量可高达 10^{11}。一个如此庞大 Ig 库的产生是由多种机制参与完成的（Table 11-3）。在此过程中，除体细胞高频突变是在成熟 B 细胞接触外来抗原后发生外，其他过程在骨髓中发育的 B 细胞在接触外来抗原之前即可发生。

Table 11–3　Cumulative generation of antibody diversity in humans

Mechanisms	H chain	κ chain	λ chain
Combinatorial *V-J* and *V-D-J* joining	$48 \times 23 \times 6 = 6\ 624$	$48 \times 23 \times 6 = 6\ 624$	$30 \times 4 = 120$
Junctional flexibility	+	+	+
N-region nucleotide addition	+	−	−
Somatic mutation	+	+	+

Combinational association of heavy and light chains $6\ 624 \times (200+120)=2.12 \times 10^{6}$.The estimated number of gene segments in *V*, *D*, and *J* regions in human germ line genome see Table 11-2.

(+) indicates mechanisms that makes a significant contribution to diversity but to an unknown extent. (-) indicates mechanism that does not operate.

1. *V*-(*D*)-*J* 基因片段随机组合 [Combinatorial *V*-(*D*)-*J* joining] 如前所述，在 Ig 胚系基因中，重链基因含有大量的 *V*、*D*、*J* 基因片段，轻链基因含有大量的 *V*、*J* 基因片段。这些数量较多的基因片段通过随机重排进行组合，可产生大量抗原特异性不同的功能性 *V* 基因。

2. 连接的不准确性（Junctional flexibility）

（1）连接的不精确性（imprecise joining）：在轻、重链的基因片段连接的过程中，胚系基因序列中的几个核苷酸可以发生随机重组，或者可以丢失几个核苷酸，结果产生可编码新氨基酸的密码子。此外，连接的不精确性还可以产生终止密码子或使阅读框移码，结果导致基因的不表达或新基因的表达。

（2）N 区核苷酸插入（N-region nucleotide addition）：在重链基因重排过程中，*V*、*D* 和 *D*、*J* 基因片段在连接时，在连接部位 N 区（N region）可以插入额外的核苷酸序列。而这些核苷酸序列不是按照模板序列以碱基配对原则加入的。

3. 重链和轻链的装配组合（Assembly of heavy and light chains） 在蛋白质水平上，B 细胞中不同轻链与重链的装配组合也增加了 Ig 分子的多样性。

4. 受体编辑（Receptor editing） 一些完成基因重排并成功表达 BCR（mIgM）的 B 细胞识别自身抗原后未被克隆清除，而是发生了重组激活基因（recombination activating gene，RAG）的重新活化，导致轻链 *V*、*J* 基因再次重排合成新的轻链，以替代自身反应性轻链，使 BCR 获得新的特异性。若受体编辑不成功，则该 B 细胞凋亡。受体编辑使 BCR 的多样性进一步增加。

5. 体细胞高频突变（Somatic hypermutation，SHM） 与以上机制导致的 Ig 多样性不

同，体细胞高频突变发生于已发育成熟的 B 细胞，并只见于经抗原刺激后外周淋巴器官生发中心的 B 细胞。体细胞高频突变是一种 DNA 点突变，常见于 Ig 分子 V 区的 3 个 CDR 区，尤其是 CDR3，其结果导致抗体分子与抗原结合的亲和力（affinity）显著升高。

在 B 细胞所介导的体液免疫应答过程中，抗体亲和力升高的现象，称为抗体亲和力成熟（affinity maturation），主要是抗原对发生高频突变的 B 细胞进行选择的结果。一般认为，导致抗体亲和力成熟的体细胞高频突变不改变抗体结合相应抗原的特异性（参见第十四章）。

综上所述，虽然每一个前体 B 细胞中 Ig 胚系基因的组成是相同的，但是发生在每一个 B 细胞中的基因重排、基因片段连接的不准确性、Ig 轻链与重链的装配组合及体细胞高频突变这些事件却是不同的，这些事件构成个体内 Ig 巨大多样性的相关机制。

第二节 B细胞受体和辅助分子
BCR and B Cell Accessory Molecule

一、B细胞受体复合体（B cell receptor complex）

B 细胞受体复合体由 B 细胞受体（B cell receptor，BCR） 和 Igα-Igβ（CD79a-CD79b）异二聚体组成。BCR 即表达于成熟 B 细胞膜表面的 IgM（mIgM）和 IgD（mIgD），是 B 细胞特有的抗原受体，是 B 细胞识别特异性抗原的功能性结构。与 TCR 类似，BCR 在细胞膜上不是独立存在的，而是与 Igα-Igβ 异二聚体以 BCR 复合体形式存在（Figure 11-6）。

1. BCR 是 B 细胞的特征性表面标志，以 Ig 单体形式存在，能特异性识别、结合抗原。但是，由于 BCR 的胞内区很短，不能直接将抗原刺激信号传递到细胞内，所以需要 Igα-Igβ 异二聚体和其他辅助分子的参与来完成 BCR 结合抗原后信号的转导。在抗原的刺激下，B 细胞最终分化为能分泌抗体的浆细胞，后者不表达 BCR。

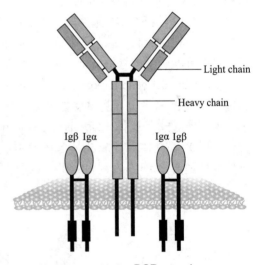

Light chain

Heavy chain

Igβ Igα   Igα Igβ

Figure 11-6　**BCR complex**

2. Igα 和 Igβ（Igα and Igβ） Igα（CD79a）和 Igβ（CD79b）在祖 B 细胞中期就已表达。Igα-Igβ 异二聚体为 BCR 装配及在细胞膜表达所必需。B 细胞识别抗原后产生的第一信号是通过 Igα-Igβ 异二聚体转导的。Igα 和 Igβ 是小分子跨膜蛋白，属 Ig 超家族成员。两者通过一个链间二硫键连接形成异二聚体，胞内区各含 48 和 61 个氨基酸残基，均含一个 ITAM。当 BCR 被抗原交联时，Igα 和 Igβ 的 ITAM 被 Src 家族酪氨酸激酶（Fyn、Lyn、Blk 等）磷酸化，启动信号转导的激酶级联反应；同时诱导 CD40 分子在 B 细胞表面表达，为 B 细胞与 Th2 细胞的相互作用做好准备。

二、B细胞辅助分子（B cell accessory molecule）

与 T 细胞表面的各种辅助分子功能相类似（参见第十二章），B 细胞辅助分子是指除 BCR 复合体以外，所有参与 B 细胞识别特异性抗原、活化或抑制信号转导及定向迁移的分子。这些分子均为跨膜糖蛋白，通过与其他细胞表面相对应的膜分子以受体和配体的方式结合而发挥作用（Figure 11-7）。

1. **B 细胞共受体复合体（B cell co-receptor complex）**：CD19、CD21 和 CD81 与 CD4 或 CD8 在 T 细胞表面的功能相类似，B 细胞表面 CD19、CD21（CR2）和 CD81（TAPA-1）三种膜分子，以非共价键结合，称为 B 细胞共受体复合体（Figure 11-8），其作用是提高 B 细胞对抗原刺激信号的敏感性。

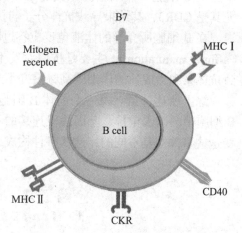

Figure 11-7　Principal accessory molecules of B cells

CD21（CR2）是补体成分 C3 的裂解产物 C3dg 的受体，在 B 细胞膜上与 CD19 分子紧密相连。C3dg 共价结合在抗原分子上。当抗原与 BCR 结合时，抗原上结合的 C3dg 与 CD21 结合，活化信号经 CD19 胞内段所含有的 ITAM 转导（Figure 11-8）。CD81 为 4 次跨膜蛋白，连接 CD19 和 CD21，是信号转导复合体的重要成员。B 细胞共受体的参与可使 BCR 复合体所介导的抗原刺激信号提高 1 000～10 000 倍。在体液免疫应答过程中，生发中心的滤泡树突状细胞（follicular dendritic cell，FDC）长串珠状突起的表面包含抗原-抗体-补体复合物，可通过同时与 BCR 及 B 细胞共受体结合，有效激活抗原特异性 B 细胞（参见第十四章）。

2. **共刺激分子受体（Co-stimulatory molecule receptor）**：CD40 是表达于 B 细胞膜的糖蛋白，属 TNF 受体家族成员。当 BCR 被抗原交联后，Igα-Igβ 异二聚体向细胞内转导第一活化信号并诱导 B 细胞表达 CD40，其配体是 Th2 细胞表面的 CD40L（CD154），两者结合为

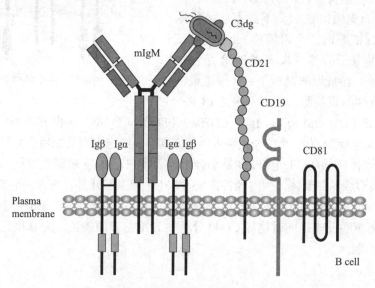

Figure 11-8　B cell co-receptor complex

B 细胞活化提供第二信号，促使 B 细胞活化、增殖并发生分化。在所有促进 B 细胞活化的第二信号中，CD40-CD40L 介导的信号是最强的。该信号还在抗体类别转换中起重要作用，缺乏该信号刺激，B 细胞不但增殖能力降低，而且仅产生 IgM 类抗体。另外，CD40-CD40L 结合还诱导 B 细胞上调 B7 的表达，间接为 Th2 细胞提供共刺激信号（参见第十三、十四章）。

3. **共刺激分子（Co-stimulatory molecule）**：B7 包括 B7-1（CD80）和 B7-2（CD86），是 T 细胞表面 CD28 和 CTLA-4 的配体。两者都以同源二聚体形式表达在 B 细胞和其他 APC 表面，是所有 APC 表面最重要的共刺激分子。静止的 B 细胞不表达 B7，B 细胞摄入抗原后诱导性表达 B7。B7 与 CD28 的相互作用为 T 细胞提供第二活化信号，能显著增强 IL-2 和其他细胞因子的产生，阻止免疫耐受的发生，并能促进 CD40L 表达。与此相反，B7 与 CTLA-4 相互作用则抑制 T 细胞活化。

4. **CD45** B 细胞表面也表达 CD45，关于 CD45 的功能参见第十二章。

5. **MHC 分子（MHC molecule）** B 细胞表达 MHC I 类和 II 类分子。B 细胞活化后 MHC II 类分子的表达上调。此外，Th2 细胞分泌的细胞因子也能促进 B 细胞 MHC II 类分子的上调，增强 B 细胞提呈抗原的作用。

6. **丝裂原受体（Mitogen receptor）** 葡萄球菌 A 蛋白（staphylococcal protein A，SPA）能使 B 细胞分裂。小鼠 B 细胞表面有革兰阴性菌细胞壁的脂多糖（lipopolysaccharide，LPS）受体。美洲商陆（pokeweed，PWM）既能刺激 T 细胞，也能刺激 B 细胞多克隆扩增。

7. **细胞因子受体（Cytokine receptor，CKR）** 活化的 B 细胞表达细胞增殖和分化所需要的各种细胞因子受体，例如，IL-4、IL-5 和 IL-6 的受体等，在 Th2 细胞分泌的相应细胞因子的作用下，B 细胞发生增殖和分化。

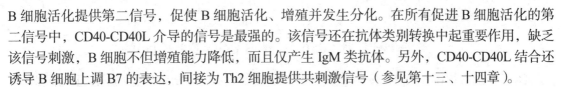

第三节　B细胞亚群
B Cell Subset

存在于外周的 B 细胞依据其发育途径的不同可分为不同的 B 细胞亚群。其中，B1 细胞来源于胎肝中的前体细胞，多数表达 CD5 分子，参与固有免疫应答。骨髓来源的前体细胞则发育为大多数的 B 细胞，即 B2 细胞，最终发育分化为滤泡 B 细胞（FO B cell）和边缘区 B 细胞（MZ B cell）。滤泡 B 细胞成熟后进入外周淋巴器官的淋巴滤泡内定居并参加淋巴细胞再循环，是参与适应性体液免疫应答的主要细胞（本章所主要描述的细胞）。边缘区 B 细胞成熟后主要定居于脾的边缘窦区，属于固有样淋巴细胞（innate-like lymphocyte，ILL）。

一、B1细胞（B1 cell）

人类和小鼠的 B1 细胞占 B 细胞总数的 5%～10%，主要存在于腹膜腔、胸膜腔和肠道固有层中。B1 细胞在个体发育的胚胎期即可产生，具有自我更新能力。B1 细胞抗原受体（BCR）的多样性极其有限，主要针对糖类（如细菌多糖等）产生较强的应答。在此过程中无需 Th 细胞的辅助，也不发生 Ig 类别转换，所产生的抗体以 IgM 为主，通常不产生免疫记忆细胞。该类抗体能与多种不同的抗原表位结合，表现为多反应性（polyreactivity）。

B1 细胞主要参与固有免疫应答，在免疫应答的早期发挥作用。尤其在腹膜腔等部位，B1 细胞能针对侵入的微生物迅速产生抗体。B1 细胞也能产生多种针对自身抗原的抗体，与自身免疫病的发生有关。

二、滤泡B细胞（Follicular B cell，FO B cell）

滤泡 B 细胞约占外周淋巴细胞总数的 20%，主要参与适应性体液免疫应答。B2 细胞在个体发育中出现较晚，在骨髓内发育成熟，成熟细胞主要位于外周淋巴器官。在抗原刺激和 Th 细胞的辅助下，滤泡 B 细胞分化为浆细胞（plasma cell），产生高亲和力的抗体，并发生 Ig 类别转换和体细胞高频突变。在适应性免疫应答过程中，一部分抗原特异性 B 细胞分化为记忆 B 细胞（memory B cell，Bm），介导迅速的再次免疫应答（参见第十四章）。在一些自身免疫病和传染性疾病中，Bm 在数量和功能上的改变与疾病的发病机制、并发症之间存在密切关联。

三、边缘区B细胞（Marginal zone B cell，MZ B cell）

边缘区 B 细胞主要位于脾的边缘窦区，约占脾 B 细胞总数的 5%。其 BCR 多样性有限，主要针对多糖抗原发生应答，可产生天然抗体。

边缘区 B 细胞可对血液来源的微生物成分发生快速应答，主要为 TI-2 抗原；并分化为仅分泌 IgM 类抗体的浆细胞，寿命较短。此外，边缘区 B 细胞也参与对胸腺依赖抗原的免疫应答，并与 NKT 细胞共同参与对脂类抗原的免疫应答。

B 细胞亚群在表面特征、免疫应答等多方面存在着明显差异（Table 11-4）。

Table 11-4　Comparison between B cell subsets

Properties	B1 cell	FO B cell	MZ B cell
CD5 expression	+	–	–
mIgD	–/±	+	±
Modes of production	Self renewal	Produced from bone marrow	Produced from bone marrow
Types of antigen	Carbohydrates	Protein peptides	Carbohydrates
Secreted Ig classes	IgM	IgG > IgM	IgM > IgG
Specificity	Polyreactivity	Monoreactivity	Polyreactivity
Somatic hypermutation	–/±	+	±
BCR or Ig diversity	Limited	High	Limited
Sites of residence	Peritoneal or pleural cavities	Peripheral lymphoid organs and blood	Marginal sinus of spleen
Immune memory	–/±	+	±

BOX 11-3　Bregs

B cells are typically characterized by their ability to regulate the immune responses through presenting antigens and producing antibodies. However, a novel B cell subset named regulatory B cells (Bregs) has been identified. As Tregs, the Bregs are capable of performing both pathogenic and regulatory functions by production of suppressive cytokines, such as IL-10 or TGF-β1, or by interaction with pathogenic T cells or other immune cells. Recent studies indicate that the Bregs play a critical role in the development and resolution of multiple chronic diseases, including inflammatory bowel disease, rheumatoid arthritis, and experimental autoimmune encephalomyelitis.

Key words：mIg; Affinity maturation; Class switching; Allelic exclusion; Isotopic exclusion; Ig diversity; B cell co-receptor complex; Co-stimulatory molecule receptors.

Review questions

1. List the accessory molecules on follicular B cells.

2. Compare properties of different B cell subsets, indicate which subsets belong to innate immune cells.

Case study

X-linked hypogammaglobulinemia

（X连锁低丙种球蛋白血症）

Male patient, 5 years old, experienced the left knee joint swelling（肿胀）and pain for more than 6 months, he was admitted to the hospital with left knee joint pain. Recurrent upper respiratory（呼吸的）infection and pneumonia（肺炎）with fever occurred repeatedly in recent 1 year. The 4 generation of maternal（母系的）genealogy（家谱）is not found in other members of the male prevalence.

On physical examination, tonsil（扁桃体）was found to be small, superficial（浅表的）lymph nodes and the spleen were not touched. X-rays of the nasopharynx（鼻咽部）showed adenoid（腺体）shadow lack. Bone marrow examination is normal. Protein electrophoresis（电泳）: γ globulin 5.6% (normal value 11.9% ~ 23%), IgG 0.999 g/L (5.53 ~ 13.07 g/L), IgA<0.034 g/L (0.33 ~ 1.08 g/L), IgM<0.254 g/L (0.56 ~ 2.18 g/L), IgE was not found. The measured value of B lymphocytes in the blood (CD3/CD19) is 0. This child showed the features required for a diagnosis of X- linked hypogammaglobulinemia.

Questions

1. Why were the levels of different Ig low in the child? Which kind of immune cell defect can cause this condition?

2. The boy had recurrent upper respiratory infection and pneumonia with fever in the past few months, please explain his symptoms with your immunology knowledge.

（王　博　任　欢）

数字课程学习

● 教学 PPT　　● 拓展知识　　● Case Study　　● Glossary　　● Questions　　● 自测题

第十二章 T 淋巴细胞

T lymphocyte

Most T cells are generated in the thymus. T cell development in the thymus is a multi-step process with several built-in checks which enable the host to develop a T cell repertoire that is self-tolerant and yet self MHC-restricted.

As an antigen-specific and clonally restricted receptor which expressed on a mature T cell, the T-cell receptor (TCR) is a heterodimeric membrane protein. There are two types of TCR with either αβ or γδ chains. Multiple gene segments are organized in the four TCR loci（α, β, γ, and δ）in the germ line. Functional TCR genes are produced by rearrangement of gene segments. Several mechanisms contribute to the great diversity of TCR.

Mature T cells bear important molecules on the cell surface, including TCR-CD3 complex and accessory molecules, which include CD4 or CD8 as co-receptors, CD28, CD45 and CD2 as adhesion molecules, as well as cytokine receptors etc. These molecules are actively involved in T cell responses upon antigenic stimuli. Helper T lymphocytes and cytotoxic T lymphocytes are the two major T cell subsets.

　　T 淋巴细胞（简称 T 细胞）起源于骨髓多能干细胞，在胸腺中发育成熟，随后进入外周淋巴器官的 T 细胞区，并通过血液和淋巴循环不断在全身淋巴组织中往复循环，即所谓的淋巴细胞再循环。在胸腺发育过程中，T 细胞获得功能性 T 细胞受体（T cell receptor，TCR）的表达、自身 MHC 限制及自身免疫耐受等特性。T 细胞在胸腺内发育的早期发生 TCR 基因重排，产生具有巨大多样性特征的 TCR 库（TCR repertoire），后者赋予 T 细胞能够特异性识别种类繁多的抗原和抗原表位的能力。

　　本章主要介绍 T 细胞发育过程中所涉及的主要事件、成熟 T 细胞膜表面分子及 T 细胞亚群特征等。

第一节　T细胞在胸腺内的发育
The Development of T Cells in the Thymus

　　T 细胞在胸腺内发育成熟，所以称为胸腺依赖性淋巴细胞（thymus-dependent lymphocyte）。新生期切除胸腺的动物，或先天性无胸腺的人体，外周血和外周淋巴器官中缺乏 T 细胞。T 细胞在发育成熟过程中依次表达许多重要细胞膜分子，如 TCR、CD3、CD4 和 CD8 等。这些膜分子与 T 细胞的功能密切相关，在 T 细胞发育过程中经历复杂而严密的表达调控过程。

一、胸腺微环境与T细胞发育的分期
（Thymic microenvironment and stages in T cell development）

1. 胸腺微环境（Thymic microenvironment）　在胸腺内发育过程中，未成熟T细胞称为胸腺细胞（thymocyte）。胸腺主要分为两个区域，外层的皮质和中央的髓质。T细胞的发育主要在皮质区，在髓质内完成最后成熟阶段。来自骨髓的前体细胞首先进入皮－髓交界，然后向浅皮质区迁移，在被膜下发育为胸腺细胞的前体细胞，这些细胞再从皮质区向髓质区迁移，在迁移过程中发育为不同阶段的胸腺细胞及最终成熟的T细胞。

T细胞的发育需要胸腺内多种基质细胞的支持。在皮质基质内主要是上皮细胞，上皮细胞带有长长的分支，细胞表面表达MHC Ⅰ和MHC Ⅱ类分子，在T细胞发育的阳性选择中发挥关键作用。髓质的基质内主要是树突状细胞（dendritic cell, DC）、上皮细胞和巨噬细胞。这些基质细胞通过与胸腺细胞直接接触和（或）通过分泌胸腺激素和细胞因子为T细胞发育提供特殊的微环境，对TCR库的塑造发挥关键作用。

2. T细胞发育的分期（Stages in T cell development）　胸腺内绝大多数的胸腺细胞发育成为αβ T细胞，少数分化成为γδ T细胞。在胸腺内发育成熟的过程中，胸腺细胞的表面分子发生变化，这些表面分子可以作为胸腺细胞分期的标志，包括TCR复合体（TCRα链、β链和CD3）、CD4和CD8分子。根据CD4和CD8分子表达情况的不同，胸腺细胞可以分为CD4⁻CD8⁻细胞，即双阴性细胞（double negative cell, DN细胞）；CD4⁺CD8⁺细胞，即双阳性细胞（double positive cell, DP细胞）；以及CD4⁺CD8⁻细胞或CD4⁻CD8⁺细胞，即单阳性细胞（single positive cell, SP细胞）。发育顺序：首先是双阴性细胞，发育为双阳性细胞，再发育为单阳性细胞，即成熟的T细胞。

以αβ T细胞为例，按照T细胞在胸腺内的发育成熟状态，可大致将发育过程分为以下4个阶段。

（1）祖T细胞期（pro T stage）：属DN细胞，除了不表达CD4和CD8分子以外，也不表达其他特征性表面标志分子，如TCR复合体和CD3分子。

（2）前T细胞期（pre T stage）：属DP细胞，同时表达CD4和CD8分子，其TCR β链基因重排已完成，但是α链基因尚未重排。β链与前T细胞α链（pTα）组成前T细胞受体（TCRpTαβ），与CD3分子共同表达于细胞表面。前T细胞受体是前T细胞的特征性表面标志分子。

（3）未成熟T细胞期（immature T stage）：属DP细胞，同时表达CD4和CD8分子，TCR α链基因完成重排，αβ TCR复合体是未成熟T细胞的特征性表面标志分子。

（4）成熟T细胞期（mature T stage）：未成熟T细胞经过阳性选择和阴性选择发育为CD4⁺或CD8⁺的SP细胞，成为受MHC限制的、对自身成分耐受的成熟T细胞。αβ TCR复合体也是成熟T细胞的特征性表面标志分子。

二、TCR的产生与多样性（The generation and diversity of TCR）

T细胞在胸腺内的发育过程也是TCR库的产生及经历选择的过程。其中，具有巨大多样性的TCR库通过TCR基因重排而产生。胸腺内DN细胞大部分发育为具有αβ TCR的T细胞，小部分发育分化为具有γδ TCR的T细胞。

TCR基因的结构、重排过程和机制与BCR基因非常相似（参见第十一章），本节仅简要介绍人类 TCR 基因结构、基因重排及 TCR 多样性机制。

1. TCR 胚系基因结构特点（Characteristics of TCR germ line genes） TCR 的 α、β 或 γ、δ 肽链都是跨膜蛋白，为 Ig 超家族成员，各自在胞外区包含两个 Ig 样结构域。编码 TCR 的 α、β、γ 和 δ 链的基因座分别被命名为 *TCRA*、*TCRB*、*TCRG*、*TCRD*，每个基因座上均含有 *V*、*J*、*C* 基因片段，其中，*TCRB* 和 *TCRD* 还分别含有 *D* 基因（diversity genes，*D*）片段（Figure 12–1）。虽然 TCR 的基因座所含有的 *V* 基因片段数量远少于 Ig 基因，所含有的 *D* 和 *C* 基因片段数量也少于 Ig 基因，但其所含有的 *J* 基因片段数量则高于 Ig 基因。Figure 12–1 显示 TCR 胚系基因结构，Table 12–1 显示人 TCR 基因的染色体定位和基因片段数量。

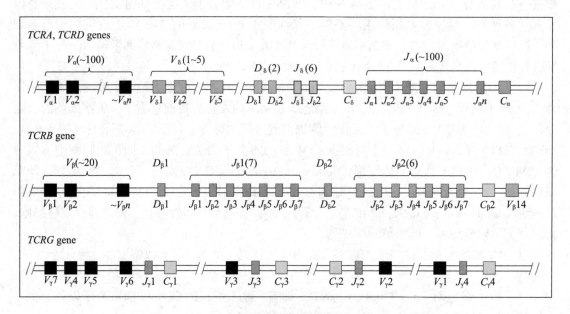

Figure 12–1 Organization of TCR germ line genes

Table 12–1 The Number of TCR gene segments in human

Gene location	Chromosomal	*V* gene segment	*D* gene segment	*J* gene segment	*C* gene segment
α chain	14	50 ~ 100	0	100	1
β chain	7	20	2	14	2
γ chain	7	7	0	4	4
δ chain	14	5	2	6	1

2. TCR 基因重排特点及多样性产生机制（Characteristics of TCR gene rearrangement and diversity generation mechanism） TCR 基因重排的过程和机制与 Ig 基因基本相同，与 Ig 基因不同的是，一旦 TCR 基因重排成功并表达后，就不再发生遗传改变，其功能与亲和力也不再改变，即 TCR 基因不发生类别转换和体细胞高频突变等事件。此外，TCR 基因重排所产生的巨大多样性的功能性 TCR，在识别多种多样抗原时应具有 MHC 限制性，否则将被淘汰（参见本章"拓展知识"）。

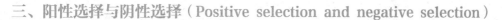

三、阳性选择与阴性选择（Positive selection and negative selection）

胸腺细胞内 TCR 基因重排之后，会在细胞膜上表达 TCR 蛋白，成为未成熟 T 细胞。一个未成熟 T 细胞一般只能表达一种 TCR。数量众多的未成熟 T 细胞分别表达不同的 TCR，构成了巨大的 TCR 库。其中一些 TCR 可能是无用的，也可能是有害的。因此在 TCR 基因重排和表达之后，未成熟 T 细胞会经历阳性选择和阴性选择，能够通过筛选存活下来并发育成熟的 T 细胞应是对机体有用且无害的。

1. 阳性选择（positive selection） 发生在胸腺皮质深层，涉及未成熟 T 细胞与皮质内上皮细胞之间的相互作用，其结果是，T 细胞只有收到保护性信号后才能继续发育，否则将发生凋亡。在阳性选择阶段，与皮质内上皮细胞表面的抗原肽–MHC I／II 类分子复合物以适当亲和力发生结合的 DP 细胞（未成熟 T 细胞）能够存活并发育为 SP 细胞。其中，与 MHC I 类分子结合的 DP 细胞增加表达 CD8 分子，丢失 CD4 分子，发育为 CD4⁻CD8⁺ 细胞；而与 MHC II 类分子结合的 DP 细胞增加表达 CD4 分子，丢失 CD8 分子，发育为 CD4⁺CD8⁻ 细胞；不能与上皮细胞表面抗原肽–MHC I／II 类分子复合物发生有效结合或亲和力过高的 DP 细胞发生凋亡。DP 细胞经历了阳性选择，发育为仅表达 CD4 或 CD8 分子的 SP 细胞。经历阳性选择，T 细胞获得了识别抗原过程中自身 MHC 的限制性（self MHC restriction）。

2. 阴性选择（negative selection） 主要发生在胸腺髓质。通过阳性选择的 CD4 或 CD8 单阳性细胞与该处的 DC 和巨噬细胞表面的自身抗原肽–MHC I／II 类分子复合物发生高亲和力结合后被清除，以确保进入外周免疫器官的 T 细胞库中不含有针对自身抗原的 T 细胞。这是发育成熟的 T 细胞获得对自身抗原耐受性的主要机制。部分阴性选择可以发生在皮质，如果 CD4 和 CD8 双阳性胸腺细胞与皮质上皮细胞表达的抗原肽–MHC I／II 类分子复合物的亲和力过高，也会导致细胞凋亡（Figure 12-2）。

经历了阳性选择和阴性选择后发育成熟的 T 细胞离开胸腺，定向迁入外周免疫器官的胸腺依赖区"定居"（见第二章），并参加淋巴细胞再循环，而发挥应有的功能。

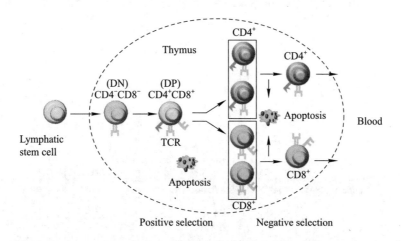

Figure 12–2　**Positive and negative selection of T cells in the thymus**

第二节 T细胞受体与辅助分子
TCR and T Cell Accessory Molecule

一、T细胞受体复合体（T cell receptor complex）

TCR 是 T 细胞特有的抗原受体，是 T 细胞识别特异性抗原的功能性结构。一个 T 细胞表面约有 10^5 个 TCR。TCR 分子与 CD3 分子一起以 T 细胞受体复合体（TCR-CD3 complex）的形式表达于 T 细胞表面，一个 T 细胞受体复合体包含一个 TCR 和一个 CD3 分子（Figure 12–3）。

1. TCR 是由两条不同的肽链组成的异二聚体，为 Ig 超家族成员。根据所含肽链种类的不同，TCR 可分成 αβ TCR 和 γδ TCR 两种类型。

（1）αβ TCR：由一条较短的 α 链（248 个氨基酸残基）和一条较长的 β 链（282 个氨基

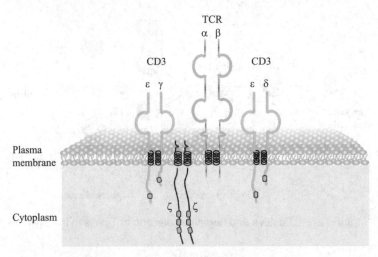

Figure 12–3 **T cell receptor complex**

酸残基）组成，均为跨膜糖蛋白，分为胞外区、跨膜区和胞内区三部分，两条链之间通过胞外区近膜处的二硫键共价结合。α、β链的胞外区部分各含两个结构域，N端结构域的氨基酸序列变异大，称为可变区；近膜端结构域的氨基酸序列较为恒定，称为恒定区。每条链的可变区中各含三个氨基酸序列变异最集中的区域，与Ig中相应的结构对应，也称为互补决定区（CDR）。其中，α链的三个CDR和β链的三个CDR并列，共同形成TCR的抗原结合部位。TCR α、β链的CDR1和CDR2主要结合抗原肽–MHC分子复合物中MHC分子顶部的α螺旋，而两条链中的CDR3识别MHC分子提呈的抗原肽。TCR的多样性主要集中在CDR3，其氨基酸序列变异程度高于CDR1和CDR2。αβ TCR胞外区部分的结构与Ig的Fab片段相似。

α、β链的跨膜区由疏水性氨基酸组成，此区内各含有一个带正电的氨基酸残基。这两个氨基酸残基与CD3分子的各条肽链跨膜区内带负电的氨基酸残基相互作用，与T细胞受体复合体的形成有关。α和β链的胞内区很短，仅含3~12个氨基酸残基，所以TCR不具有转导信号的能力。

（2）γδ TCR：基本结构与αβ TCR相同，γδ TCR由一条γ链和一条δ链组成，γ链和δ链为跨膜糖蛋白，各自胞外区N端结构域为可变区，是γδ TCR的抗原结合部位。但是，γδ TCR的多样性程度不如αβ TCR高。

2. CD3分子（CD3 molecule）　在T细胞表面，TCR复合体中与TCR结合的CD3分子由6条跨膜多肽链组成。这6条肽链包含两对异二聚体和一对同源二聚体，即ε-δ、ε-γ和ζ-ζ。CD3分子对于TCR在细胞膜上的表达及T细胞活化信号的转导至关重要。αβ T和γδ T细胞TCR复合体中的CD3分子都是相同的。由于η是ζ链的不同剪接体，有些T细胞的CD3分子含有ζ-η二聚体。CD3分子中所包含的δ、ε和γ链的胞外区各含一个Ig样结构域，其胞内区有44~81个氨基酸残基。每个胞内区各含一个免疫受体酪氨酸激活模体（ITAM）。ζ链的胞外区很短，仅含9个氨基酸残基；但其胞内区较长，约113个氨基酸残基，其中含有3个ITAM（Figure 12-3）。ITAM是存在于多种免疫分子胞内区的一段保守序列，可以介导活化信号的转导。一个ITAM全长包括15~19个氨基酸残基，序列为YXX（L/V）X7~11YXX（L/V），其中Y代表酪氨酸，L代表亮氨酸，V代表缬氨酸，X代表任意氨基酸。在启动T细胞活化的信号转导中，ITAM起着关键作用。即在酪氨酸激酶的作用下，ITAM中的酪氨酸磷酸化，由此引起信号转导的级联反应，导致T细胞活化。

二、T细胞辅助分子（T cell accessory molecule）

T细胞辅助分子是指除T细胞受体复合体以外，所有参与T细胞特异性抗原识别、活化或抑制信号转导及定向迁移的分子。T细胞辅助分子均为跨膜糖蛋白，通过与其他细胞表面相对应的膜分子以受体或配体的方式结合而发挥作用。T细胞辅助分子的种类繁多，功能各异，主要功能包括：①黏附作用（adhesion）：T细胞表面的黏附分子与APC或靶细胞表面相应的受体或配体结合，加强细胞间的结合，有利于TCR识别抗原或CTL杀伤靶细胞等作用的发挥。属于此类的有整合素、CD44和选择素（见第七章）等。②促进T细胞活化（enhancing T cell activation）：包括CD4和CD8两种共受体（co-receptor）分子及共刺激分子受体CD28。③信号转导作用（signal transduction）：除了前面已经提到的CD3分子，其他许多辅助分子，如CD2、CD28和CTLA4等也具有转导信号的作用。④调节T细胞迁移（regulating T cell migration）：某些T细胞辅助分子的表达状况随T细胞活化状态改变，这些分子与血管内皮细胞或细胞外基质相互作用决定 T 细胞的迁移方向，有利于 T 细胞在淋巴器官中识别特异性抗原，并且在抗原入侵部位消灭抗原。⑤接受细胞因子作用（interaction with cytokines）：包括各种细胞因子受体，如 IL-2、IL-12、IFN-γ 受体等。下面重点介绍一些在 T 细胞活化和效应过程中起重要作用的辅助分子（Figure 12-4）。

1. 共受体或协同受体（Co-receptor）：CD4 与 CD8 分子　如前所述，在胸腺发育成熟进入外周免疫器官的 T 细胞通常为单阳性细胞，它们只能表达 CD4 和 CD8 分子中的一种。因此可以根据 CD4 和 CD8 分子的表达情况，把

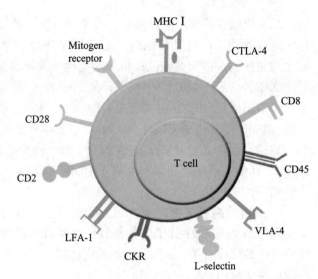

Figure 12-4　Principal accessory molecules on T cell (CD8⁺T cell)

T 细胞分为 CD4⁺T 细胞和 CD8⁺T 细胞两大亚群。CD4 为单链分子，其胞外区包含 4 个 Ig 样结构域，分别称为 D1 ~ D4。当 αβ TCR 识别 MHCⅡ类分子提呈的抗原肽时，CD4 分子胞外区的 D1 和 D2 结构域与 MHCⅡ类分子 β2 链结构域中的非多态性部位结合。CD8 分子为异二聚体分子，其 α 链和 β 链的胞外区各含一个 Ig 样结构域，链间通过二硫键连接。当 TCR 识别 MHCⅠ类分子提呈的抗原肽时，CD8 分子两条链的胞外区通过其 Ig 样结构域共同与 MHCⅠ类分子 α 链中的非多态性部位结合。

CD4 和 CD8 分子分别与 MHCⅡ类和Ⅰ类分子的结合是 CD4⁺T/CD8⁺T 细胞识别抗原所必不可少的。在 T 细胞活化早期的信号转导中，CD4 或 CD8 分子也发挥着重要作用。因此，CD4 和 CD8 分子被称为 T 细胞共受体或协同受体。实验证明，TCR 复合体单独与抗原肽 – MHCⅠ/Ⅱ类分子复合物结合不能使 T 细胞激活。CD4 或 CD8 分子的胞内区与 Src 家族酪氨酸激酶 Lck 以非共价方式结合。当 CD4 或 CD8 分子随 TCR 一起与抗原肽 –MHCⅡ类或Ⅰ类分子结合时，带动 Lck 向 CD3 分子的胞内区聚集，Lck 使 ITAM 中的酪氨酸磷酸化，激活信号转导级联反应。此外，CD4 或 CD8 分子与 MHCⅡ类或Ⅰ类分子的结合能使 TCR 与抗原肽 –MHCⅡ类分子或Ⅰ类分子的亲和力提高 100 倍。

Box12-2　CAR-T cell

Chimeric antigen receptor (CAR)-T cells are T cells that have been genetically engineered to produce an artificial T-cell receptor for use in immunotherapy. Chimeric antigen receptors are receptor proteins that have been engineered to give T cells the new ability to target a specific protein. The receptors are chimeric because they combine both antigen-binding and T-cell activating functions into a single receptor. CAR-T cell therapy uses T cells engineered with CARs for cancer therapy and is a type of treatment in which a patient's T cells are changed in the laboratory so they will attack cancer cells. These engineered T cells are amplified in the laboratory and given to the patient by infusion.

2. **共刺激分子（Costimulatory molecule）**　CD28、CTLA-4（CD152）、PD-1 和 ICOS 等是 T 细胞膜表面的共刺激分子。

（1）CD28：为同源二聚体分子，表达于 90% 的 CD4$^+$T 细胞和 50% 的 CD8$^+$T 细胞表面。其胞内区含有 ITAM，其中的酪氨酸磷酸化后，将传递活化信号。CD28 分子与 APC 细胞表面的 CD80 或 CD86 分子结合后产生共刺激信号（第二信号），与 TCR 抗原肽 –MHC 分子复合物所提供的第一信号共同促进初始 T 细胞（未致敏 T 细胞）的活化。缺乏第二信号，仅通过抗原肽 –MHC 分子复合物与 TCR 复合体结合刺激 T 细胞将导致 T 细胞无能（见第十三、十五章）。

（2）细胞毒性 T 淋巴细胞抗原 –4（cytotoxic T lymphocyte antigen-4，CTLA-4）：在结构上与 CD28 同源，其胞内区含有免疫受体酪氨酸抑制模体（ITIM）。ITIM 是存在于多种免疫分子胞内段的一段保守序列，与 ITAM 的作用相反，ITIM 可以抑制细胞内信号的转导。CTLA-4 分子被诱导表达于活化的 T 细胞表面，相应受体也是 CD80 和 CD86，但其与 CD80 和 CD86 的亲和力比 CD28 高 20 倍左右。CTLA-4 与 CD80 或 CD86 的结合产生抑制性信号，抑制 CD28 转导的活化信号，从而抑制 T 细胞的活化。其相关的机制是，CTLA-4 分子 ITIM 中所含有的酪氨酸残基被磷酸化后，能募集酪氨酸磷酸酶 SHP-1 和 SHIP 并与之结合，通过对 T 细胞活化过程中产生的重要信号分子的去磷酸化，抑制 T 细胞活化信号的转导。因此，ITIM 在免疫应答的负调节中发挥重要作用。

（3）PD-1（programmed death 1）：是抑制性共刺激分子，与其配体 PD-L1 和 PD-L2 结合后，可抑制 T 细胞增殖及 IL-2 等效应细胞因子的产生。同时，PD-1 还参与外周免疫耐受的形成。PD-1 阻断性单克隆抗体显示了良好的肿瘤免疫治疗效果。

（4）ICOS（inducible costimulator）：与其配体 ICOS-L 结合，在 CD28 分子之后发挥共刺激功能，调节活化 T 细胞产生多种细胞因子，并促进 T 细胞增殖。

3. **CD40L**　也称 CD154、肿瘤坏死因子相关激活蛋白（TNF associated activation protein，TRAP）、T 细胞 –B 细胞活化分子（T cell-B cell-activating molecule，T-BAM），为 33×10^3 的 II 型跨膜糖蛋白。CD40L 主要表达于活化的 CD4$^+$T 细胞、部分活化的 CD8$^+$T 细胞、嗜碱性粒细胞和肥大细胞，NK 细胞也有表达。活化的 T 细胞表达 CD40L，与 B 细胞表面 CD40 结合，并分泌细胞因子，辅助 B 细胞活化。

4. **CD45**　又称白细胞共同抗原（leukocyte common antigen），表达于多种成熟或未成熟的白细胞表面，包括 T 细胞、B 细胞、单核巨噬细胞、胸腺细胞和中性粒细胞等。CD45 对于抗原受体信号转导和淋巴细胞的分化发育等过程是必不可少的。CD45 直接参与抗原诱导的 T 细胞活化过程，是抗原特异性 T 细胞活化所需要的起始信号，在 T 细胞活化的启动中发挥重要作用。CD45 包括多种异构体，分别表达于不同细胞表面：表达在未致敏 T 细胞表面的为 CD45RA，表达在效应 T 细胞和记忆 T 细胞表面的为 CD45RO，而 CD45RB 表达在某些 T 细胞亚群的表面。

5. **黏附分子（Adhesion molecule）**　CD2、VLA-4 和 LFA-1（CD11a/CD18）。

（1）CD2：表达于 90% 以上的成熟 T 细胞表面，也表达于胸腺细胞和 NK 细胞表面。其配体是淋巴细胞功能相关抗原 3（lymphocyte function-associated antigen 3，LFA-3，CD58），广泛分布于各种造血或非造血细胞表面。CD2 分子介导 T 细胞和其他细胞之间的黏附，也参与信号转导。

（2）迟现抗原 4（very late antigen-4，VLA-4）：表达于效应 T 细胞，其配体为血管细胞黏附分子 1（VCAM-1）、纤连蛋白（fibronectin）和层粘连蛋白（laminin）等。参与效应 T

细胞与血管内皮细胞和细胞外基质的黏附。

（3）淋巴细胞功能抗原 1（lymphocyte function antigen-1，LFA-1）：其配体包括 ICAM-1（CD54）、ICAM-2 和 ICAM-3。LFA-1 在 T 细胞与 APC、血管内皮细胞及细胞外基质的黏附中发挥重要的作用。

6. L 选择素（L-selectin，CD62L） 在未致敏淋巴细胞表面高表达，活化后表达下调。L 选择素能特异性地与淋巴结中毛细血管后微静脉高内皮细胞上的糖蛋白（GlyCAM-1、CD34、MadCAM-1 等）中的糖结合，介导血液循环中的未致敏淋巴细胞进入淋巴结。这对于未致敏淋巴细胞在外周淋巴组织中的再循环有重要作用。

7. CD44 广泛分布于各种类型的细胞表面。T 细胞活化后 CD44 的表达增加。CD44 能与透明质酸结合，使 T 细胞在炎症部位的血管外基质中滞留，以及促进活化的 T 细胞和记忆细胞与炎症部位和黏膜组织中的内皮细胞结合。

8. 丝裂原受体（Mitogen receptor） T 细胞表面表达丝裂原受体，如植物血凝素（phytohemagglutinin，PHA）和刀豆蛋白 A（concanavalin A，ConA）受体分别是人及小鼠 T 细胞的丝裂原受体。当 T 细胞在体外受到 PHA 和 ConA 刺激时，发生多克隆激活。

9. 细胞因子受体（Cytokine receptor） 细胞因子在 T 细胞的活化、增殖和分化及效应阶段发挥重要作用，如自分泌的 IL-2、APC 和其他细胞产生的 IL-12 等。T 细胞在免疫应答的不同阶段表达相应的细胞因子受体。

第三节 T细胞亚群
T Cell Subset

存在于外周免疫器官的 T 细胞，根据其功能及所处活化阶段的不同，或者根据其所表达的表面分子及其 TCR 类型的不同，可被划分为不同的亚群。

一、αβ T细胞和γδ T细胞（αβ T cell and γδ T cell）

根据 T 细胞表达 TCR 种类的不同，可将 T 细胞分成两类：一类是表达 αβ TCR 的 T 细胞（αβ T 细胞），另一类是表达 γδ TCR 的 T 细胞（γδ T 细胞）。这两群细胞在体内的分布、各自所识别抗原的化学本质、CD4 和 CD8 分子的表达及它们的 TCR 的多样性程度等方面都有很大的不同。αβ T 细胞占外周血淋巴细胞的 60%～65%，为本章主要描述的 T 细胞，主要参与适应性免疫应答。而 γδ T 细胞主要参与固有免疫应答（见第九章）。

二、CD4⁺T细胞和CD8⁺T细胞（CD4⁺T cell and CD8⁺T cell）

成熟的 αβ T 细胞只表达 CD4 或 CD8 分子中的一种，按其表型可以分为 CD3⁺CD4⁺CD8⁻αβ TCR 和 CD3⁺CD8⁺CD4⁻αβ TCR 两类细胞，分别简称为 CD4⁺T 细胞和 CD8⁺T 细胞。除 αβ T 细胞外，其他 T 细胞亚群也表达 CD4 或 CD8 分子。60%～65% 的 αβ T 细胞和部分 NKT 细胞表达 CD4 分子，30%～35% 的 αβ T 细胞和部分 γδ T 细胞表达 CD8 分子。CD4⁺T 细胞接触抗原后分化成为辅助性 T 细胞（T helper cell，Th 细胞）和调节性 T 细胞（regulatory T cell，Treg 细胞），CD8⁺T 细胞接触抗原后分化成为细胞毒性 T 细胞（cytotoxic T cell，CTL 或 Tc 细胞）。Th 和 Tc 两群细胞的功能不同，前者主要通过分泌细胞因子参与炎性反应，调节各类免疫应答；后者发挥细胞毒作用，杀伤肿瘤细胞或病毒感染细胞等靶细胞。

Box12-3　T cells in mucosa-associated lymphoid tissue

In addition to the organized lymphoid organs, a mucosal surface contains enormous numbers of lymphocytes and other leukocytes scattered throughout the tissue. Most of the scattered lymphocytes have the appearance of cells that have been activated by antigen, and they comprise the effector T cells and plasma cells of the mucosal immune system. In the intestine, effector cells are found in two main compartments: the epithelium and the lamina propria. The lymphocytes found in the intestinal epithelium—the intraepithelial lymphocytes (IELs), are quite distinct in characters from the lymphocyte population in the systemic immune system. There are 10~15 lymphocytes for every 100 epithelial cells in the healthy small intestine. Most IELs have an activated appearance even in the absence of infection. In mice, the CD8[+] intraepithelial T cells can be divided into two subsets—type a and type b. Type a IELs are conventional T cells bearing α:β T cell receptors and the CD8α:β heterodimer. Type b CD8 IELs comprise T cells expressing the CD8α homodimer (CD8α:α) and either an α:β or a γ:δ T-cell receptor. The lamina propria is much more heterogeneous, with large numbers of CD4[+]T cells and CD8[+]T cells. They have markers associated with effector or memory T cells, such as CD45RO in humans, and express the gut-homing markers.

三、初始T细胞、效应T细胞和记忆T细胞
（Naïve T cell, effector T cell and memory T cell）

根据是否受到过抗原刺激及接受抗原刺激活化后所处的不同分化阶段，T细胞可分为初始T细胞、效应T细胞和记忆T细胞。

1. **初始T细胞（Naïve T cell）** 是尚未接触抗原的成熟T细胞，处于 G_0 期，存活期短。其表达CD45RA和高水平的L选择素（CD62L），参与淋巴细胞再循环，主要功能是识别抗原。初始T细胞在外周免疫器官内接受DC提呈的抗原刺激而活化，并分化为效应T细胞和记忆T细胞。

2. **效应T细胞（Effector T cell）** 处于 G_1 期，存活期短。其表达高水平的高亲和力的IL-2受体（CD25），大量合成和分泌IL-2，促进抗原特异性T细胞克隆增殖与分化。效应T细胞可以来源于初次接受抗原刺激而活化的初始T细胞，也可以来源于经抗原再次刺激而重新活化的记忆T细胞。效应T细胞根据其表面分子和效应机制的不同，分为活化的Th细胞（CD4[+]T细胞）、Treg细胞（CD4[+]T细胞）或CTL（CD8[+]T细胞）等。效应T细胞表达整合素分子（如VLA-4），以及CD45RO和CD44等黏附分子，介导效应T细胞向外周炎症部位和某些器官组织定向迁移。

3. **记忆T细胞（Memory T cell）** 与初始T细胞一样，处于 G_0 期，但存活期长，可达数年。记忆T细胞的表型与效应T细胞相似，即表达整合素分子（如VLA-4），以及CD45RO和CD44等黏附分子，可以向外周炎症部位定向迁移。记忆T细胞可接受巨噬细胞、B细胞、DC所提呈抗原的刺激，介导对相同抗原的再次免疫应答，在此过程中又分化为效应T细胞和记忆T细胞。

四、辅助性T细胞、细胞毒性T细胞和调节性T细胞
（T helper cell，cytotoxic T lymphocyte and regulatory T cell）

根据功能的不同，T 细胞可以被划分为 Th 细胞、CTL 和 Treg 细胞。大多数情况下，这些细胞是指初始 T 细胞经抗原刺激后活化，进而分化成的效应 T 细胞。

1. Th 细胞（T helper cell）　初始 CD4$^+$T 细胞经特异性抗原刺激后活化，进而分化为 Th1、Th2、Th17 和 Tfh 等效应细胞。这些效应细胞分别产生不同的细胞因子，从而发挥不同的免疫效应。其中，Th1 和 Th2 细胞分别在细胞免疫应答和体液免疫应答中发挥重要作用（参见第十三、十四章）。Th17 细胞则主要通过分泌细胞因子 IL-17 参与针对胞外菌的免疫应答。滤泡辅助性 T 细胞（T follicular helper cell，Tfh 细胞）是最近发现的在淋巴滤泡中辅助 B 细胞产生抗体的 T 细胞亚群，其表面高表达 CXCR5，所以定居在淋巴滤泡。Tfh 细胞分泌 IL-21，在 B 细胞的增殖、分化及 Ig 类别转换中发挥重要作用。

2. CTL（Cytotoxic T lymphocyte）　初始 CD8$^+$T 细胞经特异性抗原刺激后活化，随后在 Th 细胞辅助下，分化为 CTL。CTL 主要通过与靶细胞（如被病毒感染的细胞）的直接接触而发挥其细胞毒性的杀伤作用。少数情况下，CTL 也可以是 CD4$^+$ 效应 T 细胞。

3. Treg 细胞（Regulatory T cell）　初始 CD4$^+$T 细胞经特异性抗原刺激活化后，还可分化为具有免疫应答负调节作用的 Treg 细胞，称为诱导性 Treg（induced Treg，iTreg）。还有部分 Treg 细胞是在胸腺内发育成熟，称为天然 Treg（natural Treg，nTreg）。目前也发现存在 CD8$^+$ 及其他表型的 Treg 细胞。高表达 CD25 及转录因子 Foxp3 的 Treg 也常被称为 CD4$^+$CD25$^+$Treg。CD4$^+$CD25$^+$Treg 是目前唯一被证实具有明确表型特征的抑制性 T 细胞。Treg 细胞主要通过两种方式发挥免疫抑制功能，一是通过分泌抑制性细胞因子，二是通过细胞与细胞的直接接触。除此之外，CD4$^+$CD25$^+$Treg 细胞通过组成性表达的 CD25，与效应 T 细胞竞争结合 IL-2，导致效应 T 细胞无法得到生长信号而不能增殖，从而发挥抑制效应。CD4$^+$CD25$^+$Treg 在维持自身免疫耐受和免疫应答负调节中发挥重要作用。

Key words：T cell receptor; Positive selection; Negative selection; Self MHC restriction; Co-receptor; Co-operation molecules; ITAM; ITIM; T helper cells; Cytotoxic T lymphocytes.

Review questions

1. Describe the process of and compare the characteristics of "positive selection" and "negative selection" during T cell development in the thymus.

2. Describe basic structures of TCR complex and properties of CD3 molecules.

3. Describe the major T cell subsets and their functions.

Case study

T-cell lymphoma（T 细胞淋巴瘤）

An 8-year-old girl was admitted into hospital for developed chest pain, a cough, and shortness of breath. Physical examination showed that she was thin and 130 cm tall, had a bulging left chest without sound of breath over the left chest and decreased breath sounds over the right chest. Her cervical, axillary and left inguinal lymph nodes were moderately enlarged. The edges of her liver and spleen were 5 cm below the costal margin. The chest radiograph revealed that the left hemithorax was completely opaque and the right was mediastinal shift. The CAT scan showed a solid tumor filling the left hemithorax. Pleural fluid contained abundant eosinophils and few lymphocytes. Tumor biopsy showed that 98% tumor cells were $CD3^+CD4^+CD8^+$. Her white blood count was 11 400/μL, with 67% eosinophils, 31% neutrophils, 7% lymphocytes, 5% monocytes. Bone marrow aspiration revealed a hypercellular marrow with increased eosinophil precursors. The serum IgE level was >10 000 U/mL. 24 hypersensitivity skin tests for inhalant allergens were negative. After treatment with cytotoxic drugs for 8 weeks, there was no clinical or radiologic evidence of the tumor. Serum IgE level was 767 U/mL.

Questions

1. Tumor biopsy showed that 98% tumor cells were $CD3^+CD4^+CD8^+$. Could you try to suggest where the tumor was derived from?

2. The patient's serum IgE level was high, which kinds of cytokines could cause elevation of serum IgE levels?

（郑　芳）

数字课程学习

● 教学 PPT　　● 拓展知识　　● Case Study　　● Glossary　　● Questions　　● 自测题

第十三章　T 细胞介导的免疫应答

T Cell Mediated Immune Response

The T cell mediated immune response can be divided into three phases, i.e., antigen recognition, T cells clonal expansion & differentiation, and effector function.

The initial activation of naïve T cells occurs usually in secondary lymphoid organs, such as lymph nodes, spleen, cutaneous and mucosal associated lymphoid tissues. The antigens recognized by T cells include intracellular pathogens, tumor cells and allogenic antigens. APCs that have taken up exogenous antigens are induced to express costimulatory molecules (B7), and present processed antigenic peptides to T cells in association with MHC class I and class II molecules. CD4$^+$ T cells are first activated, and in turn help CD8$^+$ T cells to be activated. The activated T cells undergo clonal expansion and differentiate into effector cells and memory cells. The effector cells leave secondary lymphoid organs and migrate to sites of antigen invasion.

CD4$^+$ effector Th1 cells secrete IFN-γ and express CD40L, which then activate macrophages to eliminate intracellular pathogens. CD4$^+$ effector Th2 cells secrete IL-4, IL-5, IL-6, which promote B cells to activate, proliferate and differentiate, and stimulate mast cells and eosinophils to eradicate helminthic infections. CD4$^+$ effector Th17 cells secrete IL-17 and IL-21 to recruit leukocytes and induce inflammation. CD8$^+$ cytotoxic T cells recognize and kill virus-infected cells or tumor cells by perforin/granzyme-dependent lysis/apoptosis, Fas-FasL-mediated apoptosis and TNF-TNFL-mediated apoptosis.

第一节　免疫应答概述
General Introduction of Immune Response

当微生物突破作为第一道防线的固有免疫进入机体后，适应性免疫应答即开始启动，作为第二道防线发挥作用。从广义上讲，免疫应答包括固有免疫应答和适应性免疫应答。而从狭义上讲，免疫应答指的是适应性免疫应答，即机体免疫系统受抗原刺激后，T 细胞、B 细胞特异性识别抗原分子，发生活化、增殖和分化或诱导无能或凋亡的全过程。

如不加说明，本章所述的免疫应答均指适应性免疫应答（又称特异性免疫应答，简称免疫应答）。根据介导免疫应答的细胞种类的不同，免疫应答可分为 T 细胞介导的免疫应答 [T cell-mediated immune response，又称细胞介导的免疫（cell-mediated immunity，CMI）或细胞免疫（cellular immunity）] 和 B 细胞介导的免疫应答 [B cell-mediated immune response，又称抗体介导的免疫（Ab-mediated immunity）或体液免疫（humoral immunity，HI）]。细胞免疫抵抗胞内微生物感染（如结核分枝杆菌、病毒），并参与抗肿瘤、同种异体移植物排斥反应。体液免疫抵抗胞外病原体感染（如溶血性链球菌）。

根据 T 细胞、B 细胞对抗原刺激的反应状态，免疫应答可分为两种类型：正免疫应答（positive immune response）和负免疫应答（negative immune response）。正免疫应答是指机体在正常情况下识别和排除非己抗原的效应，如抗感染免疫或抗肿瘤免疫等；负免疫应答则是指机体在正常情况下对自身成分的免疫耐受（immune tolerance）。这两者是正常机体维持内环境稳定的重要机制。但在异常情况下，机体如果产生过强的免疫应答而造成机体的损伤就导致超敏反应；若对非己抗原产生负应答，则会导致对非己抗原的耐受；机体打破对自身成分的耐受，则会引起自身免疫反应，甚至造成自身免疫病。

免疫应答的全过程可分成三个阶段：①抗原识别（感应阶段）：指 APC 摄取、加工和提呈抗原及 T 细胞、B 细胞识别抗原的过程；②T 细胞、B 细胞活化、增殖和分化（反应阶段）：指 T 细胞、B 细胞受到抗原刺激后活化、增殖和分化的过程；③产生效应（效应阶段）：指产生特异性抗体或效应淋巴细胞发挥免疫效应的过程。

第二节 T细胞免疫应答
T cell Immune Response

一般情况下，T 细胞免疫应答是指 αβ T 细胞对蛋白质抗原的应答。在本书中，除非特别说明，T 细胞免疫应答都是指的这一类应答。有关 γδ T 细胞的应答和 NKT 细胞对脂类抗原的应答在第九章固有免疫介绍。

一、抗原识别阶段 （Stage of antigen recognition）

1. T 细胞对抗原的识别（Recognition of antigen by T cell） T 细胞不能识别完整的蛋白抗原，只能特异性识别经 APC 加工处理后的抗原肽与 MHC 分子形成的复合物。根据 T 细胞表面 CD4 或 CD8 的表达与否，T 细胞可分为 $CD4^+$ 辅助性 T 细胞（$CD4^+$ helper T cell，Th 细胞）和 $CD8^+$ 细胞毒性 T 细胞（$CD8^+$ cytotoxic T cell，CTL 或 Tc 细胞）。$CD4^+$ T 细胞和 $CD8^+$ T 细胞表面的 TCR 分别识别 APC 细胞表面的抗原肽 –MHC Ⅱ 类分子复合物及抗原肽 –MHC Ⅰ 类分子复合物（Figure 13–1）。

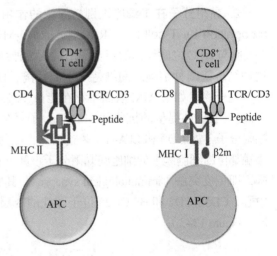

Figure 13–1 Two kinds of T cells recognize different Ag peptide-MHC complexes on APC

> **Box 13-1　Dual recognition of T cells**
>
> MHC-restricted T cells recognize Ag peptide-MHC complexes on APC or target cells by clonally distributed TCRs. These TCRs are composed of two disulfide-linked polypeptides chains, called α and β, which are homologous to the heavy and light chains of Ig molecules. Each chain of αβ TCR consists of a V region and a C region. The V region of each TCR chain contains three hypervariable regions (HVR1, HVR2 and HVR3) or complementary determining regions (CDR1, CDR2 and CDR3), which form the portions of the receptor that recognize complexes of processed peptide antigens and MHC molecules. During T cell recognition of antigen, CDR1 loops and CDR2 loops of TCR recognize the polymorphic residues of self MHC molecules, CDR3 loops recognize Ag peptide (T cell determinants or epitopes). This is called T cell dual recognition of peptide and self MHC molecules (Figure 13-2).

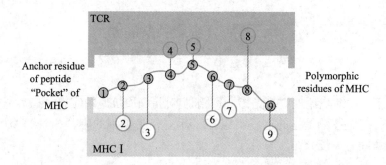

Figure 13-2　T cell recognition of Ag peptide-MHC complexes

2. 黏附分子在 T 细胞识别抗原中的作用（Adhesion molecules are involved in antigen recognition by T cell）　TCR 识别抗原肽 –MHC 分子复合物过程中必须有黏附分子的参与。T 细胞与 APC 之间最初的相互作用是从两种细胞上的细胞间黏附分子的非特异性结合开始的，这种结合使两种细胞之间维持一定的距离，便于 TCR 在 APC 表面搜索特异性抗原肽 –MHC 分子复合物。如果 APC 表面不存在能被 TCR 识别的抗原肽 –MHC 分子复合物，两个细胞就分离。当 APC 提呈的抗原肽 –MHC 分子复合物能被 TCR 识别并特异性结合，则可引起某些黏附分子（如 CD2 和 LFA-1）表达增高，黏附分子之间亲和力增高，并使 T 细胞与 APC 相互接触部位的细胞膜上的细胞间黏附分子重新分布，以有序的同心圆方式排列形成一个圆柱状结构，即免疫突触（immunological synapse）。其中 TCR 和抗原肽 –MHC 分子复合物位于圆柱的中心，CD58-CD2 和 B7-CD28 位于圆柱的内层，LFA-1-ICAM-1 位于外围，而 CD45 位于最外层（Figure 13-3）。

二、活化、增殖和分化阶段
（Stage of activation，proliferation and differentiation）

1. T 细胞的活化（Activation of T cell）

（1）CD4+ T 细胞的活化（activation of CD4+ T cell）

1）第一信号的产生：T 细胞的活化需要两个信号，分别称为第一信号（first signal）和第二信号（second signal）。TCR 与抗原肽 –MHC Ⅱ类分子复合物特异性结合，同时使 CD3

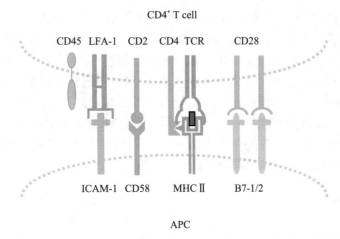

CD4⁺ T cell

Figure 13-3　The immunological synapse between T cell and APC

复合体及 CD4 分子聚集，这一过程导致第一信号的产生。因为第一信号是 T 细胞特异性识别抗原后产生的，所以又称为抗原特异性信号（antigen-specific signal）。第一信号通过 CD3 复合体传入细胞内。协同受体 CD4 与 MHCⅡ类分子非多态区的结合在 TCR 识别抗原肽 –MHC分子复合物的过程中起重要作用，因为它使 TCR 识别抗原肽 –MHC 分子复合物的阈值降低100 倍。接受第一信号后的 T 细胞表达高亲和力 IL-2 受体（IL-2 receptor，IL-2R）。

　　2）第二信号的产生：第一信号是 T 细胞活化的必要条件，但不是充分条件。T 细胞的活化还需要第二信号，或称为共刺激信号（costimulatory signal）。仅接受第一信号的 T 细胞不但不能活化，相反进入一种称为无能（anergy）的状态。当这种 T 细胞再次接受相同抗原刺激时，即使存在第二信号，也不能再激活。第二信号主要由 APC 上的共刺激分子 B7 与T 细胞上的 CD28 受体相互作用产生，并通过 CD28 传入 T 细胞。这是通过活化初始 T 细胞启动 T 细胞应答的最为重要的一对共刺激分子。需要指出的是，为 T 细胞活化提供第二信号的不单是 B7 与 CD28 的相互作用，T 细胞与 APC 上其他黏附分子间的相互作用，如CD2 与 LFA-3（CD58），LFA-1 与 ICAM-1（CD54）或 ICAM-3（CD50）之间的相互作用，除了加强细胞间结合和促进 TCR 识别抗原外，也为 T 细胞活化提供第二信号。接受第二信号后的 T 细胞分泌 IL-2。此外，ICOS 与 ICOSL 相互作用是 Th 细胞依赖的抗体应答最为关键的共刺激信号，CTLA-4 与 B7 相互作用抑制 T 细胞的初始活化，PD-1 与 PD-L1 相互作用抑制效应细胞的活化（Figure 13–4）。

　　在 T 细胞活化过程中，T 细胞与 APC 相互作用，能分别促进对方的功能。一方面，APC 通过提呈抗原和提供共刺激信号激活 T 细胞；另一方面，活化的 T 细胞表达 CD40L，与 APC 表面的 CD40 结合，活化 APC，通过增强 APC 表面 B7 的表达增强其抗原提呈功能，并促进其分泌 IL-12 等细胞因子，促进 T 细胞的分化。

　　（2）CD8⁺T 细胞的活化（activation of CD8⁺ T cell）：CD8⁺ 细胞毒性 T 细胞的活化同样也需要双信号，其中第一信号来自 TCR 与抗原肽 –MHC Ⅰ类分子复合物的结合，CD8 分子与MHC Ⅰ类分子非多态区的结合也发挥了协同受体的作用。因为 CD8⁺ T 细胞识别的抗原是由病毒感染细胞或肿瘤细胞等提供的，但它们并不能为 T 细胞提供共刺激信号。初始 CD8⁺ T细胞活化需要的第二信号是如何提供的？在此过程中，病毒感染细胞或肿瘤细胞被某些特殊亚群的 DC 细胞摄入，病毒蛋白或肿瘤抗原从吞噬体进入胞液，经加工处理后与 MHC Ⅰ类分子结合提呈给 CD8⁺ T 细胞，随后 DC 可为 CD8⁺ T 细胞提供共刺激信号。病毒感染细胞或肿瘤细胞被 DC 捕获，将抗原提呈给初始 CD8⁺ T 细胞，启动初次 CTL 应答，这一过程被称为交叉提呈。仅有某些 DC 细胞亚群具有交叉提呈的功能。

初始 CD8⁺T 细胞的充分活化及分化成功能性 CTL 和记忆细胞需要 CD4⁺Th 细胞的参与。CD4⁺ T 细胞辅助 CD8⁺ T 细胞活化的方式有两种：第一种，Th 细胞可释放细胞因子（如 IL-2），刺激 CD8⁺ T 细胞的克隆扩增和分化。第二种，Th 细胞表达 CD40L，可与荷载抗原的 DC 细胞表面 CD40 结合。这种相互作用可以活化 APC，使之更有效地刺激 CD8⁺ T 细胞的分化，其中部分是通过增加共刺激分子的表达（Figure 13-5）。

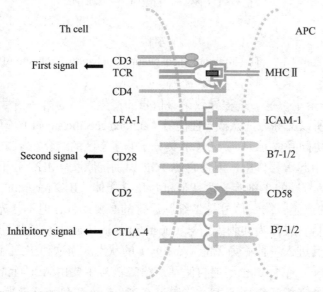

Figure 13-4　Costimulatory molecules between Th cell and APC

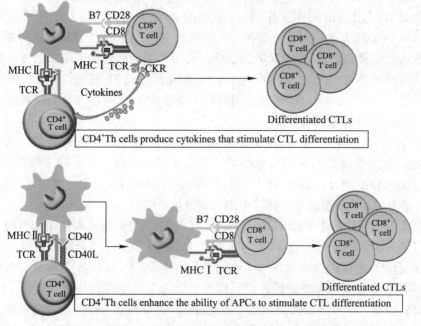

Figure 13-5　Role of Th cells in the differentiation of CD8⁺ T cells

2. T 细胞活化的胞内信号传递（Signal transduction during T cell activation）　T 细胞识别抗原肽 –MHC 分子复合物后，一方面使细胞表面的离子通道开放，使离子由胞外进入胞内，改变胞内重要离子的浓度，作为胞内信号转导分子引起胞内变化；另一方面，受体构象改变可使其胞内部分相互接触，从而活化胞内信号蛋白和酶。它们共同完成胞外信号向胞内的传导。

T 细胞对抗原的反应包括以下几个阶段：膜反应阶段、胞质信号转导阶段和新表达基因的转录阶段（Figure 13–6）。

（1）膜反应阶段（stage of membrane reaction）：参与 T 细胞活化早期的蛋白酪氨酸激酶（PTK）主要有 Src 家族成员 P56lck、P59fyn 和 ZAP-70 等。当受体发生交联时，促使 Src 家族的蛋白酪氨酸激酶活化，继而 P59fyn 活化 CD3 复合体的 ITAM，P56lck 使 ITAM 的磷酸化更完全，酪氨酸磷酸化后，与 ZAP-70 结合。活化的 ZAP-70 继而磷酸化接头蛋白，从而引发胞内信号转导途径。

（2）胞质信号转导阶段（stage of signal transduction in cytoplasm）

1）Ras 途径：活化的 Ras 蛋白可进一步活化 Raf 蛋白，它可激活丝裂原活化蛋白激酶（mitogen-activated protein kinase，MAPK）系统，最终引起细胞外受体活化激酶（ERK）的活化，进而可激活 Fos 的转录，Fos 是活化蛋白 –1（AP-1）转录因子的成分。

2）蛋白激酶 C 途径：PLCγ1 激活后水解磷脂酰肌醇二磷酸（PIP_2），产生肌醇三磷酸（IP_3）和二酰甘油（DAG）。IP_3 从细胞质进入内质网，刺激 Ca^{2+} 蓄池释放 Ca^{2+}，另外，细胞膜 Ca^{2+} 通道开放，使胞外 Ca^{2+} 大量内流，胞质内钙调磷酸酶活化，进而使转录因子 T 细胞核因子（NFAT）去磷酸，由胞质转入核内。DAG 结合并活化蛋白激酶 C（PKC），PKC 参与活化转录核 κB 因子（NF-κB），使其由胞质转入核内，将活化信号传至细胞核。

（3）新表达基因的转录阶段（stage of newly expressed genes transcription）：这些转录因

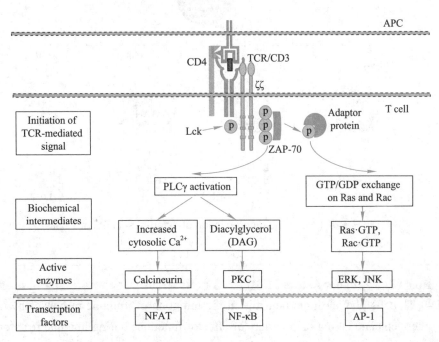

Figure 13–6　Signal transduction after T cell recognizing antigen

子（包括 NFAT、AP-1、NF-κB）结合到 T 细胞中很多基因（如 IL-2 等）的调节区域，加强启动子的活性，激活这些基因的转录。

3. 增殖（Proliferation） T 细胞接受双活化信号刺激后，合成和分泌其生长所需的各种细胞因子及其受体，其中最重要的是 IL-2 与高亲和力 IL-2R。在 IL-2 的刺激下，T 细胞发生克隆扩增。T 细胞每天分裂 2~3 次，持续 4~5 天，产生具有相同特异性的子代细胞克隆。

4. 分化（Differentiation） 增殖是分化的基础。增殖后的 T 细胞进一步分化成为执行不同功能的效应细胞（effector cell），如辅助性 T 细胞（包括 Th1、Th2 及 Th17 细胞等）、调节性 T 细胞（Treg 细胞）和细胞毒性 T 细胞（CTL）（Figure 13-7）。

（1）CD4$^+$ T 细胞（Th 细胞）的分化（differentiation of CD4$^+$ T cell）：Th1 细胞和 Th2 细胞来源于同一种 Th 前体细胞（Th precursor cell，Thp 细胞）。Thp 细胞受抗原刺激后分化成 Th0 细胞。Th0 细胞活化后的分化方向取决于局部微环境中的细胞因子。在 IL-12 和 IFN-γ 存在的条件下，通过活化转录因子 T-bet、STAT1 和 STAT4，诱导 Th0 细胞分化成 Th1 细胞。Th1 细胞主要合成和分泌 IL-2、IFN-γ 和 TNF-β，活化巨噬细胞，吞噬和杀灭微生物。在 IL-4 存在的条件下，通过活化转录因子 STAT3 和 GATA3，诱导 Th0 细胞发育成 Th2 细胞。Th2 细胞主要合成和分泌 IL-4、IL-5、IL-6、IL-10 和 IL-13，活化 B 细胞，刺激肥大细胞和嗜碱性粒细胞，根除蠕虫感染。在 IL-6 和 IL-23 的刺激下，通过活化转录因子 RORγt 和 STAT3，诱导 Th0 细胞分化成 Th17 细胞。Th17 细胞的主要效应因子是 IL-17A、IL-17F 和 IL-21，在自身免疫病和感染性疾病中发挥重要调节作用。

此外，TGF-β 等负性调节因子促进 Th0 细胞向具有负性调节功能的 CD4$^+$CD25$^+$Foxp3$^+$Treg 细胞分化，其主要通过细胞与细胞直接接触和分泌 IL-10 发挥免疫抑制作用。

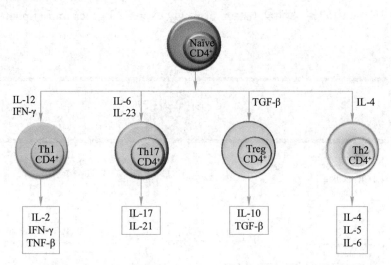

Figure 13-7 The differentiation of different subsets of T cells

Box 13-2 The subsets of CD4$^+$ Th cells and their secreted cytokines
CD4$^+$ Th cells play an important role in the initiation of immune responses by providing help to other cells and taking on a variety of effector functions during immune reactions. Upon

antigenic stimulation, naïve CD4$^+$ T cells activate, expand, and differentiate into different effector subsets called T helpers(Th) — Th1, Th2, Th9, Th17, and Th22—that are characterized by the production of distinct cytokines and effector functions. Th1 cells secrete interferon-γ (IFN-γ) and interleukin (IL)-2, while Th2 cells produce IL-4, IL-13, and IL-5; Th9 cells mainly secrete IL-9; Th17 cells mainly secrete IL-17, IL-21; Th22 cells mainly secrete IL-22, IL-13, TNF-α.

（2）CD8$^+$T 细胞的分化（differentiation of CD8$^+$ T cell）：CD8$^+$ T 细胞在 Th1 细胞的辅助下分化成为 CTL，表达与其杀伤作用有关的分子，其中包括颗粒酶（granzyme）、穿孔素（perforin）、FasL 及细胞因子 IFN-γ、TNF-α 和 TNF-β。

5. 记忆 T 细胞的产生（Production of memory T cell）　在 T 细胞分化过程中，有一部分细胞停止分化，成为特异性记忆细胞在体内长期存在。因为记忆 T 细胞表达更多和更高水平的细胞因子受体，它的维持依赖于细胞因子，而对抗原识别及共刺激信号依赖性降低，所以容易激活；又因为记忆 T 细胞的数量大大高于未致敏细胞，所以当记忆 T 细胞再次遇到相同抗原刺激时，会产生比初次应答更迅速、更强烈的免疫应答，这种免疫应答称为再次免疫应答（secondary immune response）或回忆应答（anamnestic response）。记忆 T 细胞能为机体提供长期的抗微生物及其产物的保护，是疫苗接种提供保护性免疫的基础。

三、效应阶段（Effector Stage）

T 细胞介导的细胞免疫是机体抗细胞内微生物及肿瘤的主要防御机制，包括以下几类：① CD4$^+$ Th1 细胞主要针对寄居在巨噬细胞吞噬体内的微生物，可产生细胞因子，活化巨噬细胞诱导炎症反应。② CD4$^+$ Th2 细胞释放细胞因子，促进 B 细胞的增殖分化，参与体液免疫；还可抑制巨噬细胞活化，对局限炎症造成的损伤极为重要。此外，CD4$^+$ Th2 细胞可激发以嗜酸性粒细胞和肥大细胞浸润为主的炎症反应，是防御寄生虫感染的主要机制。③ CD4$^+$Th17 细胞主要针对细菌和真菌感染，分泌细胞因子、募集白细胞和诱导炎症反应。④ CD8$^+$ T 细胞主要针对病毒感染细胞及肿瘤细胞，可杀伤感染的靶细胞，清除感染灶及发挥抗肿瘤作用（Figure 13–8）。

1. CD4$^+$ T 细胞的效应机制（Effector mechanisms of CD4$^+$ T cell）

（1）Th1 细胞的效应机制（effector mechanisms of Th1 cell）

1）Th1 细胞对巨噬细胞的作用：Th1 细胞通常并不直接作用于靶细胞，而是通过招募和激活巨噬细胞间接杀伤细胞内感染病原体和同种异型靶细胞，所以巨噬细胞是 Th1 细胞的效应细胞。

Th1 细胞释放的 IFN-γ 和 TNF-β 能够激活巨噬细胞，并且 Th1 细胞表面的 CD40L（CD154）与巨噬细胞表面的 CD40 的相互作用也能促进巨噬细胞激活。活化的巨噬细胞吞噬能力增强，产生更多杀伤病原体的因子，如溶酶体酶、反应性氧中间产物、过氧化物、NO 等（参见第九章）。然而，巨噬细胞释放的酶、NO 等也能造成组织损伤，产生Ⅳ型超敏反应，包括接触性皮炎、慢性结核和麻风病中的慢性肉芽肿及对移植物的排斥反应等。

2）巨噬细胞对 Th1 细胞的作用：活化的巨噬细胞表面 MHC Ⅱ类分子和黏附分子表达上调，抗原提呈能力增强，并产生 IL-12，促进 Th1 细胞活化。

3）Th1 细胞对其他细胞的作用：Th1 细胞还可通过释放 IL-2 等细胞因子促进 CD8$^+$T 细

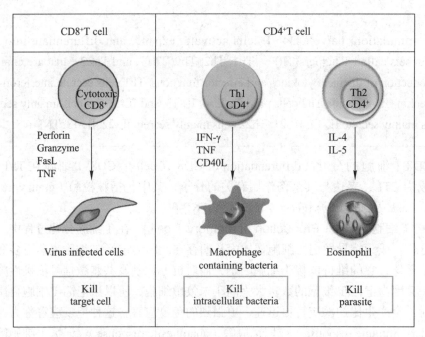

Figure 13-8 Different mechanism of three types of effector T cells

胞的增殖和分化及抗体的类别转换。

（2）Th2 细胞的效应机制（effector mechanisms of Th2 cell）

1）Th2 细胞对 B 细胞的作用：Th2 细胞通过释放 IL-4、IL-5、IL-6 和 IL-10 等细胞因子促进 B 细胞的活化、增殖、分化（详见第十四章）。

2）Th2 细胞对巨噬细胞的作用：Th2 细胞通过释放某些抑制巨噬细胞活化的细胞因子（如 IL-4、IL-10 及 TGF-β 等），抑制炎症反应。

3）Th2 细胞对其他细胞的作用：Th2 细胞可诱导以嗜酸性粒细胞和肥大细胞浸润为主的炎症反应，这种类型的应答在防御蠕虫等寄生虫感染中发挥重要作用。其机制主要是通过分泌 IL-4、IL-5，其中 IL-4 刺激蠕虫特异性 IgE 抗体发挥调理作用；IL-5 可活化嗜酸性粒细胞，通过 IgE 的 Fc 受体与包被有 IgE 抗体的蠕虫结合，释放碱性蛋白和阳离子蛋白杀伤蠕虫。此外，肥大细胞也可表达 IgE 的 Fc 受体，它可释放血管活性胺类、细胞因子（如 TNF）及脂类介质，诱导局部炎症反应。

（3）Th17 细胞的效应机制（effector mechanisms of Th17 cell）

1）Th17 细胞对中性粒细胞的作用：Th17 细胞通过分泌 IL-17 诱导中性粒细胞浸润为主的炎症反应。

2）Th17 细胞对其他细胞的作用：Th17 细胞通过分泌 IL-21 参与 B 细胞介导的抗体应答，并可促进 CD8+T 细胞及 NK 细胞的增殖、分化及效应功能。

2. CTL 的效应机制（Effector mechanisms of CTL） CTL 到达抗原所在部位后，TCR 特异性识别靶细胞表面 MHC I 类分子提呈的抗原肽。通过黏附分子之间的相互作用，CTL 与靶细胞膜紧密接触，然后通过下列几种机制杀伤靶细胞（Figure 13-9）。

（1）穿孔素和颗粒酶的作用（effects of perforin and granzyme）：当 CTL 的 TCR 识别靶细胞上抗原肽–MHC I 类分子复合物后，CTL 的细胞骨架重新排列，其微管组织中心移到邻近与靶细胞接触的胞质区。CTL 的胞质颗粒在此区域聚集，颗粒膜与胞质膜融合，导致 CTL

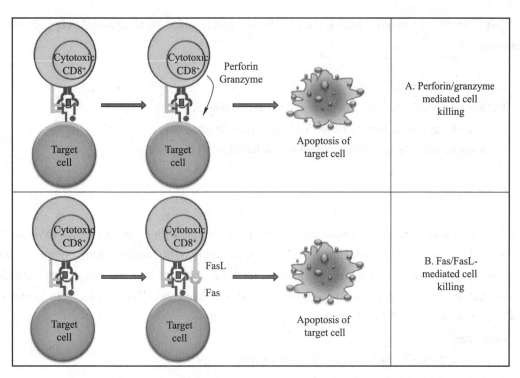

Figure 13-9　Effector mechanisms of CTL-mediated lysis of target cell

的颗粒内容物（穿孔素、颗粒酶等）胞吐至靶细胞的表面。穿孔素是 CTL 颗粒中以单体形式存在的穿孔蛋白，在结构上类似 C9（攻膜复合物的主要成分）。穿孔素在靶细胞膜的脂质双层形成孔道。如果有足够数量的孔道形成，则大量水内流，引起细胞发生渗透性溶解，或高浓度的 Ca^{2+} 内流触发细胞发生凋亡。颗粒酶是丝氨酸蛋白酶，其中颗粒酶 B 最重要。它们从 CTL 颗粒中胞吐出来，通过穿孔素形成的孔道进入靶细胞，在靶细胞内触发 DNA 断裂机制，导致靶细胞发生凋亡。这是 CTL 介导靶细胞溶解的主要机制。

（2）Fas-FasL 相互作用（interaction of Fas-FasL）：活化的 CTL 可表达 FasL，与许多细胞表面表达的 Fas 受体结合。这种相互作用可导致靶细胞的凋亡。

（3）细胞因子的作用（effect of cytokines）：活化的 CTL 可释放 TNF-α 等细胞因子，作用于靶细胞表面相应的细胞因子受体，诱导靶细胞的凋亡。活化的 CTL 还可分泌 IFN-γ 活化巨噬细胞，诱导胞内微生物的吞噬。此外，$CD8^+T$ 细胞在某些细胞因子诱导的炎症反应（如环境中化学物质引起的接触性皮炎）中发挥重要作用。

3. CTL 杀伤靶细胞的特点（Characteristics of CTL killing target cells）　CTL 杀伤靶细胞具有抗原特异性、MHC I 类分子的限制性及连续杀伤性。这就保证了 CTL 只能连续杀伤表达相同抗原肽 –MHC I 类分子复合物的靶细胞，而不涉及邻近未感染细胞。CTL 对靶细胞的杀伤要求两者紧密接触，颗粒中的细胞毒性物质直接释放入靶细胞内，以确保 CTL 不杀伤无辜的"旁观者"细胞，也不杀伤邻近的 CTL。此外，CTL 细胞表达保护性蛋白，如硫酸软骨素 A、同源限制因子等，能防止穿孔素和颗粒酶对 CTL 细胞自身的溶解。

Key words： Immunological synapse; Double recognition; Dual signal; Anergy; Perforin; granzyme.

Review questions

1. Describe briefly the process of specific immune response.
2. Describe cytokine profiles of the Th1 and Th2 subsets.
3. Describe the effector mechanisms by which CTLs kill target cells.

Case study

HIV infection（HIV 感染）

A 35-year-old man is drug abuser and often shares needles with others. In recent days, he had a fever, night sweats and felt weakness, weight loss. In addition, he touched many enlarged lymph nodes in his neck and groin. He went to the hospital. The results of immune function examination showed that the number of T cells in peripheral blood decreased and CD4$^+$ T cells were exhausted, CD4$^+$ T cells $< 200/\mu L$，CD4/CD8 < 1.0.

Questions

1. Do you think of which disease the man suffers?
2. How to make a definite diagnosis?

（王晓燕）

数字课程学习

● 教学 PPT　　● 拓展知识　　● Case Study　　● Glossary　　● Questions　　● 自测题

第十四章 B 细胞介导的免疫应答

B Cell Mediated Immune Response

B cell mediated immune responses are initiated by the recognition of antigens by specific B lymphocytes. The engagement of BCR with an antigen produces the first activation signal which is transmitted by Igα-Igβ. The antigen-specific B cells and antigen-specific T cells migrate toward one another and interact at the edges of the follicles. The interaction of CD40L on the activated Th cells with CD40 on the B cells leads to the generation of the second signal for B cell activation and is necessary for the further development and differentiation of B cells in the germinal center.

The activated B cells migrate back into follicles to form germinal centers. In germinal centers, centroblasts undergo somatic hypermutation to generate antigen-specific centrocytes with different affinity. The centrocytes undergo selective processes before differentiating into long-lived plasma cells and memory cells. Somatic hypermutation and isotype switching lead to the increase in the affinity of antibodies for the specific antigen and render the antibodies more suitable to their effector functions. The memory B cells persist in the body for a long time and provide long-time protection. When the same antigen re-enters, these memory cells mount a secondary response that is much more rapid and stronger than the primary one.

机体的特异性体液免疫应答主要由 B 细胞介导。骨髓内发育成熟的初始 B 细胞释放入外周血液循环内，BCR 对抗原的特异性识别是 B 细胞激活的始动信号，导致 B 细胞的活化、增殖并分化为浆细胞（plasma cell）分泌抗体，通过抗体的中和作用、调理作用、激活补体等效应清除抗原性异物。其中有些 B 细胞停止分化形成记忆 B 细胞（memory B cell，Bm）。在某些情况下，也可诱导 B 细胞对该抗原的免疫耐受（immune tolerance）或细胞凋亡（apoptosis）。B 细胞识别的抗原主要有非胸腺依赖性抗原（thymus-independent antigen，TI-Ag）和胸腺依赖性抗原（thymus-dependent antigen，TD-Ag），对 TD-Ag 的应答需要 Th 细胞的辅助。

第一节 B细胞对TD-Ag的免疫应答
B Cell Response to TD-Ag

TD-Ag 多是蛋白质类，结构比较复杂，抗原决定簇的种类多，同类抗原决定簇较少重复排列。TD-Ag 可刺激滤泡 B 细胞产生高亲和力的抗体，应答过程需要 Th 细胞的辅助。

滤泡 B 细胞对 TD-Ag 应答也称为 T 细胞依赖性体液免疫应答，需要抗原特异性 T 细胞、B 细胞间的协同作用，T 细胞辅助 B 细胞产生特异性抗体。上述免疫应答过程发生于外周淋巴器官的不同解剖区域。B 细胞应答的早期，免疫应答过程发生于 T 细胞富集区与原始淋巴滤泡的交界处，主要是接受抗原刺激后活化的 B 细胞进行增殖，并分化为短寿浆细胞产生 IgM 类抗体。免疫应答的后期，活化的 B 细胞迁移入淋巴滤泡，在淋巴滤泡内增殖形成生发中心，历经体细胞高频突变及抗原加压筛选导致抗体亲和力成熟，产生长寿浆细胞和记忆 B 细胞。

机体接触抗原 1~2 天后，在外周淋巴器官 T 细胞区的专职抗原提呈细胞（如 DC）提呈抗原给初始 Th 细胞，使 Th 细胞活化，由 T 细胞区向淋巴滤泡迁移。B 细胞在淋巴滤泡内识别抗原后被激活，自淋巴滤泡移行至 T 细胞区。因此，在淋巴滤泡与 T 细胞区的交界处，抗原特异性 T 细胞、B 细胞首次相遇。活化的 T 细胞表达的膜分子和分泌的细胞因子与 B 细胞相互作用，对 B 细胞增殖、分化为浆细胞并分泌抗体发挥重要作用。

滤泡 B 细胞对 TD-Ag 应答的整个过程可分为三个阶段。

一、抗原识别阶段（Stage of antigen recognition）

B 细胞识别的抗原存在于体液中或细胞表面，如细菌表面蛋白质和细菌外毒素及以它们为基础的疫苗、同种异体移植物细胞表面的 MHC 分子等。与 TCR 不同的是，BCR 直接识别天然蛋白质分子表面的抗原决定簇，所以 B 细胞识别的抗原无须事先加工和提呈，亦没有 MHC 限制性。

BCR 是抗原的高亲和力受体，能有效介导抗原的胞吞和内化，因而，B 细胞识别抗原后可产生两种效应：① BCR 特异性识别并结合抗原，产生抗原特异性信号，并由 Igα-Igβ 向细胞内传递。② BCR 与抗原特异结合，形成 BCR–抗原复合物，通过受体介导的内化作用摄取抗原。BCR–抗原复合物在胞质中形成内体，抗原被降解为抗原小肽，以抗原肽–MHC Ⅱ类分子复合物的形式表达在 B 细胞表面，提呈给 CD4+T 细胞，发挥 APC 功能。

二、活化、增殖和分化阶段
（Stage of activation, proliferation and differentiation）

（一）B 细胞的活化（B cell activation）

1. B 细胞活化的双信号（Dual signals for B cell activation） 与 T 细胞的活化类似，B 细胞的活化也需要双信号。

（1）第一信号（first signal）：即抗原特异性信号。BCR 识别天然抗原表位（为抗原表面构象决定簇或线性决定簇）并与之结合，引起 BCR 交联，通过 Igα-Igβ 向细胞内传递活化的第一信号。第一信号诱导 B 细胞的 MHC Ⅱ类分子和共刺激分子 B7 表达上调，促使 B 细胞活化，并增强 B 细胞激活 Th 细胞的能力。

（2）第二信号（second signal）：即共刺激信号。活化的 Th 细胞诱导性表达 CD40L，与 B 细胞的 CD40 相互作用，作为 B 细胞活化的第二信号。第二信号是 B 细胞与 Th 细胞相互作用的结果，是 B 细胞活化及进一步增殖、分化所必需的条件。如果仅有第一信号而没有第二信号，B 细胞不能活化而进入失能的耐受状态。

2. B 细胞活化过程中与 Th 细胞的相互作用（Interaction of B cell and Th cell during B cell activation） B 细胞以 BCR 特异性摄取抗原，将抗原内化、降解，与 MHC Ⅱ类分子结合提呈给 Th 细胞，形成 B 细胞与 Th 细胞的相互作用。

（1）B 细胞对 Th 细胞的作用（the effects of B cells on Th cells）：B 细胞以 BCR 特异性

方式摄取抗原获得活化的第一信号，同时亦可作为 APC 通过 MHC Ⅱ类分子向 Th 细胞提呈外源性抗原肽，为 Th 细胞的活化提供第一信号；活化的 B 细胞 B7 表达上调，与 Th 细胞的 CD28 相互作用，为 Th 细胞活化提供第二信号。

（2）Th 细胞辅助 B 细胞活化（the help of Th cells on B cell activation）：B 细胞从活化的 Th 细胞获得活化、增殖和分化所必需的信号。Th 细胞活化后诱导性表达 CD40L，CD40L 与 B 细胞上的 CD40 的结合是 B 细胞完全活化所必需的第二信号。此外，Th 细胞活化后分泌的 IL-2、IL-4、IL-5 和 IL-6 等细胞因子，促进 B 细胞的增殖和分化，诱导抗体的类别转换。

由此可见，B 细胞和 Th 细胞相互作用的结果是两者相互激活，同时分化（Figure 14-1）。Th 细胞的活化有两条途径：在初次应答中，初始 T 细胞主要通过识别由树突状细胞提呈的抗原而激活；活化后的 Th 细胞向滤泡边缘移动，由 B 细胞以 BCR 特异性方式摄取并加工处理提呈的抗原，进而被进一步激活。B 细胞与活化的 Th 细胞相互作用时，必须识别同一抗原分子的不同表位。

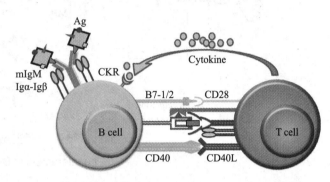

Figure 14-1　Molecules involved in B cell activation

3. **B 细胞活化共受体及其他辅助分子的作用**（Co-receptors and other accessary molecules for B cell activation）　CD19 与 CD21、CD81 共同组成成熟 B 细胞的共受体复合体。如果抗原 –C3dg 复合物与 BCR 和共受体复合体交联，则通过 CD19 传入的活化信号将显著降低抗原活化 B 细胞的阈值，使 B 细胞对抗原刺激的敏感度增高，极大地促进 B 细胞活化。

一些微生物多糖类（microbial polysaccharides）抗原可以激活补体的旁路途径或凝集素途径，产生的补体裂解片段通过补体受体 CD21（CR2）增强 BCR 信号转导，这也是这类抗原刺激 B 细胞产生抗体不需要 Th 细胞辅助的原因。

除上述分子的作用外，Th 细胞和 B 细胞表达的多种黏附分子，如 LFA-3 与 CD2、ICAM-1 或 LFA-3 与 LFA-1、MHC Ⅱ类分子与 CD4 等之间的相互作用，形成免疫突触，使 Th 细胞和 B 细胞的结合更为牢固，亦可促进 B 细胞的活化及进一步的增殖、抗体类别转换、抗体亲和力成熟等过程（Figure 14-2）。

4. **B 细胞活化信号的转导**（Transduction of activation signals in B cell）

（1）第一信号的转导（transduction of the first signal）：此过程与前述 T 细胞第一信号转导类似，其主要差别为：① BCR 特异性结合抗原，产生第一信号，由 Igα-Igβ 传入细胞内；② BCR 交联后激活的早期 PTK（如 Blk、Fyn 和 Lyn），介导 Igα 和 Igβ 胞内区的 ITAM 磷酸化，进而激活 Syk，Syk 类似于 TCR 信号转导通路中的 ZAP-70；③活化的 Syk 激活 Ras 通路；④活化的转录因子和表达的基因不同。例如，B 细胞活化后表达的转录因子除 NFAT 和 NF-κB 外，还有 CREB（cyclic-AMP response element/B cell）。

（2）第二信号的转导（transduction of the second signal）：B 细胞活化的第二信号由 Ras 转导。Ras 通过激活 MAPK 最终导致转录因子的活化。

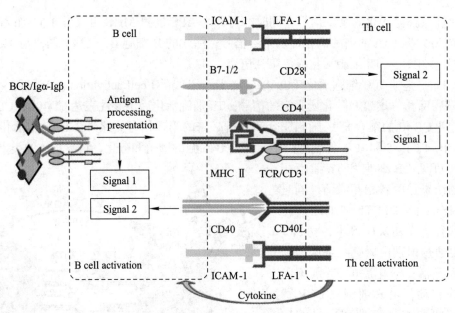

Figure 14–2 The interaction of B cell and Th cell

（二）B 细胞的增殖和分化（Proliferation and differentiation of B cell）

活化的 B 细胞表达细胞因子受体，在 Th 细胞分泌的细胞因子及其他辅助分子的作用下，完全活化并增殖分化为浆细胞分泌抗体，或者分化为记忆 B 细胞。

1. 活化 B 细胞的分化途径（Differentiation pathways of activated B cell） B 细胞接受抗原刺激后，在 Th 细胞的辅助下活化、增殖，存在以下分化途径：在外周淋巴组织的淋巴滤泡内接受抗原刺激而活化的 B 细胞迁移入滤泡外区，与由 T 细胞区迁移过来的抗原特异性 T 细胞在 T 细胞、B 细胞的交界处相遇，进而相互识别和作用。活化的 B 细胞一部分快速分化为短寿浆细胞，分泌 IgM 抗体。此种分化途径一般发生于免疫应答的早期，参与机体的早期防御反应。大部分活化的 B 细胞迁移重新进入淋巴组织的 B 细胞区［初级淋巴滤泡（primary lymphoid follicle）］，继续增殖形成生发中心［即次级淋巴滤泡（secondary lymphoid follicle）］，在滤泡树突状细胞（follicular dendritic cell，FDC）提呈抗原和 Tfh 细胞辅助下分化为浆细胞，产生大量高亲和力的抗体。随着免疫应答的进行，浆细胞逐渐迁移至骨髓，在抗原免疫后 2 ~ 3 周，骨髓便成为抗体产生的主要场所，其中有一部分浆细胞可以长期分泌抗体，成为长寿浆细胞。

值得一提的是，在淋巴滤泡边缘、与 Th 细胞相互作用的活化的 B 细胞可以诱导 T 细胞分化为 Tfh 细胞，Tfh 细胞与活化的 B 细胞一起迁移入淋巴滤泡，在生发中心辅助滤泡 B 细胞的增殖和分化，分泌抗体。抗体的合成和分泌需要 CD40L-CD40 介导的信号转导和细胞因子的参与。双信号激活转录因子，促进 Ig 的基因转录及蛋白质合成。多种细胞因子（如 IL-4、IL-6 等）可促进活化 B 细胞合成、分泌抗体。这些细胞因子能够通过影响 RNA 的加工、剪切，增加分泌型 Ig 的转录。

2. B 细胞在生发中心的增殖分化（Proliferation and differentiation of B cells in germinal center） B 细胞活化后的增殖和分化均是在外周淋巴器官内进行的，可使外周淋巴组织出现一定的分子和解剖学上的特征性变化。

（1）生发中心的形成（the generation of germinal center）：B 细胞在淋巴滤泡与 T 细胞

富集区的交界处与 Th 细胞作用后，在 4~7 天内迁入淋巴滤泡，迅速增殖，形成生发中心（germinal center）。由于 B 细胞的大量增殖，初级生发中心（primary germinal center）体积增大，成为次级生发中心（secondary germinal center）。每一个成熟的生发中心由一个或几个抗原特异性 B 细胞克隆增殖而来（Figure 14-3）。进入生发中心增殖的 B 细胞称生发中心母细胞（centroblast），所生成的子代 B 细胞较小，又称中央细胞（centrocyte）或生发中心子细胞，亦需经历分化、选择过程。

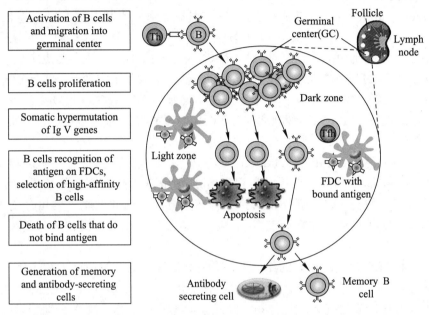

Figure 14-3　The formation of germinal center

B 细胞在生发中心的分化成熟，有赖于生发中心的滤泡树突状细胞（FDC）和活化 Tfh 细胞所形成的特定微环境。FDC 通过表达的补体受体（CR1、CR2 和 CR3）和 Fc 片段受体，将抗原或免疫复合物形式的抗原长期滞留于表面，持续向 B 细胞提供抗原信号。活化的 Tfh 细胞表达的 CD40L 和分泌的细胞因子，可促进 B 细胞的增殖分化，诱导抗体的亲和力成熟和抗体的类别转换。

Box 14-1　Roles of the CD40-CD40L interaction in T-dependent humoral response

Formation of a T-B conjugate is very important for B cell activation. The CD40-CD40L interaction is very important for T cell-dependent humoral response. The interaction of CD40 on B cells with CD40L on the activated T cells delivers a secondary signal to the B cells. The germinal center formation is dependent on CD40L on Tfh cells interacting with CD40 on B cells. These interactions are critical for B cell proliferation and expansion in germinal centers. CD40 signals from Tfh cells activate the expression of AID (activation-induced deaminase), which is a key enzyme required for isotype switching and affinity maturation. CD40 signals from Tfh work together with cytokines secreted by Tfh cells to induce the transcription of different C region of Ig gene, resulting in isotype switching. Helper T cells and CD40-CD40L interactions are required for somatic mutation of Ig genes followed by selective survival of the B cells. The result of the somatic mutation and selective of high-affinity B cells is affinity maturation. In addition, T cell-mediated dendritic cell and macrophage activation also involves the interaction of CD40L on activated helper T cells with CD40 on dendritic cells and macrophages.

（2）免疫球蛋白基因的高频突变及抗体亲和力成熟：（hypermutation of immunoglobulin gene and antibody affinity maturation） 成熟的 B 细胞受到抗原刺激后发生 Ig 基因高频突变（somatic hypermutation）。Ig 基因高频突变发生于分裂中的生发中心母细胞，存在下列特征：①主要集中在 V 区的抗原决定簇互补区（CDR），特别是 CDR3，主要是点突变。②频率非常高，例如 Ig V 区的基因中大约每 1 000 个 bp 中就有一对发生突变，是其他哺乳动物基因自发突变频率的 $10^3 \sim 10^4$ 倍。③发生于重排过的 V 基因。④IgG 较 IgM 更易发生点突变。⑤有赖于抗原的选择。Ig 基因体细胞高频突变的机制可能与 Ig 基因重排、Tfh 细胞的辅助和抗原的持续刺激有关，结果导致抗体亲和力成熟。

抗体亲和力成熟（affinity maturation）是指针对某一特定抗原的抗体亲和力的提高，是分泌高亲和力抗体的 B 细胞选择性生存和 B 细胞 Ig 基因高频突变的结果，可产生具有更高抗原结合能力的抗体，因而能抵御持续存在或再次出现的抗原。亲和力成熟需要 Tfh 细胞的参与及 CD40-CD40L 的相互作用，因此，该过程仅出现在滤泡 B 细胞对 TD-Ag 的免疫应答中。

在生发中心 FDC 提呈的抗原的作用下，有着高亲和力结合抗原能力的子代 B 细胞被选择而生存下来。FDC 表达抗体 Fc 片段受体及补体活化产物（C3b、C3d）的受体，结合抗原 - 抗体复合物及补体产物与抗原的复合物，并提呈给滤泡 B 细胞。滤泡 B 细胞以其表面的抗原受体（mIg）接受 FDC 提呈的抗原信号，诱导表达 Bcl-2 抵抗细胞凋亡而存活下来，继续发育为能够分泌高亲和力抗体的浆细胞。而具有低亲和力抗原受体的子代 B 细胞，不能够有效接受抗原信号，则被诱导凋亡。随着免疫应答的进行，抗原被逐步清除。通过选择，许多 B 细胞克隆因不能表达高亲和力受体而凋亡，只有产生显著高亲和力抗体的 B 细胞克隆才得以生存，分化为浆细胞产生抗体（Figure 14-4）。

（3）免疫球蛋白类别转换（class switch of immunoglobulin）：B 细胞在 Ig V 区基因重排完成后，其子代细胞均表达同一个 Ig V 基因，但 Ig C 基因的表达，在子代细胞受抗原刺激而成熟、增殖的过程中是可变的。每个 B 细胞在开始时均表达 IgM，在免疫应答中首先分泌 IgM。随后也可以表达 IgG、IgA 或 IgE，但所有这些 Ig 的 V 区不变，仅是抗体的类别发生了改变，这种变化称为 Ig 类别转换，亦称为同种型转换（isotype switch）。因此，类别转换的结果是 Ig 的类或亚类发生改变，但结合抗原的特异性不变。

产生 Ig 类别转换的 B 细胞，是经历过抗原选择过程、具有高亲和力受体的 B 细胞，是在抗原及 CD40-CD40L 和细胞因子的作用下进行的。Ig 类别转换仅发生于对 TD-Ag 的应答中，B 细胞表达的 CD40 与活化的 Tfh 细胞表达的 CD40L 的相互作用对 Ig 类别转换非常关键。活化的 Th 细胞分泌的细胞因子在调控抗体类别转换中发挥重要作用，不同类型的抗原激活不同亚群的 Th 细胞，分泌的细胞因子可诱导生成不同类别的抗体，因此这些与类别转换有关的细胞因子又被称为类别转换因子（Figure 14-5）。

针对细胞因子的特异性抗体可以阻断相应 Ig 的类别转换。这对于临床上某些疾病的治

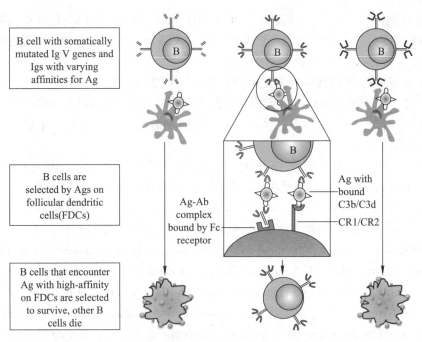

Figure 14–4　The selection of B cells in germinal center

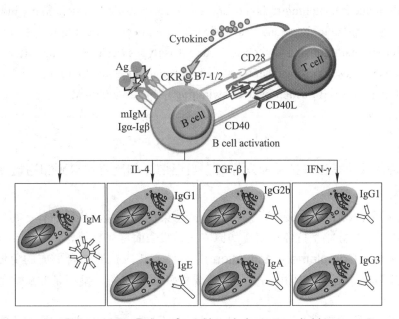

Figure 14-5　Roles of cytokines in isotype switching

疗非常有用。例如，Ⅰ型超敏反应与某些特应性个体遇到某些抗原刺激时易于产生较高水平的 IL-4、诱导 IgE 类别转换有关。IgE 与嗜碱性粒细胞和肥大细胞膜上相应的受体结合，引起Ⅰ型超敏反应的发生，可应用 IL-4 的特异性抗体或利用 IFN-γ 诱导 IgG 类别转换，而阻断 IgE 的产生，有助于预防Ⅰ型超敏反应的发生。

（4）浆细胞及记忆 B 细胞的产生（Production of plasma cell and memory B cell）：生发中心存活下来的 B 细胞大部分发育为浆细胞，即抗体形成细胞（antibody forming cell），能合成和分泌特异性抗体，表面不再表达 BCR 和 MHC Ⅱ类分子，因而不能接受抗原刺激，也失去了与 Th 细胞相互作用的能力。浆细胞形成后大部分迁移进入骨髓，可以在较长时间内持续分泌抗体，成为长寿浆细胞。

一部分生发中心 B 细胞发育为记忆 B 细胞，不产生 Ig，但可以长期生存。它们离开生发中心后分布于外周淋巴组织并参与淋巴细胞再循环，当再次接触同一抗原时能迅速活化，产生大量抗原特异性的高亲和力抗体。与未受抗原刺激的 B 细胞相比，记忆 B 细胞表达较高水平的 CD44。

在生发中心内，也有一部分 Th 细胞分化成记忆细胞。两类记忆细胞在体内长期存在，当再次遇到相同抗原时，它们相互协作，产生快速而增强的再次免疫应答。

Box 14-2 Roles of cytokines in regulating Ig isotype switching

Individuals who have a mutational CD40 gene make only small amounts of IgM antibodies in response to thymus-dependent antigens. This clearly indicates that Th cells are necessary for isotype switching by providing a signal through CD40-CD40L interaction. Isotype switching in response to different types of microbes is regulated by cytokines produced by the helper T cells that are activated by these microbes. Virus and intracellular bacteria activate Th1 subset, which produce IFN-γ and also likely induce Tfh cell to make increased amounts of IFN-γ, which preferentially induces switching to IgG2a and IgG3. Helminthic parasites likely induce Tfh cell to produce Th2-type cytokines, such as IL-4, which induces switching to IgE. In addition, B cells in different anatomic sites switch to different isotypes because of the different cytokines produced at these sites. Microbes that try to enter through the epithelia in mucosal induce helper T cells to produce TGF-β, which induces switching to IgG2b and IgA.

三、效应阶段（Effector stage）

体液免疫的效应是通过抗体而发挥的，当记忆 B 细胞再次遇到相同抗原时产生再次应答。

1. **中和作用（Neutralization）** 病毒和细菌感染诱导产生的中和抗体，可特异性中和病毒和细菌的外毒素。分泌型抗体可阻止病原体在黏膜表面定居繁殖。

2. **激活补体（Complement activation）** 抗体与相应抗原结合形成的免疫复合物，可激活补体发挥溶菌、溶细胞作用，也可以造成免疫病理损伤，参与某些疾病的发生（见第十七章）。

3. **抗体 Fc 片段的效应（Function of antibody Fc fragments）** 抗原与不同细胞表面的抗体 Fc 片段受体结合，可发挥调理作用、ADCC（见第四章），或介导 Ⅰ型超敏反应（见第十七章）。

4. **通过胎盘（Transportation through placenta）** 妊娠期母体的 IgG 通过胎盘进入胎儿，为胎儿提供出生后的早期保护。分泌型 IgA 也可以通过乳汁进入婴幼儿体内，增强抵抗力。

5. **免疫调节（Immune regulation）** 抗体参与免疫应答调节（见第十六章）。

第二节　抗体产生的一般规律
General Rules of Antibody Production

一、初次应答与再次应答的特点
（Characteristics of primary response and secondary response）

　　B 细胞对初次遇到的抗原产生的应答称为初次免疫应答（primary immune response），其主要特点为潜伏期较长、抗体效价低、维持时间短，主要为低亲和力的 IgM。B 细胞对再次遇到相同的抗原产生的应答称为再次免疫应答（secondary immune response），或称二次应答，其主要特点是潜伏期短、抗体效价高、维持时间长，主要产生高亲和力的 IgG。

　　B 细胞对抗原的初次免疫应答和再次免疫应答总结见 Table 14-1、Figure 14-6。

　　引起初次应答和再次应答差别的主要原因是：参加初次应答的是未致敏 B 细胞和未致敏

Table 14–1　Comparison of the primary and secondary immune responses

	Primary response	Secondary response
Cell type	Naïve B cells	Memory B cells
Lag phase	Long (10 d)	Short (2 ~ 3 d)
Time for reaching the peak	Long (10 d)	Short (3 ~ 5 d)
Antibody levels	Low	High (100 ~ 1 000 fold higher)
Duration	Shorter	Longer
Antibody Affinity	Lower	Higher
Isotype of antibody	IgM	IgG or IgA or IgE

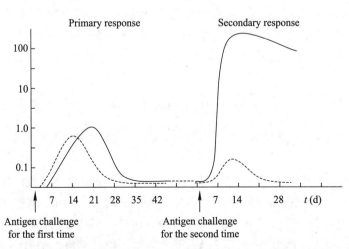

Figure 14-6　Kinetics of primary and secondary immune responses

T 细胞，而参加再次应答的是记忆 B 细胞和记忆 T 细胞。初始 B 细胞和记忆 B 细胞的特征比较见 Table 14-2。产生两种应答差别的主要机制为：

（1）再次应答的潜伏期短，是因为：①记忆细胞的数量远远大于未致敏细胞，所以接触抗原的机会增大。②记忆细胞已经致敏。③记忆细胞表达高水平的黏附分子，比未致敏细胞更容易被 APC 激活。

（2）再次应答产生的抗体水平高，并且抗体持续的时间也比初次应答长，是因为抗原特异性记忆细胞的数量远远高于初始细胞。另外，再次应答主要产生 IgG，其半衰期长。

（3）记忆 B 细胞已经经历亲和力成熟，所以产生抗体的亲和力比初次应答的高。

（4）记忆 B 细胞中 Ig 基因已经经过同种型转换，所以产生针对于抗原的特异性同种型抗体。

Table 14-2　Comparison of naïve and memory B cells

Properties	Naïve B cell	Memory B cell
Membrane Ig	IgM, IgD	IgM, IgG, IgA, gE
Complement receptors	Low	High
Anatomic location	Spleen	Bone marrow, lymph node, spleen
Life span	Short-lived	Long-lived
Receptor affinity	Lower	Higher
Adhesion molecules	Low ICAM-1	High ICAM-1

二、再次应答的意义 (Significance of secondary immune response)

再次应答的发生强而迅速，在抗感染免疫中具有十分重要的意义：①指导预防注射和制备免疫血清，适当地增加免疫次数可加强免疫效果。②检测 IgM 作为感染的早期诊断依据。③抗体效价在短时间内快速增高，可提示再次感染的发生。④再次应答抗体持续时间较长，对排除非特异性回忆反应，指导临床疾病的鉴别诊断有参考价值。

再次应答在超敏反应及自身免疫病的发病机制和防治研究中有一定意义。

第三节　B细胞对TI-Ag的应答
B Cell Response to TI-Ag

TI-Ag 结构比较简单，大都是多糖、脂多糖等成分，在刺激 B 细胞产生抗体时通常不依赖 Th 细胞的辅助，所以这些抗原被称为 TI-Ag。通常情况下，由 B1 细胞和边缘区 B 细胞负责对 TI-Ag 的免疫应答，主要产生低亲和力的 IgM 抗体，其中 B1 细胞识别由黏膜组织或腹腔进入的 TI-Ag，而边缘区 B 细胞主要识别进入脾或其他外周淋巴器官的 TI-Ag。根据激活 B 细胞的方式的不同，TI-Ag 分为 TI-1 和 TI-2 两种，它们通过不同的机制激活 B 细胞。

一、B细胞对TI-1抗原的应答 (B cell response to TI-1 antigen)

TI-1 抗原主要是细菌细胞壁的成分，如革兰阴性菌的脂多糖（LPS）。LPS 可以通过两种受体活化 B 细胞，即 TLR4 和 BCR。TI-1 抗原具有丝裂原成分，在高浓度时，TI-1 抗原中的丝裂原能够与大多数 B 细胞表面的丝裂原受体结合，非特异性地激活 B 细胞（多克隆激活），不依赖 BCR 对抗原决定簇的识别。低浓度的 TI-1 抗原激活具有特异性抗原受体的 B 细胞，此时丝裂原参与第二信号的产生。

单独的 TI-1 抗原并不能够诱导 Ig 类别转换、抗体亲和力成熟和记忆 B 细胞的产生。

二、B细胞对TI-2抗原的应答 (B cell response to TI-2 antigen)

TI-2 抗原主要是大分子的多糖抗原和细菌鞭毛蛋白，属于这类抗原的有细菌细胞壁和荚膜多糖、多聚鞭毛蛋白和脊髓灰质炎病毒等。TI-2 抗原具有许多重复性抗原决定簇，但是不含丝裂原成分，因而不能多克隆活化 B 细胞。这类抗原不容易被蛋白酶降解，可以长时间地存在于淋巴结包膜下和脾的边缘窦内巨噬细胞的表面。TI-2 抗原通过其重复性抗原决定簇使 B 细胞受体交联而直接激活 B 细胞。一般认为，TI-2 抗原激活 B 细胞时不需要 T 细胞的直接接触，但 T 细胞活化后产生的细胞因子能极大地增强 B 细胞对 TI-Ag 的应答，并且诱导抗体类别转换。

Figure 14-7 为 B 细胞对 TI-1 和 TI-2 抗原应答的示意图。

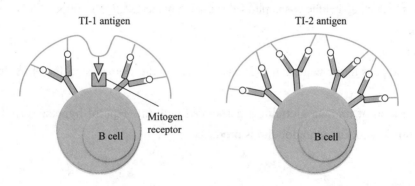

Figure 14-7　B cell responses to TI-1 and TI-2 antigens

三、B细胞对TI-Ag应答的意义 (Significance of B cell response to TI-Ag)

B 细胞对 TI-Ag 的应答在抗某些胞外病原体的感染中发挥重要作用。因为这种应答不需要 B 细胞致敏和 Th 细胞的辅助，所以能迅速发生，即在滤泡 B 细胞介导的特异性免疫应答产生之前发挥效应。

B 细胞对 TI-2 的应答在抗具有荚膜多糖的细菌感染中具有重要意义。具有荚膜多糖的细菌能够抵抗吞噬细胞的吞噬作用，这不但使得它们能够逃避吞噬细胞的直接破坏，而且通过阻止巨噬细胞对抗原的加工而逃逸 T 细胞免疫应答。B 细胞通过识别这一类病原体的 TI-2 抗原使机体能够迅速产生应答，所分泌的抗体发挥调理吞噬作用，促进巨噬细胞对这一类病原体的吞噬和消化，并进一步诱导特异性细胞免疫应答。

Key words：Humoral immune response；B2 cell；Germinal center；Somatic hypermutation；Affinity maturation；Isotype switching；Secondary immune response.

Review questions

1. Describe the interaction between Th cells and B cells in T cell-dependent humoral response.
2. Describe the main differences between the primary and secondary immune response.
3. Describe the cytokines that participate in isotype switching.

Case study

Type I hypersensitivity induced by icodextrin

A 23-year-old woman, who had undergone continuous ambulatory peritoneal dialysis for 1 year for end-stage renal disease, presented with stomachache, nausea, vomiting and cloudy dialysate fluid. A physical examination showed the following: BP 130/80 mmHg, T 37.8 ℃, P 78/min. The laboratory analyses showed an inflammatory disease. The white blood cell count in peritoneal fluid was 2 700/mm^3, and the patient was diagnosed with peritonitis. The 2.27% glucose solution, used for the night exchange, was replaced with icodextrin. The woman began to suffer from itching the next day after the use of icodextrin. The physical examination revealed redness and a rash, particularly on the neck and the upper extremities. The patient had a normal hemogram eosinophil value（0.2%, $20 \times 10^3/\mu L$）at beginning, but the eosinophil value gradually increased to $1\,000 \times 10^3/\mu L$ (13.4%) during her follow-up.

Questions

1. What happens to the woman in this case? Why did the woman's eosinophil value gradually increase?

2. Which kind of immunoglobulin is associated with this type of hypersensitivity? Can you explain how this kind of immunoglobulin is produced?

（刘素侠）

数字课程学习

● 教学 PPT   ● 拓展知识   ● Case Study   ● Glossary   ● Questions   ● 自测题

第十五章　免疫耐受

Immunological Tolerance

Immunological tolerance is unresponsiveness to an antigen that is induced by previous exposure of specific lymphocytes to that antigen. Self tolerance is a fundamental property of the normal immune system, which is important for maintaining immune homeostasis.

Immunological tolerance may be induced in immature lymphocytes by recognition of self antigens in the central lymphoid organs, known as central tolerance, or in mature lymphocytes by recognition of self or foreign antigens in peripheral lymphoid organs, called peripheral tolerance. Clonal deletion and development of regulatory T cells in thymus contribute to central T cell tolerance; while receptor editing, deletion and anergy in bone marrow are main mechanisms of central B cell tolerance. Peripheral tolerance can be induced through anergy, deletion by apoptosis, immunological privilege, immunological ignorance, suppression by regulatory T cells, or regulation of inhibitory receptors.

Immunological tolerance can be naturally formed or artificially induced, which are influenced by factors related to antigens and hosts. Tolerance induction may be exploited for the prevention and treatment of transplant rejection, autoimmune or allergic diseases, while abrogation of tolerance can be applied in the immunotherapy for tumors.

免疫系统可区分"自己"和"非己"。机体一方面通过诱发免疫应答清除非己抗原，另一方面依赖免疫耐受来保护自身成分不受免疫系统的攻击。免疫耐受对于维持机体免疫平衡至关重要。本章主要介绍免疫耐受的形成机制、影响因素及其在临床医学中的潜在应用价值。

第一节　免疫耐受概述
General Introduction of Immunological Tolerance

一、免疫耐受及其特点（Immunological tolerance and its features）

免疫耐受（immunological tolerance）指机体对某种抗原的特异性无应答状态，由免疫系统先前接触该抗原而诱导形成。淋巴细胞遇到特异性抗原后可被活化，进而介导对该抗原的免疫应答。若淋巴细胞识别特异性抗原后发生失活或被清除，可导致机体再次接触该抗原时不产生特异性的应答，即为免疫耐受。同一抗原以不同形式或不同刺激条件可分别诱导免疫应答或者免疫耐受。诱导免疫应答的抗原称为免疫原，而诱导免疫耐受的抗原称为耐受原（tolerogen）。

正常情况下，机体免疫系统对自身抗原（self antigen）成分不产生免疫应答，称为自身耐受（self tolerance）。异常情况下，由于自身耐受缺损而导致机体免疫系统对自身抗原产生应答，称为自身免疫（autoimmunity），所引发的疾病称为自身免疫病（autoimmune disease）。

抗原特异性是免疫耐受最基本的特点，即机体免疫系统仅对特定抗原不产生应答，而对其他无关抗原仍可产生正常的应答。免疫耐受的形成需要特定抗原的诱导，并具有免疫记忆。因此，免疫耐受不同于先天发育障碍或后天损伤而致的免疫缺陷，也不同于药物治疗等因素引起的免疫抑制。免疫缺陷和免疫抑制两者均表现为机体对全部或部分抗原的不应答，不具备抗原特异性和免疫记忆性，也无需抗原诱导。

二、天然免疫耐受（Natural immunological tolerance）

1945 年，Ray David Owen 报道了两种不同血型红细胞共存于异卵双生小牛体内的现象。由于胎盘血管融合，胚胎期异卵双生小牛的造血细胞可在两者体内自由循环并相互交换（Figure 15-1）。出生后，两头小牛尽管基因不同，但却呈现相同的血型表型，即体内均含有来自对方的不同血型的红细胞，这种现象称为血型嵌合体（chimeras）。基于 Owen 的发现，Frank Macfarlane Burnet 和 Frank Fenner 推测机体可将胚胎发育阶段存在的抗原识别为"自己"，对其具有耐受性，不产生免疫应答，而对其他"非己"抗原则会产生免疫反应。随后，Peter Brian Medawar 等学者的研究印证了这一推测，证实绝大多数异卵双生小牛在出生后很长一段时间内对彼此的皮肤移植物完全耐受，并不发生排斥反应，但对来自无关小牛的皮肤移植物仍有明显的排斥反应。以上研究为天然免疫耐受现象的存在提供了证据。与此同时，一系列人工诱导免疫耐受的实验研究也在移植领域逐步展开。

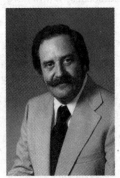
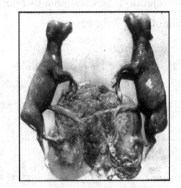

Ray David Owen
(1915—2014)

Dizygotic twins in cattle

Figure 15-1　The phenomenon of immunological tolerance discovered by Ray David Owen

三、人工免疫耐受（Artificial immunological tolerance）

20 世纪 50 年代，Peter Brian Medawar 等学者先后在胚胎期和新生期动物成功诱导了获得性免疫耐受（acquired immunological tolerance）。给晚期胎鼠注射来自另一品系小鼠的组织细胞，小鼠出生后对来自该品系的皮肤移植物不产生排斥反应。进而，若给新生期 A 系小鼠注射来自CBA系（B系）小鼠的淋巴细胞，成年后的A系小鼠对来自B系小鼠的皮肤移植物则不发生排斥反应，但对来自其他品系（C系）小鼠的皮肤移植物仍可发生排斥反应（Figure 15-2）。随着人工免疫耐受系列研究的突破和进展，Burnet提出并阐明了克隆选择学说，指出自身反应性未成熟淋巴细胞在发育过程中识别结合自身抗原后，发生克隆清除或禁忌，从而形成自身耐受。因在获得性免疫耐受领域做出的杰出贡献，Burnet和Medawar共同获得1960年的诺贝尔生理学或医学奖（Figure 15-3）。

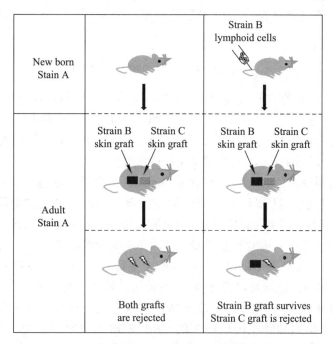

Figure 15-2　Acquired immunological tolerance demonstrated by Peter Medawar

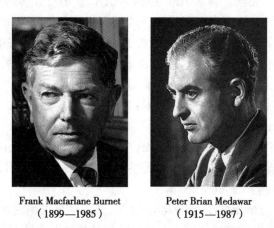

Frank Macfarlane Burnet
（1899—1985）

Peter Brian Medawar
（1915—1987）

Figure 15-3　The winners of 1960 Nobel Prize in Physiology or Medicine for discovery
of acquired immunological tolerance

第二节 免疫耐受形成的机制
Mechanisms of Immunological Tolerance

根据形成阶段和部位的不同，免疫耐受可分为未成熟淋巴细胞在中枢免疫器官遇到自身抗原而形成的中枢耐受和成熟淋巴细胞在外周免疫器官遇到自身（或外来）抗原而形成的外周耐受。本节主要从自身免疫耐受的角度，分别介绍中枢耐受和外周耐受的形成机制。

一、中枢耐受（Central tolerance）

中枢淋巴器官中广泛存在自身抗原，而非外来抗原，其中包括各组织普遍存在或在体内经血液广泛传播的自身抗原，也包括一些外周组织特异性抗原。发育成熟过程中的自身反应性T细胞、B细胞特异性识别胸腺或骨髓中的自身抗原，进而发生凋亡、无能或者抗原特异性的改变，形成中枢耐受，以确保成熟后的淋巴细胞对中枢淋巴器官表达的自身抗原不产生应答。

1. **T细胞中枢耐受（Central T cell tolerance）** 胸腺是T细胞发育成熟的场所。许多发育中的未成熟T细胞以高亲和力识别胸腺中的自身抗原，进而被清除，称为克隆清除（clonal deletion）。一些未成熟CD4$^+$T细胞识别胸腺中的自身抗原，可发育成为调节性T细胞（regulatory T cell，Treg）离开胸腺，参与外周免疫耐受的形成。

（1）克隆清除（clonal deletion）：胸腺细胞（发育过程中的T细胞）经历TCR基因重排后，发育成为表达不同抗原特异性TCR的各种未成熟T细胞克隆，其中大部分具有潜在风险的自身反应性T细胞克隆通过阴性选择被清除。这一选择过程发生于胸腺皮质内的CD4$^+$CD8$^+$双阳性T细胞和髓质内新产生的CD4$^+$/CD8$^+$单阳性T细胞。CD4$^+$CD8$^+$双阳性T细胞在由皮质向髓质移行的过程中与胸腺APC（包括髓质富含的骨髓来源树突状细胞和巨噬细胞及髓质上皮细胞）相遇。胸腺APC以肽-MHC分子复合物的形式广泛表达各种循环蛋白和细胞相关蛋白抗原。许多存在于特定外周组织的蛋白抗原（如胰岛素）可在自身免疫调节因子（autoimmune regulator，AIRE）的控制下表达于胸腺上皮细胞。若未成熟T细胞以其TCR高亲和力识别结合胸腺APC表面的肽-MHC分子复合物，则会发生凋亡，相应的T细胞克隆即被清除，此为克隆清除。对胸腺细胞的阴性选择使得离开胸腺进入外周淋巴组织的成熟T细胞库对胸腺中存在的自身抗原不产生应答，是T细胞中枢耐受的主要机制（Figure 15-4）。

（2）胸腺调节性T细胞（thymic regulatory T cell）：一些自身反应性未成熟CD4$^+$T细胞在胸腺中识别相应的自身抗原后发育成为抗原特异性Treg，然后离开胸腺进入外周，参与抑制针对自身抗原的免疫应答（Figure 15-4）。

2. **B细胞中枢耐受（Central B cell tolerance）** 骨髓是B细胞发育的主要场所。当未成熟B细胞高亲和力识别骨髓中的自身抗原，会发生抗原特异性改变或被清除（阴性选择）。当未成熟B细胞低亲和力识别骨髓中的自身抗原，则会变成无能B细胞离开骨髓，输出至外周。

（1）受体编辑（receptor editing）：在骨髓中经历Ig基因重排发育而成的各种未成熟B细胞克隆表达不同抗原特异性的BCR。若未成熟B细胞以其BCR高亲和力识别骨髓中高浓度的自身抗原，尤其是细胞表面的多价抗原，其BCR会发生交联，向胞内传递强信号以重新

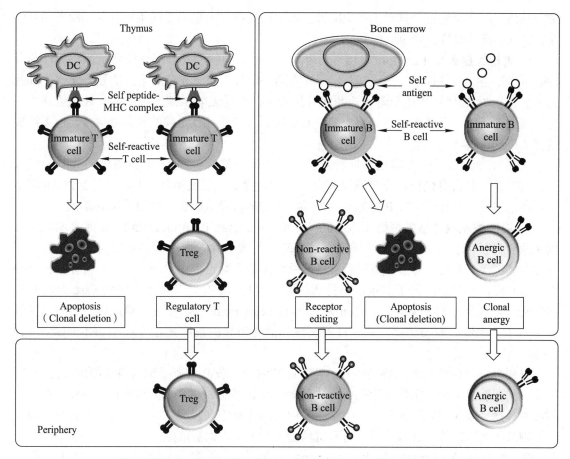

Figure 15–4　Central T cell tolerance and central B cell tolerance

激活 RAG1 和 RAG2 基因，启动 Ig 轻链基因的新一轮 *VJ* 重组。轻链基因的二次重排通过清除之前重排的轻链基因，产生另一新的轻链，使得自身反应性 B 细胞表达新的 BCR 并改变其抗原特异性，从而消除自身反应性。该过程被称为受体编辑（receptor editing），是 B 细胞中枢耐受的重要机制（Figure 15–4）。

（2）克隆清除（clonal deletion）：若未成熟 B 细胞高亲和力识别骨髓中的多价自身抗原，且 BCR 交联诱发的受体编辑失败，这些自身反应性 B 细胞继而发生凋亡而被清除，此为 B 细胞的克隆清除（Figure 15–4）。

（3）无能（anergy）：若未成熟 B 细胞以其 BCR 低亲和力识别骨髓中的自身抗原或者识别骨髓中的可溶性抗原而无法引起 BCR 交联时，则会进入一种永久的功能性无应答状态，成为无能 B 细胞（anergic B cell）而离开骨髓（Figure 15–4）。无能 B 细胞的抗原受体表达下调，抗原受体信号传递受阻，即使在抗原特异性 T 细胞的辅助之下，也无法被特异性抗原所激活。

二、外周耐受（Peripheral tolerance）

部分组织特异性自身抗原仅在外周组织表达，而在中枢淋巴器官不表达，其相应的自身反应性淋巴细胞在发育过程中未被清除，能正常成熟并迁移至外周组织。成熟的自身反应性淋巴细胞在外周淋巴器官通过多种机制被抑制活化或清除，形成外周耐受，以确保免疫系统对外周组织表达的自身抗原不产生应答。外周耐受是对中枢耐受的重要补充，两者相互协作，共同构建并维持自身免疫耐受。

1. **淋巴细胞无能（Lymphocyte anergy）** 成熟 T 细胞的充分活化需要抗原特异性信号（第一信号）和共刺激信号（第二信号）。仅有第一信号而缺乏充分的第二信号会导致 T 细胞无能。由于 TCR 信号传递受阻或抑制性受体激活，使得无能 T 细胞维持在一种功能性的无应答状态。所以，当无能 T 细胞再次遇到相应抗原，即使存在足够的共刺激信号，也无法被活化（Figure 15-5）。

成熟 B 细胞的活化亦需要抗原特异性信号（第一信号）和 Th 细胞提供的共刺激信号（第二信号）。若自身蛋白抗原已诱导相应 T 细胞克隆的无能或清除，在缺乏特异性 Th 细胞辅助的情况下，自身反应性 B 细胞识别外周组织中的自身抗原会转变为无能 B 细胞。

2. **淋巴细胞凋亡后被清除（Deletion of lymphocytes by apoptosis）** 成熟 T 细胞在外周识别自身抗原，可通过两种不同途径发生凋亡并被清除。在缺乏共刺激信号和生长因子作用的情况下，T 细胞高亲和力识别自身抗原可激活促凋亡蛋白 Bim，通过线粒体途径诱导 T 细胞的凋亡和清除。若 T 细胞反复受到抗原的刺激和活化，其细胞表面的 FasL 可与自身或邻近 T 细胞表面的 Fas 结合，进而活化并启动 caspase 的级联反应，通过死亡受体途径诱导 T 细胞发生凋亡而被清除。这一过程又称为活化诱导的细胞死亡（activation-induced cell death，AICD）。

外周自身反应性 B 细胞亦可通过 AICD 而被清除。若 B 细胞受到自身抗原的反复刺激，其生命周期明显缩短，很快发生凋亡而被清除。若 B 细胞以高亲和力结合自身抗原，亦可通过线粒体途径发生凋亡。此外，发生于生发中心的体细胞高频突变可能导致一些自身反应性 B 细胞的产生，这部分 B 细胞遇到自身抗原后可发生凋亡而被清除。

3. **免疫豁免（Immunological privilege）** 体内一些部位（如脑、眼、睾丸、胎盘等）与免疫系统相对隔离，使其免于遭受免疫应答的攻击，这些部位称为免疫豁免部位（immunological privileged site）。免疫豁免部位的形成主要依赖以下几种机制：首先，血-脑、胎盘等组织屏障的存在，尤其是血管内皮细胞的紧密连接可阻止初始淋巴细胞进入这些

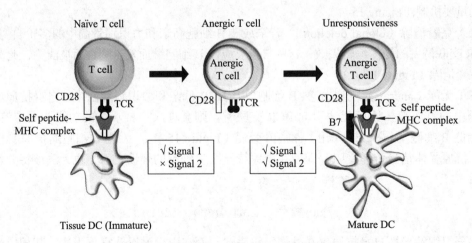

Figure 15-5 T cell anergy and peripheral tolerance

豁免部位。其次，豁免部位局部产生和分泌的 TGF-β 等抑制性细胞因子具有免疫抑制作用。再者，豁免部位细胞表达的 FasL 可与进入此部位的效应淋巴细胞表面的 Fas 结合，从而诱导这些效应淋巴细胞的凋亡。因此，当病变或外伤等因素打破相应部位的免疫豁免时，则会导致某些自身免疫病的发生。例如，临床上比较典型的交感性眼炎即是由眼睛创伤引发的针对眼内蛋白抗原的自身免疫反应。若创伤等因素导致单侧眼睛破裂，眼内蛋白抗原释放入周围组织，得以接触并激活 T 细胞，所形成的效应 T 细胞不仅可攻击伤侧眼睛，也可进入并攻击对侧健康眼睛，因此炎症反应往往累及双侧眼睛。

4. 免疫忽视（Immunological ignorance） 是指自身反应性淋巴细胞与相应自身抗原在机体内共存的一种忽视状态。尽管自身反应性淋巴细胞具有活性和功能，却无法被相应的自身抗原活化而诱发免疫应答。免疫忽视的确切机制尚未完全明确，可能是由于自身抗原浓度过低或与抗原受体结合较弱所致。不同于淋巴细胞无能，处于免疫忽视状态的淋巴细胞在炎症或高浓度自身抗原等特定条件下可被活化。

5. Treg 细胞的抑制作用（Suppression by Treg cell） CD4$^+$Foxp3$^+$CD25^{high}Treg 是体内重要的抑制性免疫细胞亚群，其主要生理功能是抑制免疫应答、维持机体自身免疫耐受。依据产生部位的不同，Treg 细胞可分为两类：一类是由 CD4$^+$ 胸腺细胞在胸腺中识别自身抗原发育而成的胸腺 Treg（thymic Treg，tTreg），又称天然 Treg（natural Treg，nTreg）；另一类是由初始 CD4$^+$T 细胞在外周淋巴器官识别自身或外来抗原而诱导形成的外周 Treg（peripheral Treg，pTreg），又称诱导性 Treg（induced Treg，iTreg）。Treg 细胞可抑制 T 细胞的活化和效应功能，从而抑制免疫应答，其主要机制包括产生和分泌抑制性细胞因子 IL-10 和 TGF-β、以细胞 – 细胞接触等方式削弱 APC 刺激 T 细胞的能力及消耗 IL-2 等（Figure 15–6）。此外，Treg 细胞亦可抑制 B 细胞的活化和 NK 细胞的增殖分化。

转录因子 Foxp3 和 IL-2 受体 α 链（CD25）是 Treg 细胞的特征性表型，对于 Treg 细胞的发育和功能发挥具有至关重要的作用。Foxp3 基因突变可导致小鼠 CD25$^+$Treg 缺失，引发多系统自身免疫病的发生。人类 Foxp3 基因突变导致 Treg 缺失，则会引发一种罕见的自身免疫病——PEX 综合征（immune dysregulation,polyendocrinopathy,enteropathy,X-linked syndrome）。此外，研究证实 TGF-β 在 Treg 细胞的发育和诱导中发挥重要作用。

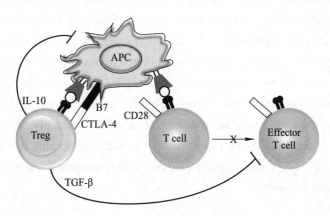

Figure 15–6 Action of regulatory T cell

Box 15-1 Regulatory T cells

Regulatory T (Treg) cells are a subset of CD4$^+$ T cells, characterized by high levels of IL-2 receptor α chain CD25 and transcription factor Foxp3. Treg cells are generated mainly by recognition of self antigens in the thymus and by recognition of self or foreign antigens in peripheral lymphoid organs. TGF-β is required for the generation of some Treg cells, while IL-2 is required for their survival and functional competence.

Treg cells play critical roles in suppressing immune responses and maintaining self-tolerance. Treg cells secrete inhibitory cytokines IL-10 and TGF-β that inhibit immune reactions including the responses of autoreactive T cells. The binding of CTLA-4 on Treg cells to B7 molecules on APCs makes B7 costimulators unavailable to CD28 on responding T cells, thus blocking T cell activation. Additionally, high level of IL-2 receptor on Treg cells may consume IL-2, dampening the proliferation and differentiation of other IL-2-dependent cells especially the responding T cells.

6. 抑制性受体的调节作用（Regulation by inhibitory receptors） T 细胞表面抑制性受体 CTLA-4 和 PD-1 是目前公认的免疫检查点，可负向调控 T 细胞应答，参与维持外周自身耐受。 CTLA-4 与 B7 的高亲和力结合通过激活相应的磷酸酶，使 T 细胞中 TCR 和 CD28 相关的信号分子去磷酸化，阻断活化信号的传递，终止免疫应答。Treg 表面的 CTLA-4 可以通过结合 APC 表面的 B7，阻止其与 T 细胞表面的 CD28 结合，从而抑制 T 细胞的应答（Figure 15-6）。 *CTLA4* 基因敲除小鼠表现为淋巴细胞的过度活化，并伴有淋巴结肿大、脾大及多器官淋巴细胞浸润等一系列全身性自身免疫病症状。PD-1 作为 T 细胞表面的另一抑制性受体，可结合 APC 及许多其他组织细胞表面的 PD-L1 或 PD-L2，诱导抑制性信号的产生，从而抑制抗原诱发的 T 细胞应答。*PD-1* 基因敲除可致小鼠发生狼疮样肾病和关节炎等自身免疫病。

Box 15-2 CTLA-4 and PD-1

It has been established that two inhibitory receptors CTLA-4 and PD-1 play important roles in maintaining self tolerance. CTLA-4 is expressed on activated T cells to terminate continuing activation of these responding T cells, and also expressed on Treg cells to inhibit the activation of naïve T cells. Mice deficient in CTLA-4 develop systemic autoimmunity as suggested by uncontrolled lymphocyte activation with enlarged lymph nodes and spleen, and fatal multiorgan lymphocytic infiltrates. Human polymorphisms in *CTLA4* gene are associated with several autoimmune diseases including type 1 diabetes and Graves' disease. PD-1 recognizes two ligands, PD-L1 on APCs and many other tissue cells and PD-L2 mainly on APCs. Engagement of PD-1 by either ligand leads to the inactivation of T cells, presumably by inducing inhibitory signals in these cells. Mice deficient in PD-1 develop autoimmune diseases including a lupus-like kidney disease and arthritis.

对于低亲和力识别自身抗原的 B 细胞，其表面抑制性受体（如 FcγR Ⅱ B、CD22）亦参与阻止相应的自身应答。这些抑制性受体参与形成 B 细胞活化的阈值，使其对自身抗原不产生应答，但在 T 细胞的辅助下对外来抗原仍可产生应答。

第三节 免疫耐受形成的影响因素
Factors that Influence the Formation of Immunological Tolerance

免疫耐受的诱导形成和维持依赖抗原与机体两方面的因素，包括抗原的性状、剂量、免疫途径和存在时间，以及机体免疫系统发育成熟度、免疫功能状态和遗传背景等。

一、抗原因素（Antigen-associated factors）

1. 抗原性状（Properties of antigens） 通常情况下，小分子、可溶性抗原或者非聚合单体分子不易被 APC 摄取、加工和提呈，倾向于诱导免疫耐受。相反，大分子、颗粒性抗原或聚合物（如细胞、细菌抗原等）易被巨噬细胞等 APC 摄取、加工和提呈，进而诱发免疫应答。佐剂通过将可溶性抗原转变为颗粒形式或激发固有免疫而活化 APC，可促进抗原诱导免疫应答的作用。因此，在无佐剂使用的情况下，抗原更容易诱导免疫耐受。

此外，同一抗原的不同表位可能会对免疫耐受或免疫应答的诱导产生不同的效应。例如，当以鸡卵溶菌酶（hen egg lysozyme，HEL）免疫 H-2^b 小鼠时，其 N 端氨基酸构成的表位可诱导免疫耐受，而其 C 端氨基酸构成的表位则可诱发免疫应答。

2. 抗原剂量（Dosage of antigens） 对免疫耐受和免疫应答的诱导亦产生不同的影响。对于大多数蛋白抗原，低于特定的阈值剂量往往无法诱发免疫应答；高于阈值剂量的抗原激发免疫应答的效应随抗原剂量而增强，直至平台期的出现；而过高剂量的抗原则导致免疫应答的下调。初次免疫中不同的抗原剂量会对再次应答产生不同的效应。若初次免疫时抗原剂量过低，当再次以合适剂量抗原刺激时，免疫系统表现为无应答甚至抑制，称为低带耐受（low zone tolerance）。若初次免疫时抗原剂量过高，同样会导致抗原再次刺激时免疫系统的不应答或者抑制，称为高带耐受（high zone tolerance）。

3. 抗原免疫途径（Portal of entry for antigens） 抗原进入机体的途径直接影响免疫耐受的诱导和形成。口服抗原最易诱导免疫耐受，其次是静脉注射抗原；皮下及肌内注射抗原易诱导免疫应答。口服抗原会诱发肠道固有层的局部抗体应答，但同时诱导对相同抗原的全身免疫耐受状态。这种分离耐受（split tolerance）对于避免由食物中抗原引发的变态反应（allergy）具有重要意义。直接输注抗原进入血液容易引起免疫耐受，除非这些抗原与宿主细胞结合或以聚集的形式存在，则易被 APC 摄取加工处理。经皮下注射的抗原易被皮肤内树突状细胞摄取，通常可诱发较强的免疫应答。

二、机体因素（Host-associated factors）

1. 发育阶段（Developmental stage） 通常情况下，处于胚胎期的个体最易诱导免疫耐受，其次是新生期，成年期个体则较难诱导耐受。免疫系统的发育成熟度取决于个体所处的发育阶段，胚胎期及新生期个体因免疫系统尚未完全发育完善，接触抗原更易诱导免疫耐受的发生；相反，成年期个体免疫系统已发育成熟，接触抗原更易诱发免疫应答。

2. 生理状态（Physiological stage） 机体的免疫功能状态也是影响免疫耐受诱导和维持的重要因素。通常情况下，机体处于免疫抑制状态时较易诱导耐受。一些免疫抑制剂（如环磷酰胺、环孢素、糖皮质激素等）与抗原联合应用有助于免疫耐受的诱导。值得注意的是，在缺乏 APC 提供共刺激信号的情况下，如无炎症或固有免疫存在时，抗原在体内的持续存在易导致免疫耐受的发生。

3. 种属与品系（Species and strain） 免疫耐受的诱导和维持与动物的种属和品系有关。灵长类、有蹄类动物只在胚胎期可诱导免疫耐受，而小鼠和大鼠则无论是胚胎期还是新生期均可诱导免疫耐受。此外，因同一种属、不同品系的动物存在遗传背景的差异，对其诱导免疫耐受的难易程度也明显不同。

第四节　免疫耐受的调控及其临床应用
Modulation of Immunological Tolerance in Clinical Application

免疫耐受对于维持机体免疫平衡具有重要的生理意义，是保护自身成分不受免疫系统攻击的必要机制。临床上，免疫耐受与许多疾病的发生、发展及转归密切相关。机体对自身抗原耐受的丢失会导致自身免疫病的发生。因此，维持或重建对自身抗原的免疫耐受，是防治自身免疫病的关键。同样，诱导建立免疫耐受也是防治超敏反应性疾病和移植排斥反应的重要措施。此外，某些肿瘤的发生发展可能源于机体对肿瘤抗原产生免疫耐受，因此，如何打破针对这些抗原的免疫耐受是治疗肿瘤过程中需要重点考虑和解决的问题。

一、免疫耐受的诱导与建立
（Induction and Establishment of immunological tolerance）

1. 口服耐受（Oral tolerance） 是指经口摄入抗原而形成的全身适应性免疫耐受。动物实验证实，喂食高剂量蛋白抗原的小鼠对以其他途径（如皮肤）给予的相同抗原可表现为体液与细胞免疫应答的抑制。口服耐受的生理作用有可能是预防针对食物蛋白和共生细菌的潜在有害免疫反应。然而，尝试以口服自身抗原或变应原治疗自身免疫病或变态反应的临床试验并未获得突破性进展。

2. 血液转输（Blood transfusion） 目前，利用血液转输预处理受者被用于减轻移植排斥反应的预防性治疗。临床研究显示，肾移植患者接受含同种异基因白细胞的血液转输，可使其急性排斥反应的发生率降低，其作用机制可能是由于供者血细胞中的未成熟树突状细胞诱导受者针对供者同种异基因抗原的免疫耐受所致。

3. 骨髓移植（Bone marrow transplantation） 通过移植供者骨髓细胞，使得受者体内形成造血干细胞嵌合体，从而诱导受者对同种异基因移植物的长期耐受，这一策略在少数肾移植患者中获得成功，但骨髓移植的风险也在一定程度上限制了其应用。

4. 阻断共刺激途径（Costimulatory blockade） 有动物实验证实，阻断共刺激信号可诱导 T 细胞对同种异基因抗原的耐受。但临床试验显示，阻断共刺激信号并不能诱导针对同种异基因移植物的长期耐受。目前，利用融合蛋白阻断共刺激途径已经用于自身免疫病的治疗，如用 CTLA-4-Ig（abatacept）阻断 B7 与 T 细胞表面 CD28 的结合以抑制 T 细胞活化，该药物已经被批准用于类风湿关节炎的治疗，并且对银屑病亦显示出不错的疗效。此外，以 CD58-IgG1 的融合蛋白（alefacept）抑制 CD2 和 CD58 的结合，已成为治疗银屑病的常规有效方法。

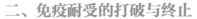

二、免疫耐受的打破与终止
（Breaking and termination of immunological tolerance）

1. **阻断免疫检查点（Immune checkpoint blockade）** 抑制性受体 CTLA-4 和 PD-1 形成的免疫检查点是导致淋巴细胞对肿瘤抗原免疫耐受的重要原因。利用抗体阻断 CTLA-4 和 PD-1 可解除其对 T 细胞活化的抑制作用，有效构建并增强抗肿瘤免疫应答。CTLA-4 抗体目前已被批准用于晚期黑色素瘤的治疗，并且对其他一些肿瘤的治疗也有不错的疗效。针对 PD-1 通路的阻断抗体除被批准用于黑色素瘤的治疗，也用于非小细胞肺癌和头颈部肿瘤的治疗。

2. **抑制 Treg 细胞活性（Inhibition of Treg activity）** 研究发现，多种肿瘤组织中存在 Treg 细胞的浸润增多，参与诱导对肿瘤抗原的免疫耐受。有证据显示，清除动物体内的 Treg 细胞可增强其对肿瘤的抵抗作用，CTLA-4 抗体的应用也可通过清除 Treg 细胞而增强免疫应答。

3. **增强树突状细胞功能（Enhancement of dendritic cell function）** 组织树突状细胞通常处于未成熟的静息状态，不表达或低水平表达共刺激分子。当这些未成熟树突状细胞提呈抗原给 T 细胞时，由于共刺激信号的缺乏往往诱导 T 细胞无能或 Treg 细胞的产生。局部感染和炎症可活化组织驻留的树突状细胞以增强共刺激分子的表达，从而打破免疫耐受。因此，一些免疫佐剂（如 BCG）的应用可有效刺激树突状细胞的成熟及共刺激分子的表达，进而打破免疫耐受，增强免疫应答。

Key words： Immunological tolerance; Central tolerance; Peripheral tolerance; Clonal deletion; Anergy; Receptor editing; Immunological ignorance; Regulatory T cell.

Review questions

1. Please describe the main mechanisms of immunological tolerance.

2. Please list the common strategies to establish or terminate immunological tolerance that are applied in the treatment of different diseases.

Case study

Autoimmune polyendocrine syndrome type 1

Autoimmune polyendocrine syndrome type 1 (APS1), also known as autoimmune polyendocrinopathy-candidiasis-ectodermal dystrophy (APECED), is a rare recessively inherited disease that affects many tissues and organs. APS1 is caused by antibody- and lymphocyte-mediated autoimmune reactions, which lead to destruction of multiple endocrine tissues including parathyroids, adrenals and pancreatic islets, as well as fungal infections, particularly candidiasis. APS1 is characterized by chronic mucocutaneous candidiasis (CMC), hypoparathyroidism and adrenal gland insufficiency. Patients with APS1 normally have at least two of the three clinical features.

Question

Please briefly describe the genetic cause and immunological mechanism for APS1.

（王　群）

数字课程学习

● 教学 PPT　　● 拓展知识　　● Case Study　　● Glossary　　● Questions　　● 自测题

第十六章 免疫调节

Immune Regulation

Immune regulation is the ability of the immune system to sense and control responses to an antigen and an immunobiological process by manipulation of immunological response pathways in order to maintain stabilized immunity in a process of getting rid of antigens. A number of factors contribute to this process of immune regulation at genetic, molecular, cellular and holistic levels.

Genetic factors may affect an immune response. Immunoglobulin and TCR genes are very adaptable because they rearrange to create the antigen receptors fitting the diversities of antigens. Genes responsible for immune response are located in the MHC gene locus and play a key role in regulating the interactions required for mutual recognition and collaborations between T cells and B cells.

At the molecular level, immune regulation is mainly performed via interaction among antigens, antibodies, complement system, receptors and cytokines. Actually, an immune response is an antigen-driven one. The nature of an antigen, its dosage as well as the route of administration, have all been shown to have profound impacts on the outcome of an immune response. Antibody, complement and cytokines can function as positive or negative feedbacks to control an immune response.

At the cellular level, T cells and B cells are the key cells participate in immune regulation.

The neuroendocrine system affects the immune system in holistic level. The intensity and range of immune response are controlled by different routes and at levels to preserve the balance and homeostasis of immune function in the human body.

免疫调节（Immune regulation）是指在免疫应答过程中，机体的免疫细胞、免疫分子及免疫系统与其他系统之间进行的相互协调与制约，使免疫应答维持在适宜的强度和时限范围内，从而维持机体内环境的稳定。免疫调节是一种在不同水平由多因子参与的精细、复杂的调控机制，用于制约免疫应答的质（如应答类型）和量（应答效应的扩大或抑制）。

第一节 免疫应答遗传控制
Genetic Control for Immune Response

个体的基因组成会影响免疫应答，目前已知，控制免疫应答的基因主要包括编码抗原识别受体（TCR、BCR）的基因和编码 MHC 分子的 MHC 基因。

要保证所有进入机体的抗原都有相应的高应答性细胞克隆被选择出来发生扩增，必须有充足的克隆储备，这一储备主要体现在由 BCR/TCR 基因多样性构成的受体库（repertoire）。

编码 BCR/TCR 特异性识别位点的 V、D 和 J 基因，对适应性免疫应答至关重要。尽管 Ig 或 TCR 可变区基因库的突变不太可能导致免疫缺陷，但偶尔由于某个基因的缺乏会导致应答异常。例如，缺乏特定 Ig V 基因的动物对糖聚合物 α-1,6- 葡聚糖不应答，缺乏 Vα2 TCR 基因的小鼠对雄性小鼠的 H-Y 抗原不产生细胞应答。

MHC 是一组存在于脊椎动物染色体上编码 MHC 分子、控制免疫细胞间相互识别、调节免疫应答强度和时限的紧密连锁的基因群。人类 MHC 即编码 HLA 分子的紧密连锁的基因群，负责调控人类免疫应答水平，主要体现在：①T 细胞在胸腺内的成熟分化直接面临 HLA Ⅰ类和 HLA Ⅱ类分子的选择；②HLA Ⅰ类和 HLA Ⅱ类分子直接参与 T 细胞活化时内源/外源性抗原的提呈、免疫应答的启动、免疫细胞间及 T 细胞与靶细胞间的 MHC 限制性识别，从而调节免疫应答。故 MHC 等位基因的不同决定了个体免疫应答能力的差异。

第二节　分子水平的免疫调节
Immune Regulation at Molecular Level

参与免疫调节作用的分子很多，主要为外来的抗原分子和自身的免疫分子，包括抗体、补体、受体和细胞因子等。

一、抗原的调节（Regulation by antigen）

抗原对免疫应答具有直接的驱动和调节作用，主要作用于免疫应答的起始阶段。抗原本身的性质、进入途径、剂量和结构特点等决定免疫应答的类型及强度。一旦抗原被消除，免疫系统便会返回其静止状态。故抗原是免疫应答最强的免疫调节剂。

先进入机体的抗原可抑制随后进入的另一种结构相似的抗原所诱导的免疫应答的强度，这一现象称抗原竞争（antigenic competition）。其实质是两个 T 细胞表位对 MHC-抗原结合槽的竞争性结合。例如，在乙型肝炎表面抗原的前 S2 区域的某些表位具有强免疫原性，而其他表位仅诱导相对弱的免疫反应。

二、特异性抗体的反馈调节（Feedback regulation by specific antibody）

免疫应答产生的抗体能够调控免疫应答的强度和时限。

1. 抗体的调节作用（Regulation by antibody）　抗体结合抗原后如果掩蔽了表位，将阻止 B 细胞发现这些表位而抑制 B 细胞应答。事实上，如果早期特定抗体的浓度和亲和力均低，则会继续刺激应答；但当抗体过量时，表位被掩蔽及通过吞噬作用消除抗原，均可负反馈下调应答。

2. 免疫复合物的调节作用（Regulation by immune complex）　抗体与抗原结合形成免疫复合物（immune complex，IC），不仅促进抗原的清除，而且能够发挥特异性抗体的正、负反馈性调节作用。

（1）正反馈调节（positive feedback）：某些 IgG 亚类与抗原结合形成的免疫复合物可以激活 FcγR（如 FcγR Ⅰ、FcγR Ⅱ A 和 FcγR Ⅲ）而增加树突状细胞对抗原的摄取和提呈，进而增强 CD4$^+$T 细胞应答及抗体产生。

（2）负反馈调节（negative feedback）：由 IgG 形成的免疫复合物上的游离抗原决定簇与

BCR 结合，免疫复合物上的抗体 Fc 片段与同一 B 细胞上的 FcγRⅡB 结合，从而形成 BCR 与 FcγRⅡB 交联，导致 B 细胞产生抑制信号，阻断 B 细胞的应答（Figure16-1）

多种因素，包括抗原浓度、抗体亲和力、表位特异性、亚类分布和相关 FcγR 的表达水平等，可能决定抗体在免疫应答过程中起到刺激或抑制作用。

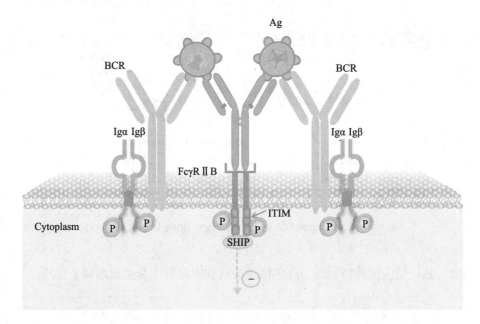

Figure 16–1　Negative feedback regulation by immune complex

3. **独特型－抗独特型网络调节**（Regulation by idiotype and anti-idiotype network）　独特型－抗独特型学说由 Jerne 于 1974 年提出，该学说认为，任何抗体分子上都存在着独特型（idiotype，Id）决定簇，它们能够被体内另一些淋巴细胞所识别并产生抗独特型（anti-idiotype，AId）抗体。以独特型和抗独特型的相互识别为基础，免疫系统内部构成了独特型－抗独特型网络调节（regulation by idiotype and anti-idiotype network），通过 Id 和 AId 的相互识别、相互作用和相互制约而对免疫系统进行调节（见第四章）。

抗原进入体内，刺激相应 B 细胞克隆产生大量的 Ab1，Ab1 在清除相应抗原的同时其 V 区作为抗原（Id）又可刺激相应 B 细胞克隆产生 Ab2。其中，Ab2α 可封闭抗原与相应 BCR 的结合而抑制免疫应答；Ab2β 可模拟抗原而刺激产生 Ab1 的 B 细胞克隆，增强免疫应答；Ab2 V 区又可刺激相应 B 细胞克隆产生 Ab3，由 Ab2β 诱导产生的 Ab3 其特异性与 Ab1 又相同，因此，亦称 Ab3 为 Ab1′ 即 Ab1 的内影像（Figure 16-2）。随着 Ab 的出现，抗原浓度逐渐降低，其后抗独特型的浓度亦逐渐降低，直至降低到抗独特型浓度不足以引起免疫应答时

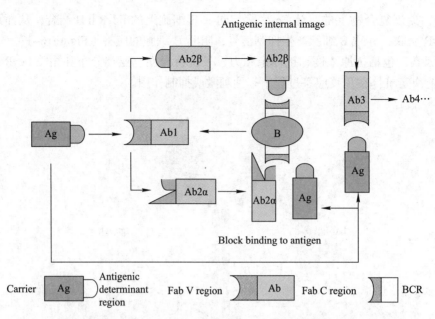

Figure 16-2 Regulation by idiotype and anti-idiotype network

终止。因此，独特型 – 抗独特型网络在免疫应答过程中具有十分重要的调节作用。

Box 16-2 Idiotype and anti-idiotype network

There is a theory postulated by Jerne in 1974, called idiotype. It assumes that each type of antibody may work as an antigen because of its specific antigenic determinant in structure. This means an antibody is recognized as an antigen by another antibody. Thus there are Ab1, Ab2 to Ab1, and Ab3 to Ab2. Based on this explanation, Jerne proposed the concept of the immune network, or idiotypic network, which states that antibodies and lymphocytes are not isolated, but they are communicating with each other. This network is formed on the basis of idiotype recognition with the stimulation and suppression with auto-regulation on immune system.

三、活化性受体及抑制性受体的免疫调节
（Immune regulation by activatory and inhibitory receptor）

活化性受体胞内区通常携带免疫受体酪氨酸激活模体（ITAM），抑制性受体胞内区携带免疫受体酪氨酸抑制模体（ITIM），由此在同一个免疫细胞中构筑了两种相互对立的信号转导途径：活化性受体的 ITAM，招募蛋白酪氨酸激酶（protein tyrosine kinase，PTK），通常启动激活信号的转导；抑制性受体的 ITIM，招募蛋白酪氨酸磷酸酶（protein tyrosine phosphatase，PTP），通常终止激活信号的转导。

两类受体表达及发挥作用在时相上会有差别，先激活，后抑制，即抑制信号的激活往往在免疫细胞行使活化功能之后。抑制信号启动后，将阻断激活信号的转导。这样，既保证激活信号能充分发挥作用，引起免疫细胞活化并行使功能；也通过抑制信号将应答强度控制在一定范围内。例如，T 细胞表面有两种共刺激分子受体，一种是低亲和力的 CD28，另一种

是高亲和力的 CTLA-4，但两种受体表达的时间和密度不同。CD28 组成性表达于静止 T 细胞表面，而 CTLA-4 表达于活化后的 T 细胞表面，CD28 表达的密度大于 CTLA-4。共刺激分子 B7 与 CD28 结合，为 T 细胞提供共刺激信号，使 T 细胞活化，进而 T 细胞诱导表达 CTLA-4。高亲和力 CTLA-4 与 CD28 分子竞争结合 B7 分子而产生抑制性信号，阻止细胞因子（如 IL-2）的产生和抑制活化 T 细胞的增殖，具有负调节作用（Figure 16-3）。Table 16-1 为一些免疫细胞的活化性受体和抑制性受体。

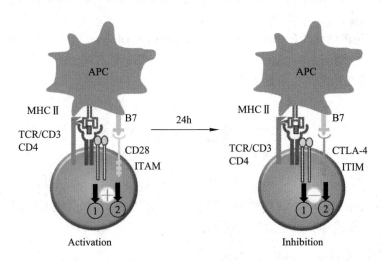

Figure 16-3　Induction of T cell inhibitory receptor and its feedback regulation on T cell activation

Table 16-1　Activatory and inhibitory receptors of immune cells

Immune cells	Activatory receptors	Inhibitory receptors
B cell	BCR	FcγR II B, CD22
T cell	TCR, CD28	CTLA-4, PD-1
NK cell	NCR, CD16	KIR, CD94/NKG2A
Mast cell	FcεR I	FcγR II B
γδT cell	Vγ9Vδ2 TCR	CD94/NKG2A

四、炎症因子的反馈调节（Feedback regulation by inflammatory factor）

模式识别受体中 Toll 样受体（TLR）与病原体相关分子模式（pathogen associated molecular patterns，PAMP）结合后，通过激活 NF-κB 和 MAP 激酶相关信号途径，诱导多种促炎症因子（IL-1、IL-6 和 TNF-α 等）的表达，引起炎症反应以促进病原体清除。然而，过量的炎症介质可能导致局部或全身性疾病，如 LPS 引起的内毒素休克。为此，免疫系统随后启动相应机制，诱导细胞因子信号传送阻抑物（suppressor of cytokine signaling，SOCS）、A20 等负调节蛋白的表达，以抑制炎症介质的释放，终止炎症反应。

五、补体活化片段的调节（Regulation by activated complement fragment）

B 细胞和 APC 等多种细胞表面存在多种补体活化片段的受体，补体活化片段可通过与其受体结合调节免疫应答。

1. 促进 APC 提呈抗原（Enhancement for antigen presentation of APC） APC 通过 CR1 捕获和转运抗原。滤泡树突状细胞和巨噬细胞通过 CR1 易于捕获 C3b-Ag-Ab 复合物，提高提呈抗原的效率。

2. 促进 B 细胞的活化（Enhancement for activation of B cell） B 细胞表面具有 CR1 和 CR2（CD21），可分别与 C3b-Ag-Ab 复合物或 C3d、iC3b 和 C3dg 抗原复合物结合，提高 B 细胞捕获抗原的能力并促进 B 细胞活化。

第三节 细胞水平的免疫调节
Immune Regulation at Cellular Level

细胞之间通过细胞因子、共刺激分子及 MHC 分子等免疫分子的相互作用直接或间接地调控免疫应答，维持机体免疫功能的正常状态。

一、T细胞的免疫调节作用（Immune regulation by T cell）

1. Th 细胞的免疫调节（Immune regulation of Th cell） T 细胞在免疫调节中决定免疫应答的类型，协调细胞免疫和体液免疫之间的关系，动员机体最大的免疫能力以排除外来抗原，其中以 Th 细胞最为重要。

当 Th1 细胞占优势时，体液免疫应答受到抑制；而当 Th2 细胞占优势时，则细胞免疫应答受到抑制。因此，CD4⁺T 细胞免疫抑制作用的实质可能是由 Th1 细胞和 Th2 细胞间通过某些因子，如细胞因子的作用，促进两者的相互抑制并转变免疫应答的类型实现的，此亦称为 Th 细胞的类型转变（T helper switch）（Figure16-4）。胞内寄生的病原体感染机体时，Th1 细胞占优势，其通过分泌 IFN-γ 抑制 Th0 细胞向 Th2 细胞分化；胞外寄生的病原体感染机体时，Th2 细胞占优势，其通过分泌 IL-4、IL-10 等抑制 Th0 细胞向 Th1 细胞分化，这将动员机体最大的免疫能力集中于细胞免疫或体液免疫，有利于机体对胞内寄生或胞外寄生的病原体的清除。上述 Th 细胞的调节作用对于抗感染、器官移植、治疗速发型超敏反应、自身免疫病、肿瘤和 AIDS 等疾病及判定其预后都具有重要意义。

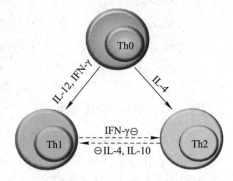

Figure 16-4 Reciprocal regulation of Th1 and Th2 cells

> **Box 16-3　Antagonism between T cell subpopulations**
>
> Th1 cells are generated under the direction of IL-12 produced by dendritic cells. IFN-γ produced by Th1 cells can activate the expression of T-bet to promote the transcription of IFN-γ gene and suppress the generation of Th2 cells by preventing the expression of the GATA3 transcription factors required for the Th2 cells phenotype. On the contrary, IL-4 produced by Th2 cells can activate GATA-3, the latter promote the transcription of IL-4 gene and suppress the generation of Th2 cells by inhibiting the transcription of IFN-γ gene. That is，Th1 and Th2 cells can regulate each other.

2. CD4+ CD25+ 调节性 T 细胞的调节（Immune regulation of CD4+ CD25+ regulatory T cells）　CD4$^+$CD25$^+$T 细胞具有介导机体特异性免疫耐受和抑制自身免疫病发生的作用。Shevach、Sakaguchi 等证明，Treg 细胞具有 "低反应性与免疫抑制性（anergic and suppressive）" 两大功能特征。与免疫无能 T 细胞类似，对 IL-2、特异性抗原及抗原提呈细胞（APC）的刺激呈低反应状态，但是在高浓度 IL-2 存在下，通过 TCR 刺激，可使 Treg 细胞活化并增殖，但其反应强度远不及 CD4$^+$CD25$^-$T 细胞。Treg 细胞在体外发挥免疫抑制作用时没有 MHC 限制性，能够抑制 CD4$^+$T 细胞、CD8$^+$T 细胞、树突状细胞和 B 细胞的活性。

体外实验表明，CD4$^+$CD25$^+$T 细胞的显著特征是其能够抑制其他细胞群的增殖。这种抑制作用主要通过细胞接触依赖和非依赖的机制来实现，并进一步导致应答细胞的抑制，而不是应答细胞的死亡。尽管 CD4$^+$CD25$^+$T 细胞的活化是抗原特异性的，一旦活化后，则以抗原非特异性形式抑制 CD4$^+$T 细胞和 CD8$^+$T 细胞的应答。CD4$^+$CD25$^+$T 细胞很可能通过活化后表达的某些细胞表面分子与靶细胞表面相应受体相互作用，使靶细胞休止于 G_0/G_1 期而停止增殖，从而介导对靶细胞的抑制作用。动物体内实验的研究表明，CD4$^+$CD25$^+$T 细胞是通过分泌某些抑制性细胞因子而发挥其调节作用。然而，在不同疾病动物模型中，所测得的细胞因子不同，主要是 TGF-β、IL-10，也有 IL-4。

二、B细胞的免疫调节作用（Immune regulation by B cell）

B 细胞不仅是抗体形成细胞，也是抗原提呈细胞。近年来研究发现，激活的 B 细胞还是介导免疫应答不可缺少的辅助细胞。当抗原浓度低时，B 细胞由高亲和力的 mIg（BCR）直接识别、处理和提呈抗原，供 Th 细胞识别，可补偿其他 APC 对低浓度抗原提呈无能的不足。另外研究表明，机体存在调节性 B 细胞，其通过分泌 IL-10 抑制免疫应答。

其他免疫细胞，如单核巨噬细胞、NK 细胞等在免疫系统维持机体内环境平衡过程中，也发挥着一定的免疫调节作用。

三、活化诱导的细胞死亡（Activation-induced cell death，AICD）

活化诱导的细胞死亡是一种程序性主动死亡，即凋亡（apoptosis），对免疫应答的终止起调节作用。AICD 主要是由死亡受体包括 Fas（CD95）、TNFR Ⅰ 等与其相应配体 FasL（CD95L）、TNF 等结合实现的。

当抗原刺激 T 细胞增殖并分化成效应 T 细胞时，其表面 Fas 的表达同时上调。当清除抗原的生物学效应发挥过后，则通过其表面高表达的 Fas 与自身同时表达的 FasL 或其脱落的游离 FasL 结合诱导顺式自杀（suicide in cis）；也可以与其他活化的 T 细胞表达的 FasL（或其脱落的 FasL）结合诱导反式自杀（suicide in trans）（Figure 16-5）。B 细胞接受抗原刺激后增殖、活化和分化，表面 Fas 表达亦增加，当发挥免疫效应后，也可与活化的 T 细胞所表达的 FasL 结合，诱导 AICD。所以当抗原逐渐被清除后，抗原活化的效应 T 细胞和效应 B 细胞通过 AICD 也逐渐被清除，进而终止免疫应答。这就避免了在产生免疫应答后 T 细胞和 B 细胞的蓄积及由其所引起的自身免疫性损伤，防止自身免疫病的发生。

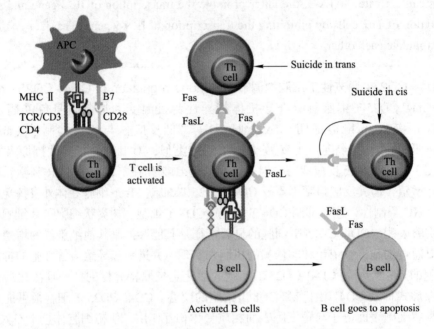

Figure 16-5　Activation-induced cell death resulting from Fas-FasL binding

第四节　整体水平的调节
Immune Regulation at Holistic Level

　　免疫系统与人体其他系统一样，也受神经内分泌系统的整体调控；反过来，免疫系统对神经内分泌系统亦产生影响。神经内分泌系统与免疫系统之间的相互影响和相互调节作用是通过下行通路和上行通路（downward route and upward route）之间的相互作用实现的（Figure 16-6）。

　　大脑皮质是神经系统的最高中枢，并有免疫功能分区现象。神经内分泌系统通过下丘脑 – 垂体 – 内分泌腺（肾上腺、甲状腺和性腺等）轴构成调节通路，调控免疫应答。在免疫系统中，中枢免疫器官和外周免疫器官直接受外周自主神经的支配。免疫器官和免疫细胞则表达神经递质和内分泌激素的受体，接受神经内分泌系统下达的各种信号，有效地调节免疫功能。

　　神经内分泌系统以分泌神经内分泌肽的形式对免疫功能产生调节作用。例如，P 物质是一个具有多种作用的 11 肽神经递质，同时具有免疫增强功能。此外，尚有外周自主神经通过神经递质去甲肾上腺素和乙酰胆碱调节免疫功能。甲状腺素、胰岛素、生长激素和雌激素可增强免疫应答，而肾上腺皮质激素和雄激素等则下调免疫应答。

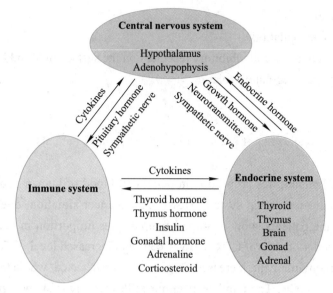

Figure 16–6　Interaction between downward routes and upward routes

免疫器官和免疫细胞除了能够接受神经内分泌系统产生的神经内分泌肽之外，其本身尚可产生神经内分泌肽、细胞因子和胸腺肽，而中枢神经系统内表达上述小分子肽的受体。免疫促肾上腺皮质激素（immunoreactive adrenocorticotropic hormone，iACTH）能诱导肾上腺皮质合成皮质醇，增加肾上腺皮质分泌肾上腺糖皮质激素，除直接或间接影响免疫功能外，对垂体和下丘脑亦具有反馈调节作用。也就是说，在神经系统、内分泌系统和免疫系统中存在信息共享分子，组成了免疫调节网络。

免疫细胞产生的这些因子具有以下特点：①皆为免疫反应的产物；②能同样作用于中枢神经系统细胞受体；③能引起神经系统的功能变化，同时也反作用于免疫细胞。因此，可将此类由免疫系统产生并传递和作用于神经内分泌系统的信息分子，称为免疫递质（immune transmitter）。例如，IL-1 是典型的免疫递质，其最重要的作用是在不同层次上参与下丘脑 – 垂体 – 肾上腺皮质轴的调节。

此外，精神状态、创伤、膳食、性别及年龄均可以影响免疫功能。精神状态受外界刺激的影响，如恐惧、悲伤、紧张、焦虑、负担过重和精神打击等，这种刺激也是一种应激（stress），可导致免疫功能低下。创伤对免疫功能的影响主要由手术、外伤和烧伤等所引起。由于疼痛、失血、内脏牵拉、麻醉和恐惧，对患者构成应激性刺激，严重损害和抑制机体的免疫功能。蛋白质 – 热量营养不良等对免疫力也有很大影响。营养不良将导致淋巴组织的广泛萎缩和循环 CD4$^+$T 细胞的显著减少，这将严重损害细胞免疫。此外，各种类型的免疫细胞（包括淋巴细胞和巨噬细胞）都有雌激素受体和雄激素受体，而这些受体与相应激素的结合将影响免疫细胞的功能。

Key words：Immune regulation；Antigen competition；Regulatory T cell；Idiotype and anti-idiotype network；Activation-induced cell death（AICD）.

Review questions

1. What is immune regulation?

2. What are the activatory and inhibitory receptors on the surface of T and B cells?

3. How do Tregs play regulatory roles?

Case study

Disorder of immune regulation in cancer patients

（癌症患者免疫失调）

In normal case, lymphocytes proportion in peripheral blood of human body is in a stabilized range regulated by auto-regulating system. However, in cancer situation, due to the disorder of immune regulation, the patients show abnormal lymphocytes proportion in peripheral blood. For example, there is disorder of ratio of CD4$^+$/CD8$^+$ T cells and increased level of Tregs. Even in tumor tissues or tumor microenvironment, increased Tregs have been detected, where they secret cytokines like TGF-β to restrict T cells. The number of tumor infiltrated Tregs show significant correlation with tumor grades and the poor prognosis of patients.

Question

Please describe the possible roles of increased Tregs in cancer patients.

（马翠卿）

数字课程学习

● 教学 PPT　　● 拓展知识　　● Case Study　　● Glossary　　● Questions　　● 自测题

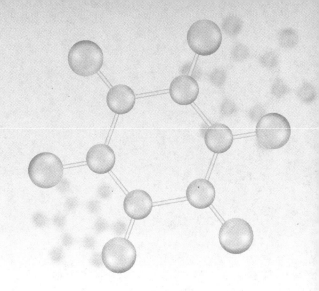

第四篇 临床免疫与应用

Immunity in Clinic and Its Application

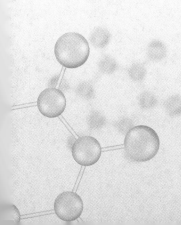

第十七章　超敏反应

The immune response can provide defense for the host against the pathogenic microbes, but it does not always benefit the host. Hypersensitivity is an inappropriate immune response, which has heightened reactivity to an antigen, and causes tissue injury or functional disorder. Hypersensitivity to self-antigens can cause autoimmune diseases, such as SLE. Hypersensitivity to innocuous environmental antigens can also cause diseases, such as asthma.

Hypersensitivity reactions could be classified into four types based on the mechanisms and clinical manifestations.Type I hypersensitivity is also called immediate hypersensitivity because its onset is rapid. It can happen within minutes after re-exposure to the antigens. Type II hypersensitivity is also called cytotoxic hypersensitivity because the outcome is cell death. Type III hypersensitivity is also referred to as immune complex-mediated hypersensitivity because it is initiated by antigen-antibody complex, also called immune complex. Type IV hypersensitivity is also called cell mediated hypersensitivity or delayed-type hypersensitivity. Compared with type I, it develops slowly and takes 24 ~ 48 hours to be initiated. Type I ~ III hypersensitivities are mediated by antibodies, while type IV hypersensitivity is mediated by T cells.

超敏反应（hypersensitivity）是机体受到某些抗原刺激时，出现生理功能紊乱或组织细胞损伤的异常适应性免疫应答。超敏反应与一般免疫应答的本质区别在于应答的结局，两者都是机体对某些抗原物质的特异性免疫应答，但一般免疫应答为机体提供保护，超敏反应却造成损害，产生临床疾病。

超敏反应分类方法很多，最初根据致敏机体再次接触相应抗原后出现反应的急缓，分为速发型和迟发型两类，但这一分类方法不能概括所用类型的超敏反应。1963 年，Gell 和 Coombs 根据超敏反应发生的机制和临床特点，将其分为四型（Table 17-1）：I 型超敏反应，即速发型超敏反应（immediate type hypersensitivity）；II 型超敏反应，即细胞毒型超敏反应（cytotoxic type hypersensitivity）或细胞溶解型超敏反应；III 型超敏反应，即免疫复合物型超敏反应（immune complex type hypersensitivity）；IV 型超敏反应，即迟发型超敏反应（delayed type hypersensitivity）。

Table 17–1　Classification of hypersensitivities

Type of hypersensitivity	Immune pathologic mechanisms	Pathogenic mechanisms	Clinical diseases
Immediate: Type Ⅰ	IgE antibody	Mast cells, eosinophils, and their mediators (vasoactive amines, lipid mediators, cytokines)	Anaphylaxis, allergic rhinitis, asthma, food allergy, urticaria
Cytotoxic：Type Ⅱ	IgM, IgG antibodies against cell surface or extracellular matrix antigens	Opsonization and phagocytosis of cells, ADCC, activation of complement system; abnormalities in cellular functions	Transfusion reaction, hemolytic disease of the newborn, autoimmune hemolytic anemia, drug-induced hemolytic anemia, Goodpasture syndrome, Graves' disease, myasthenia gravis
Immune complex-mediated: Type Ⅲ	Immune complexes of circulating antigens and IgM or IgG antibodies	Inflammation resulting from activation of complements	Arthus-like reaction, serum sickness, poststreptococcal glomerulonephritis, systemic lupus erythematosus
Delayed: Type Ⅳ	Th1, Th17 or CTL	Cytokine-mediated inflammation or direct target cell killing	Tuberculosis, contact dermatitis

第一节　Ⅰ型超敏反应
Type Ⅰ Hypersensitivity

　　Ⅰ型超敏反应又称变态反应（allergy）或过敏反应（anaphylaxis），主要由特异性 IgE 抗体介导产生，可发生于局部，亦可发生于全身，所导致的疾病又称特应症（atopy）。引起Ⅰ型超敏反应的抗原特称变应原（allergen），主要是各种动植物、微生物和药物等无害抗原。

　　Ⅰ型超敏反应的特点是：①发生迅速，再次接触变应原 2～30 min 后即可发生；②由 IgE 抗体介导，肥大细胞、嗜碱性粒细胞和嗜酸性粒细胞释放生物活性介质引起局部或全身反应；③常引起生理功能紊乱，少数可发生组织细胞损伤；④具有明显的个体差异和遗传背景，人群中有些个体对于无害抗原具有产生高水平 IgE 抗体的遗传倾向，这些个体称为特应性个体（atopic individuals）。

一、参与Ⅰ型超敏反应的主要成分
（The major components participating in type Ⅰ hypersensitivity）

　　1. 变应原（Allergens）　引起Ⅰ型超敏反应的变应原种类很多，主要有：①吸入性变应原，如通过呼吸道吸入的花粉、真菌孢子、宠物毛皮屑和尘螨排泄物；②食物变应原：通过消化道摄入的食物，如奶、蛋、鱼虾、蟹贝等蛋白质或部分肽类物质；③接触性变应原：经皮肤或血液进入的昆虫毒液；④药物性变应原：通过肌肉或静脉进入的某些药物或化学物质，如青霉素、磺胺、普鲁卡因、有机碘化合物等，这些药物本身有抗原性，但没有免疫原性，进入机体后与某种蛋白质结合而获得免疫原性，成为变应原。

各种来源不同的变应原的化学本质都是小分子蛋白质，相对分子质量在（$10 \sim 40$）$\times 10^3$之间，溶解性强。由于这些物理特性，所以进入呼吸道或消化道后能迅速弥散。

2. IgE 抗体（IgE antibody） 针对某种变应原的特异性 IgE 抗体是引发 I 型超敏反应的主要因素。在正常人群中，血清 IgE 抗体水平很低，一般为 $0.1 \sim 0.4$ μg/mL；而发生 I 型超敏反应的患者血清 IgE 抗体含量显著升高，有时可高达 1 000 μg/mL。许多 I 型超敏反应疾病患者有家族史，I 型超敏反应的发生受到多种基因的影响，如有研究证明一些花粉诱导的 IgE 应答是与 HLA-DRB1*1501 基因关联的。

IgE 抗体主要由呼吸道和消化道黏膜下固有层淋巴组织中的浆细胞产生，这些部位也是变应原易于侵入并引发 I 型超敏反应的部位。变应原初次侵入机体，变应原特异性 B 细胞在 Th2 细胞的辅助下产生 IgE 抗体。IgE 为亲细胞抗体，可通过其 Fc 片段与肥大细胞和嗜碱性粒细胞表面受体 FcεR 结合，但不产生效应。IgE 的半寿期为 2.5 天左右，一旦与肥大细胞和嗜碱性粒细胞表面存在的高亲和力受体 FcεR I 结合，IgE 就变得十分稳定，其半寿期可延长至几周。这时的肥大细胞和嗜碱性粒细胞处于致敏状态，也就是说，只要变应原再次进入机体，就会迅速做出反应。

3. 效应细胞（Effector cell） 肥大细胞和嗜碱性粒细胞是 I 型超敏反应的主要效应细胞，两者在形态学上相似，均来源于骨髓髓样前体细胞。肥大细胞（mast cell）分布在全身结缔组织，特别是血管和淋巴管周围。皮肤、呼吸道和消化道黏膜中含有大量的肥大细胞。嗜碱性粒细胞（basophil）位于血液中，在细胞因子和其他活性介质的作用下，血液中嗜碱性粒细胞可被招募到炎症局部。IgE 有两种不同的受体，即 FcεR I 和 FcεR II。FcεR I 为高亲和力受体，表达于肥大细胞和嗜碱性粒细胞表面；FcεR II 为低亲和力受体，分布比较广泛。变应原和 IgE 结合导致的 FcεR I 交联，使肥大细胞和嗜碱性粒细胞活化，引发 I 型超敏反应。肥大细胞和嗜碱性粒细胞胞质内都含有嗜碱性颗粒，储存有多种与 I 型超敏反应早期症状有关的生物活性物质，如组胺、蛋白酶和肝素。肥大细胞和嗜碱性粒细胞的效应机制相同，主要参与急性期反应。

嗜酸性粒细胞参与慢性期炎症反应。嗜酸性粒细胞主要分布在呼吸道、消化道和泌尿生殖道黏膜组织中，在血液循环中亦有少量存在。该细胞活化后可发生脱颗粒反应，释放一系列生物活性介质，如嗜酸性粒细胞阳离子蛋白、主要碱性蛋白、嗜酸性粒细胞衍生的神经毒素、过氧化物酶和胶原酶等。活化的嗜酸性粒细胞也可产生炎症介质，如 IL-13、IL-5、IL-8、GM-CSF、白三烯和血小板活化因子。参与慢性期炎症反应的细胞还有 T 细胞、中性粒细胞、血小板和巨噬细胞等。

二、I 型超敏反应的发生机制（Mechanism of type I hypersensitivity）

1. 致敏阶段（Sensitization phase） 变应原进入机体后，可选择诱导变应原特异性 B 细胞产生 IgE 类抗体应答。IgE 抗体以其 Fc 片段与靶细胞（肥大细胞和嗜碱性粒细胞）表面的 FcεR I 结合，使机体呈致敏状态。致敏阶段即指自抗原进入机体后，诱发机体产生 IgE 并结合至靶细胞上的过程。表面结合特异性 IgE 的肥大细胞和嗜碱性粒细胞称为致敏的肥大细胞和致敏的嗜碱性粒细胞。通常致敏状态可维持数月甚至更长。若长期不接触相应变应原，致敏状态可逐渐消失。

2. 激发阶段（Excitation phase） 当变应原再次进入机体，依入侵途径而异，与局部或全身致敏肥大细胞和嗜碱性粒细胞表面的 IgE 抗体特异性结合，使细胞活化释放生物活性介质。研究表明，只有当变应原与致敏靶细胞表面的两个或两个以上相邻的 IgE 抗体结合，导致 FcεR I 交联（cross-link），才能启动活化信号，并通过 FcεR I 的 γ 链转导，激活信号转导级联反应，使得致敏细胞活化。活化的细胞通过脱颗粒（degranulation）和细胞膜内脂质的代谢，释放各种活性介质，引起局部或全身反应（Figure 17-1）。肥大细胞与嗜碱性粒细胞的激活过程和效应机制是相同的。

效应细胞释放的活性介质包括两类，一类是预先合成的、储存在胞质颗粒内的介质，称为预存介质；另一类是在细胞活化后新产生的介质。

（1）预存介质（preformed mediator）：包括组胺（histamine）、蛋白酶、嗜酸性粒细胞趋化因子（eosinophil chemotactic factor，ECF）、中性粒细胞趋化因子（neutrophil chemotactic factor）等。组胺是 I 型超敏反应急性期反应中最重要的介质，早期症状的产生大多与组胺的

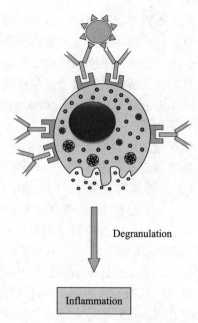

Degranulation

Inflammation

Figure 17-1 **Degranulation of mast cells**

作用有关。组胺与靶细胞上的特异性受体结合发挥作用：①使血管平滑肌扩张，血管内皮通透性增加；②使脏器平滑肌收缩；③刺激黏膜腺体分泌；④刺激皮肤中感觉神经末梢，引起瘙痒症状。预存介质在接触变应原后 30～60 s 内发生作用，持续 1～2 h。变应原入侵的途径不同，组胺所作用的靶组织和所产生的疾病也不同。

（2）新产生的介质（newly produced mediator）：肥大细胞和嗜碱性粒细胞活化后产生新的介质，包括白三烯（leukotriene）、前列腺素 D_2（prostaglandin D_2，PGD_2）和血小板活化因子（platelet activating factor，PAF）。白三烯和前列腺素是细胞膜磷脂的代谢产物，它们对血管平滑肌、血管内皮细胞、内脏平滑肌和黏膜腺体的作用与组胺相似，但效果更强，如促进支气管收缩的作用是组胺的 1 000 倍，而且作用更为持久。PAF 是一种磷脂，能使血小板凝聚，释放血管活性胺类，增加血管通透性。PAF 也能吸引嗜酸性粒细胞。新产生的介质在接触抗原 5～6 h 后发生作用，对靶细胞的作用持续几个小时。

数小时后，效应细胞产生多种细胞因子，例如，TNF-α 促进内皮细胞表达黏附分子，招募炎症细胞，并参与休克的发生；IL-4 促进 IgE 的产生；IL-5 招募嗜酸性粒细胞。

3. 效应阶段（Effector phase） 此阶段效应细胞释放的生物活性介质作用于效应组织和器官，引起局部或全身性的过敏反应。根据效应发生的快慢和持续时间的长短，可分为速发相反应和迟发相反应两种，又称为早期反应和晚期反应。

（1）速发相反应（immediate phase reaction）：在接触变应原后几秒钟至几分钟内迅速发生，可持续数小时。该反应主要由预存介质组胺介导。

（2）迟发相反应（late phase reaction）：在接触变应原 4～6 h 后发生，可持续 1～2 天或更长时间。该反应主要由效应细胞新合成的脂类介质，如白三烯和 PAF 等引起。此外，炎症局部浸润的嗜酸性粒细胞、中性粒细胞、巨噬细胞、T 细胞和嗜碱性粒细胞所释放的 Th2 型细胞因子、趋化因子、酶类物质和脂类介质亦参与迟发相反应的发生。嗜酸性粒细胞和中

性粒细胞各占浸润细胞总数的 30% 左右，嗜酸性粒细胞脱颗粒并合成和释放炎症介质，如白三烯、阳离子蛋白、主要碱性蛋白、嗜酸性粒细胞神经毒素等，其中毒性蛋白可造成组织损伤；中性粒细胞可产生白三烯、PAF 和溶酶体酶。Th2 细胞分泌的细胞因子在 I 型超敏反应中起重要作用，其分泌的 IL-4 和 IL-13 可促进 Th2 细胞分化、B 细胞活化和抗体类别转换而产生 IgE；IL-3 和 IL-5 促进嗜酸性粒细胞的活化；TNF-α 促进内皮细胞表达黏附分子，参与全身过敏反应性炎症。

I 型超敏反应发生机制的示意图见 Figure 17–2。

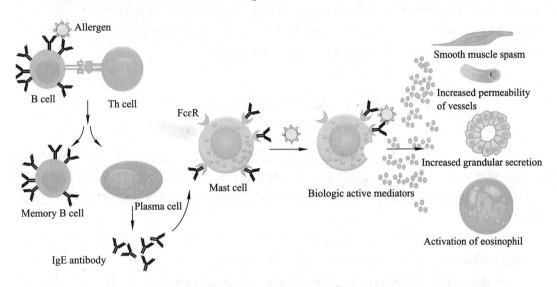

Figure 17–2　**The mechanism of type I hypersensitivity**

三、影响I型超敏反应发生的因素
（Risk factors for occurrence of type I hypersensitivity）

I 型超敏反应性疾病的发生与个体的遗传因素及其所处的环境因素密切相关。

1. **遗传因素（Genetic factors）**　I 型超敏反应性疾病是涉及多基因的复杂疾病，与正常人相比，患者血清中 IgE 水平明显升高，肥大细胞数量较多，细胞膜表达的 FcεR I 也较多。有研究表明，编码 IL-4 启动子区的基因变异，可使 IL-4 表达增加，进而导致 IgE 大量产生。此外，编码 FcεR β 亚单位的基因的多态性与哮喘和湿疹的发生密切相关。

2. **环境因素（Environmental factors）**　特应性个体易于发生 I 型超敏反应性疾病，但实际发生频率仅为特应性个体的 10% ~ 30%。目前普遍认为，哮喘等过敏性疾病的发生除遗传因素外，与环境因素也密切相关。卫生学说是对 I 型超敏反应发生与环境因素相关性的一个假说，该学说认为，现代卫生保健和医疗措施创造了一个相对清洁的环境，减少了人们暴露于细菌、病毒和真菌等病原体的机会，从而导致免疫系统的失衡，最终导致过敏性疾病的增加。

> **Box 17–1　Hygiene hypothesis**
>
> The hygiene hypothesis attempts to explain the increased rates of asthma worldwide as a direct and unintended result of reduced exposure, during childhood, to non-pathogenic bacteria and viruses. Many young children no longer have the same types of environmental exposures

and infections as children did in the past. This affects the way that young children's immune systems develop during very early childhood, and it may increase their risk for atopy and asthma. A variety of epidemiologic data show that early childhood exposure to environmental microbes, such as those found on farms but not in cities, is associated with decreased prevalence of allergic disease. Based on these data, the hygiene hypothesis was proposed, which states that early-life and even perinatal exposure to gut commensal and infections leads to a regulated maturation of the immune system, and perhaps early development of regulatory T cells. As a result, later in life these individuals are less likely to mount Th2 cell responses to noninfectious environmental antigens and less likely to develop allergic diseases.

四、常见的 I 型超敏反应性疾病
(Common diseases caused by type I hypersensitivity)

I 型超敏反应性疾病的临床表现与变应原的性质、变应原入侵的途径、变应原的剂量有关。吸入性变应原通常引起过敏性鼻炎或支气管哮喘；食物变应原引起胃肠道过敏，并常常伴有荨麻疹；通过皮肤局部进入的变应原引起局部荨麻疹；进入血液的变应原可引起致命的过敏性休克。

接触变应原后立即产生的症状由速发相反应引起，几小时后产生的症状由迟发相反应引起。速发相反应一般不引起明显的组织损伤，迟发相反应可引起组织损伤。

1. 呼吸道过敏反应（Hypersensitivity reaction in respiratory tract） 常因吸入花粉、尘螨、真菌和动物毛屑等变应原或呼吸道病原微生物感染引起，过敏性鼻炎和支气管哮喘是临床常见的呼吸道过敏反应性疾病。

（1）过敏性鼻炎（allergic rhinitis）：又名枯草热（hay fever），致敏个体在再次吸入变应原后，变应原与鼻腔和眼结膜中肥大细胞表面的特异性 IgE 抗体结合，引起肥大细胞脱颗粒，释放组胺等生物活性介质，使鼻黏膜血管扩张、通透性增强、黏膜分泌增加，产生鼻塞、流涕、喷嚏症状。组胺作用于球结膜和睑结膜血管，产生流泪、眼睑肿胀、羞光等症状。慢性过敏性鼻炎主要由迟发相反应引起。

（2）支气管哮喘（bronchial asthma）：若过敏原进入下呼吸道，则反应发生在支气管黏膜，支气管平滑肌收缩、黏膜血管扩张和血浆渗出及腺体分泌增多，引起支气管管腔狭窄、呼吸困难。接触变应原后立即发生速发相反应，$4 \sim 6\,h$ 后发生迟发相反应。嗜酸性粒细胞、中性粒细胞释放的溶酶体酶、氧自由基和细胞因子引起严重的组织损伤、黏膜纤毛上皮剥落、支气管平滑肌增生、支气管管腔堵塞。炎症反应及气道上皮的脱落，造成气道高反应性，使得温度、刺激性气体等非特异性环境因素也可诱发哮喘。在这种情况下，单用抗组胺药难以奏效，而必须进行抗炎治疗。

2. 皮肤过敏反应（Hypersensitivity reaction in skin） 主要表现为荨麻疹（urticaria）和湿疹（eczema）等，可由药物、食物、昆虫毒液、肠道寄生虫等来源的变应原引起皮肤中的肥大细胞发生反应，局部血管扩张、通透性增强，产生红斑风团反应（wheal and flare reaction）。组胺刺激皮肤内感觉神经末梢引起瘙痒。

3. 消化道超敏反应（Hypersensitivity reaction in gastrointestinal tract） 有些人进食鱼、

虾、蟹、蛋、奶等食物可发生过敏性胃肠炎，又称食物过敏症（food allergies）。变应原使得消化道黏膜内肥大细胞释放介质，从而导致胃肠道腺体分泌、上皮下液体渗出和平滑肌收缩，引起腹痛、呕吐、腹泻等症状。

4. 全身过敏反应（Systemic anaphylaxis） 这是一种最严重的 I 型超敏反应性疾病。大量变应原通过血液进入机体，可使全身结缔组织中的肥大细胞及血液中嗜碱性粒细胞同时释放组胺。瞬间发生的全身小血管扩张、血浆渗出，使有效血容量急剧下降，造成过敏性休克（anaphylactic shock），同时伴有皮肤红斑、呕吐、腹绞痛、腹泻和呼吸困难。支气管缩窄引起呼吸困难，喉头水肿造成窒息。如不及时抢救，患者将迅速死亡。

（1）药物过敏性休克（anaphylactic shock caused by drugs）：以青霉素过敏性休克最为常见，此外，头孢菌素、链霉素和普鲁卡因等也可引起。青霉素具有抗原表位，本身无免疫原性，但其降解产物青霉噻唑醛酸或青霉烯酸与组织蛋白结合后获得免疫原性，可刺激机体产生特异性 IgE 抗体，使肥大细胞和嗜碱性粒细胞致敏。当再次接触青霉素时，即可能发生过敏性休克。少数情况下，初次注射青霉素也可发生过敏性休克，这可能与患者曾经无意中接触过青霉素或青霉素样物质有关，如可能曾经使用过被青霉素污染的注射器等医疗器械，或吸入空气中青霉菌孢子而使机体处于致敏状态。

（2）动物血清过敏性休克（anaphylactic shock caused by animal serum）：临床应用动物免疫血清（如破伤风抗毒素或白喉抗毒素等）进行治疗或紧急预防时，有些患者可因曾经注射过相同的动物血清制剂已被致敏，而发生过敏性休克，重者可在短时间内死亡。

五、I 型超敏反应的防治原则（Principles of prevention and treatment of type I hypersensitivity）

1. 变应原检测（Detection of allergens） 预防 I 型超敏反应发生最有效的方法是查明变应原，从而避免与之接触。皮肤试验是临床检测变应原最常采用的方法，通常是将容易引起过敏反应的药物、生物制品或其他可疑变应原稀释后在受试者前臂内侧作皮内注射，15～20 min 后观察结果。若局部皮肤出现红晕，风团直径 >1 cm，为试验阳性，提示该注射物为变应原。

2. 脱敏治疗（Desensitization therapy）

（1）异种免疫血清脱敏疗法（desensitization therapy with heterologous serum）：采用小剂量、短间隔（20～30 min）多次注射抗毒素血清的方法进行脱敏治疗，适用于抗毒素皮肤试验阳性但又必须使用者。其机制可能是小剂量变应原进入人体内与有限数量致敏靶细胞作用后，释放的生物活性介质较少，不足以引起明显的临床症状，并且介质作用时间短，无累积效应。因此，短时间、小剂量多次注射抗毒素血清，可使体内致敏靶细胞分期分批脱敏，以至最终全部解除致敏状态，然后大剂量注射抗毒素血清就不会发生过敏反应。但此种脱敏是暂时的，经一定时间后机体又可重新被致敏。

（2）特异性变应原脱敏疗法（desensitization therapy with specific allergens）：采用小剂量、较长时间间隔、反复多次皮下注射相应变应原的方法进行脱敏治疗，适用于已经查明而难以避免接触变应原（如花粉、尘螨等）的患者。其作用机制可能是：①通过改变抗原进入途径，诱导机体产生大量特异性 IgG 类抗体，降低 IgE 抗体应答；②该特异性 IgG 类抗体可通过与相应变应原结合，而影响或阻断变应原与致敏靶细胞上的 IgE 结合，因此这种 IgG 类抗体又称封闭抗体。

3. 药物治疗（Pharmacotherapy）

（1）抑制生物活性介质合成和释放的药物（drugs that inhibit the synthesis and release of bioactive substances）：①阿司匹林为环氧合酶抑制剂，可抑制前列腺素等介质生成。②色甘酸二钠可稳定细胞膜，阻止致敏靶细胞脱颗粒释放生物活性介质。③肾上腺素、异丙肾上腺素和前列腺素 E 可通过激活腺苷酸环化酶促进 cAMP 合成，甲基黄嘌呤和氨茶碱则可通过抑制磷酸二酯酶阻止 cAMP 分解，这些药物均可使胞内 cAMP 浓度升高，从而抑制靶细胞脱颗粒及释放生物活性介质。

（2）生物活性介质拮抗药（bioactive mediator antagonists）：苯海拉明、氯苯那敏和异丙嗪等抗组胺药可与组胺竞争结合效应器官细胞膜上的组胺受体，从而发挥抗组胺作用；阿司匹林为缓激肽拮抗剂；多根皮苷酊磷酸盐则对白三烯具有拮抗作用。

（3）改善效应器官反应性的药物（drugs to improve the responsiveness of effector organs）：肾上腺素不仅可解除支气管平滑肌痉挛，还可收缩外周毛细血管以升高血压，因此在抢救过敏性休克时具有重要作用。葡萄糖酸钙、氯化钙和维生素 C 等可解除平滑肌痉挛、降低毛细血管通透性和减轻皮肤与黏膜的炎症反应。

4. 免疫治疗（Immunotherapy）

在理解 I 型超敏反应发生机制的基础上，人们开展了 I 型超敏反应性疾病的生物学疗法。例如，人源化抗 IgE Fc 单克隆抗体已经进入临床治疗，显著减少了哮喘患者急性期的发病。该抗体针对 IgE 与 FcεR I 的结合部位，能够与循环中的 IgE 结合，竞争性抑制 IgE 与肥大细胞和嗜碱性粒细胞表面 FcεR I 的结合，从而降低机体对变应原的敏感性。此外，临床上应用抗 IL-5 的抗体抑制 IL-5 的活性，以治疗高嗜酸性粒细胞综合征，也可治疗哮喘。

第二节　Ⅱ型超敏反应
Type Ⅱ Hypersensitivity

Ⅱ型超敏反应的特点为：①抗原位于细胞表面；②抗体为 IgG 或 IgM 抗体；③补体、巨噬细胞和 NK 细胞参与；④结局通常是细胞溶解或组织损伤，因此该型超敏反应又称细胞毒型超敏反应。

一、Ⅱ型超敏反应的发生机制（Mechanism of typeⅡ hypersensitivity）

1. 诱导Ⅱ型超敏反应的抗原（Antigens inducing typeⅡ hypersensitivity）　根据其来源不同，可分为两类：①机体细胞表面固有的抗原成分，这类抗原包括：正常存在于血细胞表面的同种异型抗原，如 ABO 血型抗原、Rh 抗原和 HLA 抗原；外源性抗原与正常组织细胞之间具有的共同抗原，如链球菌胞壁的成分与心脏瓣膜、关节组织之间的共同抗原；感染和理化因素导致改变的自身抗原。②吸附在组织细胞上的外来抗原或半抗原，如某些药物或其在体内的代谢产物等半抗原，可吸附在血细胞上成为完全抗原，刺激机体产生抗体，从而诱发Ⅱ型超敏反应。

2. 参与Ⅱ型超敏反应的抗体（Antibodies participating in typeⅡ hypersensitivity）　介导Ⅱ型超敏反应的抗体主要属于 IgG 或 IgM 抗体，可以与靶细胞膜上的抗原或半抗原特异性结合。这些抗体的来源包括免疫性抗体、被动转移性抗体（如误输入血型不符的血液）和自身抗体等。

3. 组织损伤机制（Mechanism of tissue injury） 抗体与靶细胞膜上的相应抗原结合后，可通过下列途径造成组织损伤：①补体介导的细胞溶解：通过经典途径激活补体系统，产生攻膜复合物，溶解靶细胞；②调理作用：通过抗体的调理作用或补体成分的调理作用，促进吞噬细胞对靶细胞的吞噬；③ ADCC 作用：覆盖抗体的靶细胞通过 ADCC 作用，被活化的 NK 细胞或巨噬细胞杀伤；④炎症细胞的募集和活化：补体活化产生的 C3a 和 C5a 可趋化中性粒细胞和巨噬细胞，这些细胞活化后释放水解酶和细胞因子等引起组织损伤。

此外，抗细胞表面受体的自身抗体与相应受体结合，可导致细胞功能紊乱，表现为受体介导的对靶细胞功能的刺激或抑制作用。本章把这类疾病归入 II 型超敏反应内。

II 型超敏反应发生机制的示意图见 Figure 17-3。

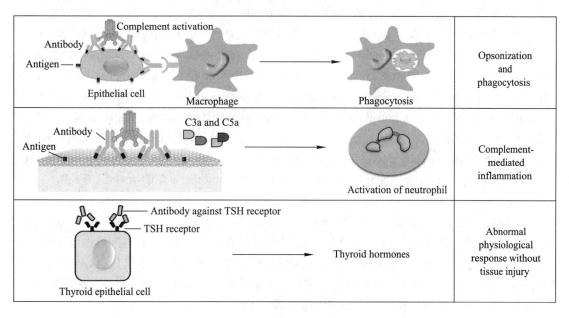

Figure 17-3　The mechanism of type II hypersensitivity

二、常见的 II 型超敏反应性疾病
（Common diseases caused by type II hypersensitivity）

1. 新生儿溶血病（Hemolytic disease of newborn） 母子之间 Rh 血型不符是引起新生儿溶血症的主要原因。如果 Rh⁻ 的母亲怀有 Rh⁺ 胎儿，则首次分娩时胎儿红细胞进入母体，刺激母体产生抗 Rh 抗原的 IgG 抗体。Rh⁻ 的母亲也可以因为曾经接受过 Rh⁺ 血液输血或流产而产生抗 Rh 抗原的抗体。当再次妊娠时，母体内的抗 Rh 抗体便可通过胎盘进入胎儿体内，与其红细胞上的 Rh 抗原结合，导致红细胞的溶解破坏，发生新生儿溶血，严重者可造成死胎。母子之间 ABO 血型不符引起的新生儿溶血症也不少见，但症状较轻。

Box 17-2 Rh blood group system

The Rhesus (Rh) blood group system named after the monkey species in which they were originally identified, is one of thirty-three current human blood group systems. It is the most important blood group system after ABO. At present, the Rh blood group system consists of 50 protein alloantigens expressed on red blood cell membranes. The most clinically important Rh antigen is designated D. The commonly used terms Rh factor, Rh positive and Rh negative refer to the D antigen only. The RhD is commonly considered in clinical blood typing. This is because up to 15% of the population has a deletion or other alteration of the RhD allele. These people, called Rh negative, are not tolerant to the RhD antigen and will produce antibodies to the antigen if they are exposed to Rh-positive blood cells.

Besides its role in blood transfusion, the Rh blood group system—specifically, the D antigen—is involved in hemolytic disease of the newborn. This disease can be prevented by administration of anti-RhD antibodies to the mother within 72 hours after the birth of the first Rh-positive baby. The treatment prevents the baby's Rh-positive red blood cells that entered the mother's circulation from inducing the production of anti-Rh antibodies in the mother. The exact mechanisms of action of the administered antibodies are not clear but may include phagocytic clearance or complement-mediated lysis of the baby's red blood cells before they can elicit an antibody response in the mother, or Fc receptor-dependent feedback inhibition of the mother's RhD-specific B cells.

2. 输血反应（Transfusion reactions） 多发生于 ABO 血型不符合的输血。A 型个体的血清中具有抗 B 天然抗体，B 型个体的血清中含有抗 A 抗体，而 O 型血型者血清中含有抗 A 和抗 B 两种抗体。这些抗体都是 IgM 类天然抗体。将大量红细胞输给具有相应抗体的个体将引起致命的血管内溶血。IgM 类抗体与红细胞表面抗原结合后，激活补体，裂解红细胞，并通过补体和抗体的调理作用促进吞噬细胞吞噬红细胞。

3. 自身免疫性溶血性贫血（Autoimmune hemolytic anemia） 服用甲基多巴类药物或某些病毒感染机体以后，能使红细胞膜表面成分发生改变，从而刺激机体产生红细胞自身抗体。这种自身抗体与发生改变的红细胞表面的抗原结合，可引起自身免疫性溶血性贫血。

4. 药物过敏性血细胞减少症（Drug-induced hematological cytopenia） 药物作为半抗原与红细胞表面蛋白质结合后刺激产生 IgG 抗体。抗体与红细胞表面半抗原结合，导致药物溶血性贫血。一旦停止使用药物，溶血反应消失。常见的引起溶血的药物包括青霉素、奎宁和磺胺等。药物也可以引起血小板和粒细胞溶解，产生血小板减少性紫癜（thrombocytopenic purpura）和粒细胞减少症（granulocytopenia）。

5. 肺出血–肾炎综合征（Goodpasture's syndrome） 病毒、药物和有机化学物质等可损伤肺泡基底膜，诱导患者免疫系统产生针对肺泡和肾小球基底膜中 IV 型胶原的自身抗体，与肺泡和肾小球基底膜中 IV 型胶原结合，并在局部激活补体和中性粒细胞，损伤邻近的血管内皮细胞，导致肺出血和肾炎。

6. Graves 病（Graves' disease） 这是一种特殊的 II 型超敏反应，即抗体刺激型超敏反应。促甲状腺激素受体（thyroid-stimulating hormone receptor，TSHR）的自身抗体与甲状腺细胞表面的 TSHR 结合，刺激甲状腺上皮细胞合成和分泌甲状腺素，导致甲状腺功能亢进

（参见第十八章）。

7. 重症肌无力（Myasthenia gravis，MG） 也是一种特殊的Ⅱ型超敏反应，即抗体阻断型超敏反应。重症肌无力是一种由自身抗体引起的以骨骼肌进行性肌无力为特征的自身免疫病。抗乙酰胆碱受体的自身抗体在神经肌肉接头处结合乙酰胆碱受体，使之内化并降解，导致肌细胞对神经元释放的乙酰胆碱的反应性进行性降低（参见第十八章）。

第三节 Ⅲ型超敏反应
Type Ⅲ Hypersensitivity

Ⅲ型超敏反应又称免疫复合物型或血管炎型超敏反应。其主要特点是游离抗原与相应抗体（IgG 或 IgG 类）结合形成免疫复合物（immune complex），若免疫复合物不能被及时清除，则可沉积在局部或全身多处毛细血管基底膜，激活补体，并在一些效应细胞（血小板、嗜碱性粒细胞、中性粒细胞等）参与作用下，引起以充血水肿、局部坏死和中性粒细胞浸润为特征的炎症反应和组织损伤。

一、Ⅲ型超敏反应的发生机制（Mechanism of type Ⅲ hypersensitivity）

1. 诱导Ⅲ型超敏反应的抗原（Antigens inducing type Ⅲ hypersensitivity） 包括微生物及其代谢产物、血浆制品、自身抗原、吸入的动植物抗原等，这些抗原均为可溶性抗原。

2. 可溶性免疫复合物的形成与沉积（Formation and deposition of soluble immune complexes） 在任何由可溶性抗原诱导的体液免疫应答中，都有循环免疫复合物的形成。正常状态下，这些免疫复合物通过单核巨噬细胞的吞噬作用被清除，但在某些情况下，它们不能被有效清除，可沉积于血管基底膜引起疾病。

影响免疫复合物形成与沉积的因素包括：①抗原的持续存在：在大量输入异种抗血清时，或在自身免疫病中，自身抗原不断释放，可产生大量的免疫复合物。②免疫复合物的理化性质：小分子的免疫复合物容易从肾排出，大分子免疫复合物易被吞噬细胞清除，相对分子质量约 $1\ 000 \times 10^3$ 中等大小的免疫复合物则既不容易从肾排出，又不容易被吞噬细胞清除，可在某些部位发生沉积。带正电的抗原和抗体容易在带负电的肾小球基底膜上沉积。③解剖学和血流动力学因素：在血管静水压高而且血管迂曲、产生血流漩涡的组织里，免疫复合物特别容易沉积。例如肾小球基底膜和关节滑膜等处的毛细血管血压较高，约为其他部位毛细血管的 4 倍，血流缓慢，动脉交叉口和脉络丛等处易产生涡流。④血管通透性因素：免疫复合物可激活补体产生过敏毒素（C3a 和 C5a），使肥大细胞和嗜碱性粒细胞活化，释放组胺等血管活性物质，从而使血管内皮细胞间隙增大，血管通透性增加，有助于免疫复合物的沉积。

3. 免疫复合物沉积引起的组织损伤机制（Tissue injury caused by deposition of immune complexes）

（1）补体的作用（effects of complement）：沉积的免疫复合物通过经典途径激活补体，产生裂解片段 C3a 和 C5a。C3a 和 C5a 与肥大细胞和嗜碱性粒细胞的相应受体结合，使其释放血管活性胺类，引起局部血管通透性增加，渗出增多，出现水肿。同时，C3a 和 C5a 又可趋化中性粒细胞至免疫复合物沉积部位。

（2）中性粒细胞的作用（effects of neutrophil）：聚集的中性粒细胞在吞噬免疫复合物的同时，还释放许多溶酶体酶，包括蛋白水解酶、胶原酶和弹性纤维酶等，可损伤血管壁及周围组织。

（3）血小板的作用（effects of platelet）：由于血管壁被破坏，内皮基底膜暴露，导致凝血途径激活，血小板聚集，并且肥大细胞或嗜碱性粒细胞活化释放的 PAF，亦可使血小板聚集、激活，促进血栓形成，从而引起局部出血、坏死。血小板活化还可释放血管活性胺类物质，进一步加重水肿（Figure 17-4）。

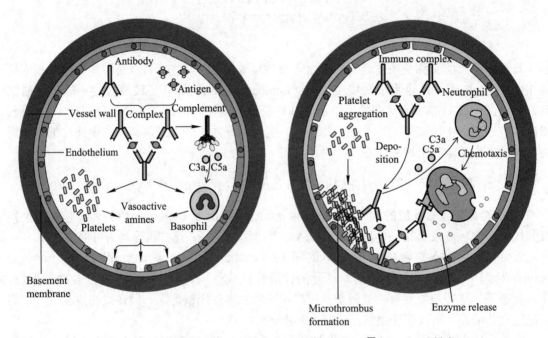

Figure 17-4　Mechanisms causing vasculitis in typeⅢ hypersensitivity

二、常见的Ⅲ型超敏反应性疾病
（Common diseases caused by type Ⅲ hypersensitivity）

1. 局部免疫复合物病（Local immune complex-mediated diseases）

（1）Arthus 反应（Arthus reaction）：这是一种实验性局部的Ⅲ型超敏反应。1903 年，Arthus 发现用马血清经皮下给家兔反复注射数周后，当再次注射马血清时，可在注射局部出现红肿、出血和坏死等剧烈炎症反应。此种现象被称为 Arthus 反应。这是因为前几次注射的异种血清刺激机体产生大量抗体，当再次注射相同抗原时，由于抗原不断由皮下向血管内渗透，而血流中相应抗体则由血管壁向外弥散，两者相遇于血管壁上，所形成的免疫复合物沉积于小血管基底膜，引发局部炎症反应。

（2）类 Arthus 反应（Arthus-like reaction）：可见于胰岛素依赖型糖尿病患者。局部反复注射胰岛素后可刺激机体产生相应 IgG 类抗体，若此时再次注射胰岛素，即可在注射局部出现红肿、出血和坏死等与 Arthus 反应类似的局部炎症反应，数日后可逐渐恢复。另外，多次注射狂犬病疫苗或使用动物来源的抗毒素，亦可出现上述现象。

（3）吸入性Ⅲ型超敏反应（inhaled antigen-induced typeⅢ hypersensitivity）：如吸入性抗

原与相应抗体形成的免疫复合物在肺泡基底膜上沉积而引起的肺炎或肺泡炎。吸入性抗原包括细菌孢子、真菌和鸽粪中的蛋白质等。因吸入霉草中嗜热放线菌引起的肺炎称为农民肺（farmer lung），因吸入鸽粪中的蛋白质引起的疾病称为养鸽者病（pigeon fancier's disease）。

2. 全身性免疫复合物病（Systemic immune complex-mediated diseases）

（1）血清病（serum sickness）：用于治疗目的的初次一次性注射大量异种血清后，常出现异常反应。注射血清量越大，发病率越高。通常在注射后 1~2 周发病，其临床表现为发热、皮疹、淋巴结肿胀、关节疼痛、蛋白尿等，病程一般较短，能自愈。该疾病机制是：异种血清刺激机体产生特异性 IgG 抗体，而异种血清尚未在体内被清除时，抗体与抗原（异种蛋白）结合形成免疫复合物。因为产生的免疫复合物数量巨大，吞噬细胞无法将它清除，于是在全身血管中沉积，特别是在肾、关节和皮肤中沉积，引起炎症反应和组织损伤，表现为肾炎、关节炎和皮肤红斑。

（2）链球菌感染后肾炎（poststreptococcal glomerulonephritis）：一般发生于 A 族溶血性链球菌感染后 2~3 周。此时体内产生抗链球菌抗体，与链球菌可溶性抗原结合形成循环免疫复合物，在肾小球基底膜沉积，造成基底膜损伤，产生蛋白尿。由免疫复合物引起的肾炎也可于其他病原微生物（如葡萄球菌、肺炎双球菌、乙型肝炎病毒或疟原虫）感染后发生。

（3）系统性红斑狼疮（systemic lupus erythematosus，SLE）：体内持续出现 DNA– 抗 DNA 复合物，并反复沉积于肾小球、关节或其他部位血管内壁，引起肾小球肾炎、关节炎和脉管炎等。

第四节　Ⅳ型超敏反应
Type Ⅳ Hypersensitivity

Ⅳ型超敏反应与其他三种超敏反应不同之处主要有两点：第一，Ⅳ型超敏反应是由 T 细胞介导的、以单核细胞浸润和组织损伤为主要特征的炎症反应，其发生机制与抗体和补体无关；第二，Ⅳ型超敏反应在再次接触抗原数小时以后才发生，48~72 h 达到高峰，因此又称为迟发型超敏反应（delayed type hypersensitivity）。其反应之所以缓慢，与以下因素有关：体内效应淋巴细胞再次与相应抗原接触时，产生淋巴因子需要一定时间；足够多的单核细胞聚集于炎症区域也需要一定时间。

一、Ⅳ型超敏反应的发生机制（Mechanism of type Ⅳ hypersensitivity）

1. 诱导Ⅳ型超敏反应的抗原（Antigens inducing type Ⅳ hypersensitivity） 引起Ⅳ型超敏反应的抗原有两类。一类是胞内寄生的细菌（如分枝杆菌属）、原虫、真菌等；另一类是环境中无害的物质，包括重金属（如铬、镍）、常春藤毒素、三硝基苯酚、化妆品和染发剂等，这些物质一般是小分子的半抗原，当它们与皮肤中的蛋白质结合后成为完全抗原。

2. 抗原刺激机体产生效应 CD4$^+$Th1 细胞（Effector CD4$^+$Th1 cells induced by antigen stimulation） 抗原物质经 APC 摄取、加工处理形成抗原肽 –MHC 分子复合物，表达于 APC 表面，提供给具有特异性抗原受体的 T 细胞识别，并使之活化和分化成为效应 T 细胞。效应 T 细胞主要是 CD4$^+$Th1 细胞，但也有 CD8$^+$CTL 的参与。

3. 效应 T 细胞介导炎症反应和组织损伤（Inflammation and injury mediated by effector

T cells） 相同的抗原再次进入机体后经 APC 加工处理，通过 MHC II 类分子提呈给致敏 CD4⁺Th1 细胞。CD4⁺Th1 细胞活化增殖，释放细胞因子和趋化因子，如 IFN-γ、TNF-β、IL-3、GM-CSF 和 MCP-1 等，其中 IL-3 和 GM-CSF 可刺激骨髓产生单核细胞，使巨噬细胞数量增加；MCP-1 可趋化单核细胞到达抗原部位；TNF 可使局部血管内皮细胞黏附分子表达增加，促进巨噬细胞和淋巴细胞聚集至抗原存在部位；IFN-γ 和 TNF-β 可使巨噬细胞活化，活化的巨噬细胞进一步释放炎症细胞因子（IL-1、IL-6、IL-8 和 TNF-α 等）而加重炎症反应。总之，CD4⁺Th1 细胞释放的细胞因子趋化和激活巨噬细胞，在局部产生以 T 细胞和巨噬细胞浸润为主的炎症反应。因为这一过程包括抗原加工提呈、记忆 T 细胞活化并产生细胞因子和趋化因子及巨噬细胞的动员和活化，所以反应的出现需要较长时间。当 CD4⁺T 细胞介导的应答不能有效地清除相应抗原时，CD4⁺Th1 细胞持续分泌细胞因子，导致感染局部巨噬细胞大量积聚，引起组织损伤。效应 CTL 识别细胞内微生物抗原而被激活，通过释放穿孔素和颗粒酶等介质，使靶细胞溶解或凋亡；或通过其表面表达的 FasL 与靶细胞表面表达的 Fas 结合，导致靶细胞发生凋亡。

IV 型超敏反应发生机制的流程图见 Figure 17-5。

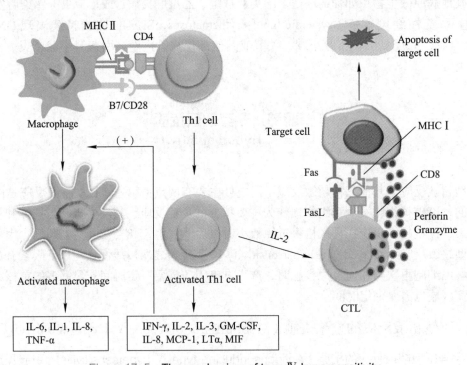

Figure 17-5 The mechanism of type IV hypersensitivity

二、常见的IV型超敏反应性疾病
（Common diseases caused by type IV hypersensitivity）

1. **传染性超敏反应**（Infective hypersensitivity） 多发生于胞内寄生物感染，如结核分枝杆菌等分枝杆菌和某些原虫感染等。胞内感染结核分枝杆菌的巨噬细胞，在 Th1 细胞产生的 IFN-γ 作用下活化，以杀伤结核分枝杆菌。如果结核分枝杆菌抵抗这种杀伤效应，则形成慢性感染，炎症局部有大量 Th1 细胞和巨噬细胞浸润，炎症灶内巨噬细胞占细胞总数的

80%～90%。由于病原体不能被清除，巨噬细胞受到 Th1 细胞分泌的细胞因子持续地刺激，过度活化，变成一种形态似上皮细胞的上皮样细胞（epithelioid cell）。上皮样细胞之间密切接触，有些相互融合，形成多核巨细胞（multi-nucleated giant cell）。上皮样细胞持续分泌 TNF，进一步促进炎症。T 细胞、巨噬细胞和多核巨细胞一起形成肉芽肿（granuloma）结节。巨噬细胞、上皮样细胞和多核巨细胞构成肉芽肿中心，中层是成纤维细胞及其分泌的胶原，外层是 T 细胞（Figure 17-6）。肉芽肿将感染灶包围，与正常组织隔离，从而避免感染的扩散。但是，肉芽肿的占位取代了正常组织，并且肉芽肿内活化的巨噬细胞持续释放高浓度的溶酶体酶，造成肉芽肿周围组织损伤。肺结核中大量组织的破坏可产生肺空洞。肉芽肿病变常见于结核病、麻风病和血吸虫病等。

2. 接触性皮炎（Contact dermatitis）　是皮肤接触化妆品、重金属、油漆、染料和常春藤毒素等小分子半抗原物质时，而发生的局部炎症反应。这些小分子半抗原渗透入皮内，与皮肤蛋白质结合，形成抗原，激发 CD4⁺T 细胞应答。若再次接触相应抗原，可发生接触性皮炎，导致局部皮肤出现红肿、硬结、水疱，严重者可出现剥脱性皮炎，慢性表现为丘疹和鳞屑。

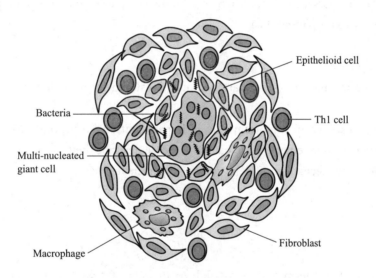

Figure 17-6　Formation of granuloma

Box 17-3　Tuberculin test

Tuberculin test, also called Mantoux test, is a prototypic delayed-type hypersensitivity reaction. It is used to determine whether an individual has previously been infected with *Mycobacterium tuberculosis*. In the tuberculin test, small amounts of tuberculin—a complex extract of peptides and carbohydrates derived from *M. tuberculosis*—are injected intradermally. In people who have been exposed to the bacterium, either by infection or by immunization with the BCG vaccine (an attenuated form of *M. tuberculosis*), a local T-cell-mediated inflammatory reaction evolves over 24～72 hours.

The response is caused by Th1 cells, which enter the site of antigen injection, recognize complexes of peptide-MHC class Ⅱ molecules on antigen-presenting cells, and release inflammatory cytokines such as IFN-γ and TNF-α. These stimulate the expression of adhesion molecules on endothelium and increase local blood vessel permeability, allowing plasma and accessory cells to enter the site, thus causing a visible swelling. The reaction is characterized by erythema (redness) and induration (hardening of the tissue), which appears only after several hours and reaches a maximum at 24 ~ 48 hours, thereafter subsiding. Histologically, the earliest phase of the reaction is seen as a perivascular cuffing of the blood vessels with mononuclear cells followed by a more extensive exudation of mono- and polymorphonuclear cells. The latter soon migrate out of the lesion, leaving behind a predominantly mononuclear cell infiltrate consisting of lymphocytes and cells of the monocyte-macrophage series. Each of these phases takes several hours and so the fully developed response only appears 24 ~ 48 hours after challenge.

Key words：Hypersensitivity；Allergen；Immediate phase reaction；Late phase reaction；Immune complex disease；Granuloma.

Review questions

1. What is the mechanism of neonate hemolysis resulted from incompatibility of Rh blood types?

2. Complements play an important role in hypersensitivity reactions. How many types of hypersensitivity which complement participates in? Please describe their mechanisms.

3. Please describe mechanism of delayed type hypersensitivity.

Case study

Cow's milk allergy
（牛奶过敏症）

Paul was born at full term and breast-fed. At the age of 4 weeks, he was admitted with a 2-day history of screaming attacks, loose motions and rectal bleeding. A provisional diagnosis of intussusception（肠套叠）was made but the barium enema（钡灌肠）was normal. He was treated conservatively and improved steadily but, 3 days after discharge, his symptoms recurred, together with patches of eczema（湿疹）on his arms and trunk. On detailed questioning, a strong family history of atopic eczema and asthma was elicited. Besides, Paul had been fed with cow's milk mixed with breast milk from the time Paul was 2 weeks old. When investigated at the age of 6 weeks, strongly positive IgE-specific antibodies to cow's milk were detected. After cow's milk antigens were excluded from his feed (by breast-feeding, also her mother excluded dairy products from her own diet), Paul recovered from eczema and stopped screaming attacks. The final diagnosis was cow's milk "allergy".

Question

Can you explain why his eczema is produced? Which type of hypersensitivity does this belong to.

（石永玉）

数字课程学习

● 教学 PPT　　● 拓展知识　　● Case Study　　● Glossary　　● Questions　　● 自测题

第十八章　自身免疫与自身免疫病

Autoimmunity and Autoimmune Diseases

Autoimmunity is defined as an acquired immune reactivity against self-antigens. This response usually produces autoantibodies and autoreactive T cells. Autoimmune diseases (AID) occur when autoimmune responses lead to tissue damage. Tissue damage in AID is mostly caused by type II, III and IV hypersensitivity, with the participation of antibodies, complement, antigen-antibody complex, macrophages, T cells and NK cells. It is useful to distinguish two major patterns of autoimmune diseases. Some autoimmune diseases are organ specific, e.g., diabetes mellitus in which the pancreas is the target organ, whereas others are systemic, e.g., systemic lupus erythematosus (SLE), in which many tissues and organs of the body are damaged. Autoimmunity results from a failure or breakdown of the mechanisms normally responsible for maintaining self-tolerance in B cells, T cells, or both. It is estimated that in the general population, approximately 3.5% of individuals suffer from autoimmune diseases of which 94% are Grave's disease, Hashimoto's thyroiditis, insulin-dependent diabetes mellitus (IDDM), rheumatoid arthritis, multiple sclerosis (MS), and SLE. Women are 2.7 times more likely than men to develop autoimmune diseases. Therapy involves metabolic control and the use of anti-inflammatory and immunosuppressive drugs.

正常情况下，免疫系统具有区分"自己"和"非己"的能力，对非己抗原能够产生免疫应答，而对自身抗原（autoantigen）则不产生免疫应答或产生极微弱的免疫应答，称为免疫耐受（immunological tolerance）。免疫系统对自身抗原发生免疫应答的现象，称自身免疫（autoimmunity），因自身免疫应答而导致的疾病称为自身免疫病（autoimmune diseases，AID）。

第一节　自身免疫病的基本特征及分类
The Characteristics and Classification of AID

一、自身免疫病的基本特征（The essential characteristics of AID）

在免疫耐受状态下，一定限度的自身免疫过程是生理性的，有利于清除衰老变性的自身成分，并不会引起组织损伤而导致疾病的发生，反而对维持免疫系统的自身稳定（immunological homeostasis）具有重要的生理学意义。如健康人群中特别是老年人血清中可检出抗甲状腺球蛋白抗体，但并不伴有甲状腺组织的损伤，因此，自身免疫的出现并不一定意味着发生了自身免疫病。而过度的自身免疫应答就会导致自身免疫病。这类疾病种类复杂多样，具有以下基本特征：①某些自身免疫病有明显的诱因，但多数病因不清，属"原发"性自身免疫病；②患者外周血中可检出高效价的自身抗体（autoantibody）和（或）针对自身抗原的自身反应性 T 细胞（autoreactive T cell），抗体效价和自身反应性 T 细胞活性与组织损伤和功能障碍相关；③在动物实验中可复制出自身免疫病的动物模型，应用患病动物的血清或淋巴细胞可使疾病被动转移；④常呈反复发作和慢性迁延的临床过程，其病情与自身免疫反应的强度在一定程度上呈平行关系；⑤患者以女性多见，发病率随年龄增加而增高，常呈现遗传倾向性；⑥疾病有重叠现象，即一个患者可同时患一种以上的自身免疫病；⑦免疫抑制疗法可有一定的疗效。

二、自身免疫病的分类（Classification of AID）

1. **按自身抗原分布的范围分类**（The classification based on the distribution of self-antigen） 可分为器官特异性 AID（organ-specific AID）和器官非特异性 AID（non-organ-specific AID）两类。器官特异性 AID 一般局限在某一特定器官，如桥本甲状腺炎损伤局限在甲状腺。非器官特异性 AID 因其抗原分布可遍及全身，病变十分广泛，如系统性红斑狼疮（SLE）。在上述两类自身免疫病之间，还有一些中间型，如甲状腺自身免疫病与恶性贫血同时存在。

2. **原发性或继发性自身免疫病**（Primary or secondary AID） 某些 AID 由特定的外因所致，称为继发性自身免疫病，如慢性活动性肝炎、交感性眼炎等，这类疾病往往属于器官特异性自身免疫病，一般预后较好；但是，大多数自身免疫病的发生无明显外因，为原发性自身免疫病（Table 18-1），它们可以是器官特异性、非器官特异性或中间型。

Table 18-1　The primary autoimmune disease

Disease	Autoantigen	Autoantibody	Associated HLA
Hashimoto's thyroiditis	Thyroglobulin	Anti-thyroglobulin Ab	DR3, B8
Idiopathic thrombocytopenic purpura	Platelet	Anti-platelet Ab	DR2, B8
Autoimmune hemolytic anemia	RBC	Anti-RBC Ab	B8
Myasthenia gravis	Acetylcholine receptor	Anti-acetylcholine receptor Ab	DR3, B8, A1
Insulin-dependent diabetes mellitus （IDDM）	Pancreas islet cell	Anti-islet cell Ab	DR3, DR4
Addison's disease	Adrenal cell	Anti-adrenal cell Ab	DR3
Sjögren syndrome	Salivary gland and lachrymal gland cell	Anti-RNA protein complex Ab	DR3, B8, A1
Primary biliary cirrhosis	Mitochondrion	Anti-mitochondrion Ab	DR3, B8
Scleroderma	DNA isomerase	Anti-DNA isomerase Ab	DR5, B8
Rheumatoid arthritis （RA）	IgG Fc fragment	Anti-Ig Ab	DR4, DR1
SLE	Nuclear, histone, DNA,RNA	Anti-nuclear, anti-histone, anti-RNA, anti-DNA Abs	DR3, DR2, B8

第二节 自身免疫病的发病机制
Mechanisms of AID

自身免疫病的发病机制主要在于"自我耐受"的终止和破坏，机体产生自身抗体和自身反应性淋巴细胞，损伤表达相应自身抗原的靶器官、组织，导致疾病的发生。参与"自我耐受"破坏的因素有很多，在不同情况下，一种或几种致病因素可同时或相互作用。目前主要考虑的致病因素包括抗原、免疫功能异常及遗传与内分泌因素等。

一、抗原方面（Antigen-related mechanism）

机体免疫系统对自身抗原一般不产生明显的免疫应答，只有在免疫隔离部位抗原释放，自身抗原的性质发生改变，或外来抗原与自身抗原有相似的抗原决定簇等条件下，才可能诱发自身免疫应答而引起疾病。

Box 18-1 Target antigens for autoimmune diseases

Target antigens for autoimmune diseases can be cell surface, cytoplasmic, nuclear or secretory molecules. They are usually highly conserved proteins such as HSP, stress protein, enzyme or their substrates. Of importance, the primary immune response to microbial infection includes a strong response to HSP, followed by a response to a microbe specific component. Since HSPs are highly conserved, a dominant immune response to these antigens may confer the host's ability to generally respond to other microbial antigens. However, microorganisms and human HSPs have high sequence homology as well. Thus, an immune response to the microbial HSP may induce a cross reactive response to the human HSP.

---

1. **自身抗原性质的改变（Alteration of self-antigen properties）** 物理（如冷、热、电离辐射）、化学（如药物）或生物（如细菌、病毒）等因素都可以改变自身抗原的性质，使机体的免疫系统将其视为"非己"物质，从而产生针对改变自身抗原的自身抗体和 T 细胞，引起自身免疫病。

2. **分子模拟（Molecular mimicry）** 有些微生物与人体细胞或细胞外成分有相同或类似的抗原表位，在感染人体后激发针对微生物抗原的免疫应答，也能攻击含有相同或类似表位的人体细胞或细胞外成分，这种现象称为分子模拟，即交叉反应。分子模拟可诱发多种自身免疫病。例如，A 族乙型溶血性链球菌细胞壁 M 蛋白抗原与人肾小球基底膜、心肌间质和心瓣膜有相似表位，反复发生链球菌感染可刺激产生特异性抗体，而与肾和心脏部位的相似表位发生交叉反应，引发急性肾小球肾炎和风湿性心脏病。因此，能够与人类组织抗原有交叉反应的微生物感染，可能在人类自身免疫病的发病机制中起重要作用。这种外来交叉反应抗原可能通过激活 Th 细胞而诱发自身免疫应答，即"T 细胞旁路"激活机制。许多非特异激活剂（丝裂原、同种异体细胞、佐剂等）诱发的自身免疫病可能与此有关。

3. **隐蔽抗原的释放（Releasing of sequestered antigens）** 隐蔽抗原（sequestered antigen）指体内某些与免疫系统在解剖位置上处于隔离部位的抗原，如精子、眼晶状体等。

由于此类抗原成分与免疫系统相对隔离，在免疫系统发育过程中，针对这些隔离自身抗原的淋巴细胞克隆并未被诱导免疫耐受。在感染和外伤等情况下，这些抗原可释放入血液和淋巴液，与免疫系统接触，使自身反应性淋巴细胞活化，引起自身免疫病。例如，因输精管结扎术，精子（隐蔽抗原）可释放入血，从而刺激机体产生抗精子抗体，并引发自身免疫性睾丸炎。但近年来的研究表明，正常机体的血清中有以前认为的隐蔽抗原存在。例如，用放射免疫法已测到正常人和新生儿血清中有微量的甲状腺球蛋白，其血清浓度为 $10 \sim 100\ \mu g/mL$。这种自身抗原并不引起自身免疫反应，可能是由于抗原量太少，只引起 Th 细胞形成低区带免疫耐受，使之不能辅助 B 细胞产生抗体，或由于抗原量太少，不足以刺激免疫系统产生免疫应答。但是，当甲状腺受损，大量甲状腺球蛋白释放入血时，则可引起自身免疫性甲状腺炎。

4. 表位扩展（Epitope spreading） 一个抗原可能有多种表位，包括优势表位（dominant epitope）和隐蔽表位（cryptic epitope）。优势表位也称原发表位（primary epitopes），是在一个抗原分子的众多表位中首先激发免疫应答的表位。隐蔽表位也称继发表位（secondary epitopes），其隐蔽于抗原内部或密度较低，是在一个抗原分子的众多表位中后续刺激免疫应答的表位。表位扩展是指免疫系统先针对抗原的优势表位发生免疫应答，如果未能及时清除抗原，则可相继对隐蔽表位发生免疫应答。在自身免疫病的进程中，自身反应性淋巴细胞克隆会相继识别自身抗原的隐蔽表位，机体的免疫系统不断扩大所识别自身抗原的表位范围，因而使自身抗原不断受到新的免疫攻击，使疾病迁延不愈并不断加重。表位扩展与 SLE、类风湿关节炎（RA）、多发性硬化症（MS）、胰岛素依赖型糖尿病（IDDM）的发病相关，是自身免疫病发生发展的机制之一。

二、免疫功能异常（Abnormalities of immune function）

正常免疫功能是调节和维持自身稳定的重要因素。自身免疫病动物模型提供的大量实验结果表明，机体免疫功能异常可能与自身免疫病的发生有密切关系。

1. 胸腺功能异常（Abnormal function of thymus） 临床和实验资料都发现，自身免疫病与胸腺发育异常有关，主要表现为胸腺增生、生发中心形成或发生胸腺肿瘤。在人类，某些自身免疫病（如重症肌无力、SLE 等）患者常可发现胸腺病变，如部分重症肌无力患者伴有胸腺瘤。胸腺内慢病毒感染可能是引起胸腺异常的主要原因。手术切除胸腺对重症肌无力有较好疗效。正常人群随年龄增长，自身抗体检出率增高，也可能与胸腺功能异常有关。

2. 多克隆 T 细胞、B 细胞活化（Polyclonal activation of T and B cell） 许多病原微生物成分属多克隆激活剂或超抗原，可多克隆激活淋巴细胞，产生自身抗体或自身反应性 T 细胞，引发自身免疫病。如 EB 病毒可活化多克隆 B 细胞，除产生特异性抗病毒抗体外，还可产生抗平滑肌、抗核蛋白、抗淋巴细胞和抗红细胞等自身抗体。

3. T 细胞亚群的比例失调或功能异常（Proportional disorder or functional abnormality in T cell subsets）

（1）Th1 细胞 /Th2 细胞（Th1 cell/Th2 cell）：Th1 细胞 /Th2 细胞亚群的转换是机体免疫应答过程中的重要生理现象。然而，Th1 细胞 /Th2 细胞亚群平衡的偏离与许多自身免疫病的发生发展密切相关。感染或组织损伤等因素所致的炎症反应，能通过分泌细胞因子而影响 Th0 细胞分化和 Th1/Th2 细胞比例失衡，从而参与 AID 的发生。

（2）CD4$^+$CD25$^+$ 调节性 T 细胞 /Th17 细胞（CD4$^+$CD25$^+$ Treg /Th17 cell）：Treg 细胞可抑制自身反应性 T 细胞的功能和活性，发挥免疫负调节作用；Th17 细胞是介导炎症反应的细胞，

IL-17 是其分泌的主要细胞因子。目前研究认为，AID 的发生可能由于 Treg 细胞数量减少或功能降低，Th17 细胞功能增强，导致机体将"自我"成分识别为"异己"成分而造成。

（3）NKT 细胞（NKT cell）：作为 T 细胞的一个亚群，既具有 T 细胞受体又有 NK 细胞受体，在调节免疫反应中发挥重要作用。NKT 细胞比例下降或功能异常与自身免疫病的发生有关。

4. 独特型 – 抗独特型网络异常（The disorder of idiotype and anti-idiotype network） 独特型、抗独特型抗体起负反馈调节作用，使机体的免疫应答维持在平衡状态，如果独特型、抗独特型抗体之间的平衡关系失常，可导致自身免疫病的发生。独特型 – 抗独特型网络调节异常引起自身免疫病的可能机制是，当抗独特型抗体产生不足时，原始免疫反应得不到负反馈抑制，使针对自身抗原的抗体无限制产生；而当抗独特型抗体产生过度时，又可模拟自身抗原的作用，使机体产生大量的自身抗体，或直接模拟自身抗原的生理功能，激发自身的免疫应答，甚至导致自身免疫病。

5. 免疫缺陷（Immunodeficiency） 由于免疫缺陷影响免疫调节，故免疫缺陷病患者易伴发自身免疫病，如选择性 IgA 缺陷者血清中有多种自身抗体并造成相应损伤，补体 C1、C2、C4、C5 缺陷者易患 SLE。

6. Fas/FasL 表达异常（Abnormal expression of Fas/FasL） 细胞凋亡是受基因控制的，也是调节免疫平衡的一个重要机制，其中 Fas 和 FasL 在凋亡中起关键作用。Fas/FasL 表达异常与自身免疫病的发生有关。在 Fas/FasL 基因缺陷的患者，由于活化诱导的自身免疫性淋巴细胞的凋亡机制受损，易发生多种自身免疫病。凋亡调节蛋白的过度表达，也与自身免疫病的发生有关。

三、遗传与内分泌因素的作用（Involvement of heredity and endocrine）

自身免疫病的易感性与遗传因素密切相关，个体的遗传背景主要从两个方面影响对 AID 的易感性：①机体对自身抗原能否产生应答及应答的强度是受遗传（基因）控制的，尤其以 MHC 的作用最为重要。此外，TCR、BCR 的表达也与遗传背景有关。②许多免疫分子参与免疫应答、免疫耐受、免疫细胞凋亡和炎症反应，如果编码这些分子的基因发生异常，可影响自身耐受的维持，而表现为对 AID 易感。

1. 主要组织相容性复合体（MHC） 人类的自身免疫病常有家族遗传倾向性，在有自身免疫病家族史的人群中疾病的发病率较高，如胰岛素依赖型糖尿病、SLE 等自身免疫病都有家族遗传倾向性。20 世纪 70 年代起，有学者发现某些自身免疫病的发病率与某些 HLA 的检出率呈正相关。大多数 HLA 与自身免疫病的相关性表现在 HLA-B 或 DR 基因上（Table 18-1）。这些资料有助于了解遗传因素在自身免疫病中的意义。

2. 内分泌因素（Endocrine） 自身免疫病好发于育龄妇女，体内外的研究均证实性激素及其他类固醇激素显示出较强的免疫调节效应，并可能在自身免疫病的发病中发挥重要作用。SLE 患者外周血淋巴细胞膜上的雌二醇受体含量在活动期较静止期患者及正常对照组均明显升高。Benchetrit 等用雌激素治疗 3 例不育症患者，结果都意外地诱发出 SLE。体内外实验均证实，雌激素能促进并加重 SLE 的发生和发展。

第三节 自身免疫病的病理损伤机制
The Pathological Damage Mechanisms of AID

不同类型的自身免疫病造成组织损伤的机制不同。器官特异性自身免疫病常由 II 型和 IV 型超敏反应引起，而非器官特异性自身免疫病通常由 III 型超敏反应引起。

一、自身抗体与细胞膜表面抗原结合
（Binding of autoantibody to membrane antigen）

自身抗体与细胞膜表面抗原结合并激活补体而引起细胞破坏或溶解，常见于自身免疫性血细胞减少症（自身免疫性溶血性贫血、特发性血小板减少性紫癜、特发性白细胞减少症等）。此外，自身抗体可通过 ADCC 杀伤自身细胞。

二、抗细胞表面受体的自身抗体介导的细胞功能异常
（Autoantibody of membrane receptor induced cell dysfunction）

抗细胞表面受体的自身抗体与细胞表面特异性受体结合后，可通过下列机制导致该受体的功能障碍。

1. **模拟配体（Mimic ligand）** 自身抗体与受体结合后，模拟配体作用，刺激靶细胞功能亢进，如 Graves 病患者血清中存在针对促甲状腺激素受体（thyroid stimulating hormone receptor，TSHR）的自身 IgG 抗体，此 IgG 与 TSHR 结合后，可模拟促甲状腺激素的作用，导致甲状腺上皮细胞长期分泌过量的甲状腺素，引起甲状腺功能亢进。

2. **竞争性阻断（Competitive blocking）** 自身抗体与受体的结合，可阻断天然配体与受体结合，或改变受体结构，从而抑制受体的功能。

3. **介导受体内化与降解（Mediation of receptor internalization and degradation）** 自身抗体与其受体结合后，可介导受体内化与降解，使受体数量减少（抗原调变），或通过激活补体系统而引发细胞损伤。例如，重症肌无力患者存在抗神经肌肉接头部位骨骼肌膜表面乙酰胆碱受体的自身抗体，该抗体可竞争性抑制乙酰胆碱与受体结合，并促进乙酰胆碱受体的内化和降解，从而降低骨骼肌细胞对运动神经元所释放的乙酰胆碱的反应性，出现以骨骼肌收缩无力为特征的临床表现。

三、免疫复合物沉积引起组织损伤
（Tissue damage by immune complex deposition）

自身抗体与游离的相应自身抗原结合形成的抗原–抗体复合物，尤其是形成中等大小（19S）的可溶性免疫复合物，可随血液循环沉积于全身小血管基底膜或滑液囊部位，在局部激活补体系统，并在中性粒细胞、血小板、嗜碱性粒细胞等效应细胞参与下，造成局部组织的炎症性损伤，导致自身免疫病。其病理损伤机制为 III 型超敏反应。例如，类风湿关节炎患者血清中存在的变性 IgG 与其相应的自身抗体结合形成免疫复合物，沉积于关节滑膜和血管壁而导致关节组织的损伤。SLE 患者外周血中含有针对各种核酸、核蛋白或组蛋白的抗核抗体（ANA）及其他自身抗体，可与相应的抗原结合形成大量的免疫复合物，沉积在多个脏

器，引起损伤。

四、自身反应性T细胞对组织的损伤作用
（The tissue damage effect of autoreactive T cells）

实验表明，自身反应性 T 细胞单独作用就可致病，无需抗体的存在。参与此损伤的效应细胞主要是 CD4⁺Th1 细胞和 CD8⁺CTL，其病理损伤机制为Ⅳ型超敏反应。虽然人类许多自身免疫病有Ⅳ型超敏反应的表现，但尚不清楚哪一些自身免疫病以自身反应性 T 细胞作为主要的致病因素。

应指出，自身免疫病患者可同时存在Ⅱ型、Ⅲ型和Ⅳ型超敏反应，对不同患者应作具体分析。

第四节　常见的自身免疫病
Common Autoimmune Diseases

一、系统性红斑狼疮（Systemic lupus erythematosus，SLE）

系统性红斑狼疮是常见的自身免疫病之一，是器官非特异性自身免疫病中最典型的例子，病变累及多个组织器官，包括皮肤、关节、心血管、肾、肝等部位。典型的 SLE 表现是存在于面颊和鼻梁上的"蝴蝶斑"（Figure18-1），除此之外，SLE 的临床表现复杂多样，常反复发作并进行性加重。免疫学异常突出的表现为多种自身抗体阳性并伴有相应的免疫损伤，自身抗体包括抗核抗体、类风湿因子（rheumatoid factor，RF）、抗红细胞抗体、抗凝血因子抗体和抗其他器官组织的抗体等，其中最重要的是抗核抗体（参见本章 Case study）。

SLE 确切病因不明，发病机制可从两方面考虑：①疾病易感者可能发生持续慢性的病毒感染，削弱细胞免疫功能，造成病毒长期居留于组织中的有利环境，破坏组织细胞或改变组织细胞的抗原性，从而产生大量针对自身组织的抗体；②循环中的免疫复合物沉积于组织及小血管壁，在补体参与下造成多器官、组织的损害。另外，某些药物长期使用可以诱发 SLE 样综合征，但停药后往往可以恢复。

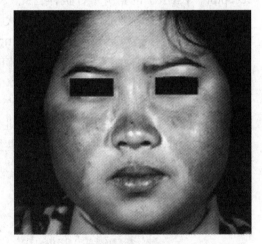

Figure18-1　Facial feature of a patient with SLE

Box 18-2　The diagnosis of SLE

It is not difficult to diagnose SLE in patients with a classic multisystem involving positive ANA test. However, the polyarthritis of SLE is often similar to those seen in viral infection, infective endocarditis, mixed connective tissue disease, rheumatoid arthritis, and rheumatic fever. When Raynaud's phenomenon is the predominant syndrome, progressive systemic sclerosis should be considered.

二、重症肌无力（Myasthenia gravis）

重症肌无力是一种影响神经肌肉接头传递的自身免疫病，临床表现为受累的骨骼肌易产生疲劳，休息后可有一定程度的恢复。该病的免疫异常主要表现在两方面：①胸腺病变，大部分患者胸腺增生，生发中心增多，含有大量B细胞。部分患者出现胸腺瘤，切除胸腺后能使病情缓解或好转。② 2/3 患者血清 IgG 增高，少数抗核抗体阳性，多数患者血清中抗乙酰胆碱受体抗体阳性。该病的发病机制是抗乙酰胆碱受体的抗体阻断了神经肌肉接头处乙酰胆碱受体的功能（Figure 18-2）。胸腺上皮细胞含有乙酰胆碱受体，与横纹肌细胞上和突触后膜上的乙酰胆碱受体蛋白具有交叉反应。当胸腺受到某种因素（如病毒感染）作用而发生病变时，可能引起胸腺上皮细胞乙酰胆碱受体变性，而诱生抗乙酰胆碱受体的抗体，导致自身免疫应答。该病确切病因不明，但表现出遗传倾向性，在该病患者中 HLA-DR3 抗原的检出率较高。

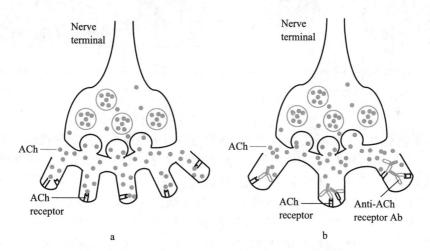

Figure 18-2　Electrical transmission at the neuromuscular junction

a. healthy state　b. myasthenia gravis

三、类风湿关节炎（Rheumatoid arthritis，RA）

类风湿关节炎是常见病，患者血清中常可测出称为类风湿因子（RF）的自身抗体。RF是针对变性 IgG Fc 片段的抗体，属于 IgM，是诊断类风湿关节炎的重要参考指标，但特异性不高。其他结缔组织病中亦常出现此种自身抗体。类风湿关节炎最常见的病变在关节（Figure 18-3）。发病之初，RF 及其免疫复合物沉积于关节囊滑膜，引起滑膜增厚、充血、水肿，淋巴细胞和巨噬细胞浸润。在关节滑液中可检出高水平的 RF 和 IgG。血液循环中的RF 免疫复合物亦有致病作用，病变可累及关节外的器官。局部关节滑液中有多种细胞因子，其中 TNF-α 和 IL-6 是与关节滑膜病变最密切的细胞因子。

四、糖尿病（Diabetes mellitus，DM）

1 型糖尿病（type 1 diabetes mellitus，T1DM）即胰岛素依赖型糖尿病（IDDM），是一种器官特异性自身免疫病，是基因和环境因素综合作用的结果，可导致多器官发生病变，如糖尿病足（Figure 18-4）。其发病机制复杂，主要与抗原特异性的自身反应性 CD4$^+$ 和 CD8$^+$ T 细胞选择性攻击胰岛 B 细胞有关，其结果是体内胰岛素水平的绝对缺乏，导致高血糖症。

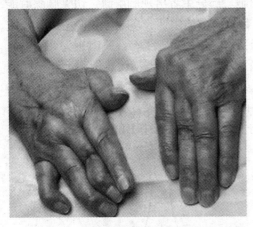

Figure 18-3　Typical deformities in the hands seen in a RA patient

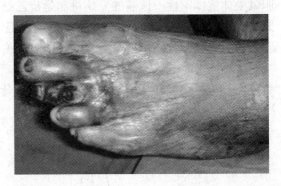

Figure 18-4　A ulcer in the toe of a patient with T1DM

1 型糖尿病是由于某些环境因素引发机体慢性自身免疫反应，将胰岛抗原错误地提呈给 Th 细胞，而产生胰岛 B 细胞抗体，使之受损。一些自身抗原（如胰岛素、谷氨酸脱羧酶和酪氨酸磷酸酶等）可能是触发该自身免疫反应的靶抗原，而细胞因子、趋化因子及炎性介质等亦参与该免疫过程。胰岛 B 细胞可被细胞毒性 T 细胞、细胞因子或自由基损伤，部分胰岛 B 细胞的死亡是凋亡过程。1 型糖尿病的主要病理学特征是发生 CD4$^+$ 和 CD8$^+$ T 细胞、B 细胞、巨噬细胞和树突状细胞浸润的胰岛炎，胰岛炎发生于前糖尿病期，主要引起选择性的胰岛 B 细胞损伤，从而使胰岛素分泌减少。

第五节　自身免疫病的治疗
Treatments of AID

一、自身免疫病的防治原则（Principles of prevention and treatment of AID）

从理论上而言，治疗自身免疫病的理想方法是重建机体免疫系统对自身抗原的耐受性，但目前尚未实现这一目标，现有临床治疗仅限于缓解和减轻患者的临床症状。近年来，通过对自身免疫病实验动物模型的研究，自身免疫病的免疫治疗已取得了初步进展。

二、自身免疫病的一般疗法（General therapies for AID）

（一）预防和控制感染（Prevention and control of infection）

多种病原体感染可诱发自身免疫病，所以采用疫苗和抗生素控制病原体的感染可以降低某些自身免疫病的发病率。

（二）抑制炎症反应（Control of inflammation）

应用皮质激素、水杨酸制剂及补体拮抗剂等可抑制炎症反应，从而减轻 AID 症状。

（三）替代疗法（Alternative therapy）

对由自身免疫病导致重要的生理性物质减少的患者，可选用替代疗法。例如，对重症自身免疫性贫血患者进行输血疗法，对中晚期甲状腺炎患者补充甲状腺激素。

（四）切除胸腺和置换血浆（Thymus resection and plasma permutation）

重症肌无力的患者常伴有胸腺的病理改变，部分患者经胸腺切除术后可改善症状。SLE 和 RA 等发病与自身抗体有关，可进行血浆置换，以清除血浆中的自身抗体和免疫复合物，从而缓解病情。

（五）使用免疫抑制剂（Administration of immunosuppressive drugs）

环孢素 A 和他克莫司（FK506）这两种药物均可抑制激活 IL-2 基因的信号转导通路，使 IL-2 的表达受阻，进而抑制 T 细胞的分化增殖，故环孢素 A 和 FK506 对多种自身免疫病有明显的疗效。

（六）抑制细胞代谢（Inhibition of cell metabolism）

应用硫唑嘌呤、环磷酰胺等药物抑制细胞的代谢，可杀伤快速增殖的细胞，从而抑制自身反应性淋巴细胞的增殖和分化。但此类药物对正常细胞也有毒性作用。

（七）实验性的免疫治疗（Experimental immune therapies）

1. 细胞因子疗法（Cytokine therapy） 采用细胞因子调节 Th1 和 Th2 细胞功能的平衡，有望成为治疗自身免疫病的新方法。

2. 特异性抗体治疗（Specific antibody therapy） 如抗 TNF-α 抗体对 RA 有效，抗 MHC Ⅱ 类抗原或 CD4 分子的抗体可减轻 SLE 和 RA 的病情。

3. 诱导免疫耐受（Induction of immune tolerance）

（1）采用口服自身抗原的方法通过肠相关淋巴组织诱导特异性的免疫耐受，可以预防或抑制自身免疫病的发生。

（2）阻断 TCR 与自身抗原肽 –MHC 分子复合物的结合（block reaction of TCR and autoantigen peptide-MHC complex）：通过对自身抗原肽鉴定和序列分析，可设计出与 MHC 分子或 TCR 具有高亲和力的肽，用于阻断 TCR 与自身抗原肽 –MHC 分子复合物特异性结合的作用，对某些 AID 进行干预。

（3）阻断共刺激信号（block costimulatory signal）：CTLA-4 Ig 是 CTLA-4 与 Ig Fc 片段的融合蛋白，可通过与 B7-1、B7-2 高亲和力结合，阻止 B7 与 T 细胞表面 CD28 相互作用，从而抑制 T 细胞激活。

近年来，造血干细胞移植（自体外周血干细胞移植）、免疫球蛋白静脉输注、基因治疗等也用于 AID 的治疗，扩展了 AID 的治疗范围，取得了一定的临床疗效。

Key words：Autoantibody; Autoimmunity; Autoimmune diseases; Tolerance; Self-tolerance.

Review questions

1. What are the essential characteristics of AID?
2. Describe the mechanisms of tissue damages in AID.

Case study

Systemic lupus erythematosus
（系统性红斑狼疮）

A 19-year-old girl had been diagnosed as systemic lupus erythematosus（SLE）, following presentation with an arthritis（关节炎）in her hands, a rash（livedo reticularis）on her arms and considerable spontaneous bruising（淤伤）. She had antinuclear antibodies（抗核抗体）of 1/320, C3 of 450 mg/L, C4 of 70 mg/L and a platelet count of 54×10^9/L at that time. Renal function was normal but she had both low titer of antiphospholipid antibodies（抗磷脂抗体）and a lupus anticoagulant（狼疮抗凝物）, though no antibodies to double stranded DNA（dsDNA）, at presentation.

She consulted an obstetrician（产科医师）at 16 weeks into an unexpected pregnancy whilst in disease remission and on 5 mg of prednisolone（泼尼松龙）daily. She was seen every 2 weeks throughout the pregnancy to monitor her disease activity: regular full blood counts, C3, C4, creatinine（肌酐）, anticardiolipin（抗心磷脂）and dsDNA antibody measurements were done as well as urine and blood pressure monitoring. These tests were unchanged throughout the pregnancy. A live, normal, male infant was delivered at 38 weeks in view of the low platelet count. After the delivery, she had an mild exacerbation of her arthritis and rash for 6 weeks but without proteinuria（蛋白尿）, increase in serum creatinine or DNA antibodies. The infant remained well.

Questions

1. Can you explain the immunological mechanism involved in this disease?

2. From the view of an immunologist, can you give some suggestions for the treatment of this disease?

（张 蓓 梁 洁）

数字课程学习

● 教学 PPT　　● 拓展知识　　● Case Study　　● Glossary　　● Questions　　● 自测题

第十九章 免疫缺陷病

Immunodeficiency Diseases

Immunodeficiency diseases (IDDs) are a group of clinical syndromes caused by immune deficiencies, which may include the deficiency of immune organs, immune cells, immune molecules. IDDs are divided into primary immunodeficiency and acquired immunodeficiency. Individuals with immunodeficiencies are susceptible to a variety of infections and tumors. Primary immunodeficiencies are inherited defects of the immune system involving T-cell and B-cell combined immunodeficiencies, antibody deficiencies, phagocyte deficiencies, and complement deficiencies. They are classified according to the sites of lesion in the developmental or differentiation of the immune system. Acquired immunodeficiencies involve many basic abnormalities, and the most important one is the acquired immunodeficiency syndrome (AIDS) which is caused by human immunodeficiency virus (HIV).

第一节 概　述
Introduction

免疫缺陷病（immunodeficiency disease，IDD）是由免疫系统先天发育障碍或后天损伤而导致的一组综合征。一般按发病原因分为原发性免疫缺陷病（primary immunodeficiency disease，PIDD）和获得性免疫缺陷病（acquired immunodeficiency disease，AIDD）两大类。IDD 的表现形式多种多样，主要与缺陷的成分、程度和范围有关，但其基本特征为：

1. **对病原体的易感性增加（Enhanced sensitivity to pathogen）** IDD 患者易反复感染且难以治愈，是患者死亡的主要原因。感染的性质和程度取决于免疫缺陷的类型，如体液免疫、吞噬细胞或补体缺陷时，主要发生细菌感染，特别是化脓菌感染；而联合免疫缺陷者除了细菌感染之外，还易发生病毒、真菌、胞内菌和原虫的感染。严重患者对体内正常菌群及空气、土壤、水中低致病力甚至无致病力的微生物均十分易感。

2. **易发恶性肿瘤和自身免疫病（Prone to malignant tumor and autoimmune diseases）** IDD 患者恶性肿瘤的发生率比正常同龄人高 100~300 倍，尤以 T 细胞缺陷和联合免疫缺陷的患者为甚。正常人群自身免疫病的发病率仅为 0.001%~0.01%，而 IDD 患者伴发自身免疫病的高达 14%，以系统性红斑狼疮、类风湿关节炎多见。

3. **临床表现及病理损伤复杂多样（Complex and varied clinical manifestations and pathological damages）** 免疫缺陷病患者因其免疫系统受损的组分不同，临床表现各异，并可同时累及多系统、多器官，从而出现复杂的功能障碍和症状。

IDD 的诊断除了依靠临床表现之外，尚需进行免疫学检查，以明确缺陷的成分和程度。

主要免疫学指标为：各类免疫细胞的数量、比例、表面标志和功能，各种免疫细胞产物（抗体、补体、细胞因子和酶等）的含量、类型和活性等。由于有缺陷的基因可以遗传，所以家族史的资料在原发性免疫缺陷病的诊断中显得尤为重要。其治疗的主要原则是控制感染和恢复免疫功能。感染是免疫缺陷病患者死亡的最主要原因，抗生素预防和控制感染是临床最常用的处理手段。除用抗生素和抗病毒药物外，还可通过补充胸腺素或免疫球蛋白等免疫分子，或通过骨髓或造血干细胞移植等重建机体免疫功能。近年来，有人借助基因疗法治疗某些 IDD，已显示出较好的应用前景。例如，用逆转录病毒载体将正常腺苷脱氨酶（ADA）基因转染患儿淋巴细胞后，再回输体内，治疗 ADA 缺陷引起的重症联合免疫缺陷病（SCID）已获成功。患儿体内 ADA 水平可达正常值的 25%，免疫功能趋向正常。ADA 的免疫重建是世界上应用基因治疗最早获得成功的实例。但该方法由于淋巴细胞寿命短，仍需反复多次治疗。

第二节　原发性免疫缺陷病
Primary Immunodeficiency Disease

　　原发性免疫缺陷病（PIDD）又称先天性免疫缺陷病（congenital immunodeficiency disease，CIDD），发病机制较为复杂，主要是免疫系统遗传基因异常。2017 年，WHO 和国际免疫学联合会（IUIS）联合组织会议将 PIDD 分为八大类，即 T 细胞、B 细胞联合免疫缺陷病，以抗体缺陷为主的免疫缺陷病，吞噬细胞数量和（或）功能先天性免疫缺陷病，补体缺陷病，具有相关特点或综合征表现的联合免疫缺陷病，免疫失调性免疫缺陷病，固有免疫缺陷病和自身炎性反应性疾病引起的免疫缺陷病，常见的病症及特点见 Table 19–1。本节主要介绍发病率较高的前四类免疫缺陷病。

Table 19–1　The primary immunodeficiency disease

Diseases	Mechanism	Phenotype	Location of mutant genes	Sensitivity to infection
Severe combined immunodeficiency disease (SCID)	Lack of ADA	Lack of T-cell and B-cell	20q13-ter	All types
	Lack of PNP	Lack of T-cell and B-cell	14q13,1	All types
	XSCID: lack of γc chain	Lack of T-cell	Xq13.11-13,3	All types
X-linked hyper-IgM syndrome	Lack of CD40L	Failure of switching from IgM to other classes of Ig	Xq26,3-27,1	Pyogenic bacteria
MHC I deficiency	Lack of TAP gene	Lack of CD8 + T cell		Viral
MHC II deficiency （bare lymphocyte syndrome）	Lack of C II TA or RFX5 Lack of RFXAP	Lack of CD4 + T cell Lack of expression of MHC II		
ZAP-70 deficiency	Lack of ZAP-70	Low CD8 T cell counts	16q13,2p12	

续表

Diseases	Mechanism	Phenotype	Location of mutant genes	Sensitivity to infection
X-linked agammaglobulinemia (XLA)	Lack of BTK	All isotypes decreased		Severe bacterial infections
Selective IgA deficiency	Unknown,associated with MHC	Low to undetectable IgA		Respiratory Infections
Chronic granulomatous disease	Genetic defect in NADPH oxidase system	Macrophage killing decreased	Xp21,1	Pyogenic bacteria and fungus
Leukocyte adhesion deficiency, LAD LAD-1, LAD-2	Lack of β2 chain（CD18）Gene mutation in fucose transferase	Poor function of leukocyte adherence	21q22,3	Pyogenic bacteria and fungus
Hereditary angioneurotic edema	C1INH defect	C2a		
Receptor of complement deficiency	Lack of CR1 Lack of CR3, CR4	SLE low function of leukocyte adhesion		
DiGeorge syndrome	Thymic aplasia	Absence of T cell		All types
Wiskott-Aldrich syndrome	Lack of WASP gene	Failure to respond to amylase	Xp11,22-11,3	Pyogenic bacteria with capsule
Ataxia telangiectasia syndrome	Lack of homology PI-3 kinase gene	Low T cell	11q23,1	Respiratory infections

一、T细胞、B细胞联合免疫缺陷病
（Combined T cell and B cell deficiencies）

联合免疫缺陷病（combined immunodeficiency disease，CID）是同时累及机体细胞免疫和体液免疫的PIDD。重症联合免疫缺陷病（severe combined immunodeficiency，SCID）是一组胸腺、淋巴组织发育不全及免疫球蛋白缺乏的遗传性疾病，由T细胞发育异常和（或）B细胞发育不成熟引起，多见于新生儿和婴幼儿，易发生肺炎、脑膜炎等严重感染。主要突变基因有IL-2RG、JAK3、IL-7Ra、RAG1、RAG2、CD3εζ、ADA等。

（一）T细胞缺陷、B细胞正常的重症联合免疫缺陷病（SCID with T cell deficiency and normal B cell）

此类SCID患者的血液中T细胞显著减少，NK细胞减少或正常，B细胞数量正常但功能异常，血清Ig生成减少和类别转换障碍。尽管B细胞数量正常，但由于其活化缺乏T细胞的辅助，体液免疫功能仍然缺陷。X性联重症联合免疫缺陷病（X-linked SCID，X-SCID）

占此类 SCID 的 40%。此种疾病由 γc 链缺陷所致，γc 链是 IL-2、IL-4、IL-7 等细胞因子受体共有亚单位，介导多种细胞因子的信号转导，从而调控 T 细胞、NK 细胞的分化和成熟，其基因突变使 T 细胞和 NK 细胞发育停滞。

（二）T、B 细胞均缺如的重症联合免疫缺陷病（SCID with T cell and B cell deficiency）

此类 SCID 为常染色体隐性遗传，特征为循环淋巴细胞极度减少，各种 Ig 缺乏。大多数由腺苷脱氨酶（adenosine deaminase，ADA）和嘌呤核苷磷酸化酶（purine nucleotide phosphorylase，PNP）基因缺陷所致，分别占 SCID 总数的 15% 和 4%。酶缺陷导致核苷酸代谢产物 dATP 或 dGTP 在胞内蓄积，影响 T 细胞、B 细胞 DNA 合成与复制，且由于其对早期淋巴细胞的毒性作用，从而抑制其成熟分化，导致 T 细胞、B 细胞缺乏。

Box19-1　SCID mice

SCID is a rare congenital disease that results in loss of T and B cell immunity. SCID mice were described in 1983 by Bosma etc. Mice homozygous for the SCID mutation (SCID mice) are severely deficient in functional B and T lineage-committed cells; other hematopoietic cell types appear to develop normally with normal functions. The arrest in lymphocyte development is not absolute, some young adult SCID mice are "leaky" and generate a few clones of functional B and T cells. By 10 ~ 14 months of age, virtually all SCID mice are leaky. SCID mice readily support normal lymphocyte differentiation and can be reconstituted with normal lymphocytes from other mice, and even from xenogeneic tumors. Thus, SCID mice are widely used in studying lymphocytes development and lymphocytes function. In addition, they can be used to study the function of non-lymphoid cell types in the absence of lymphocytes.

二、以抗体缺陷为主的免疫缺陷病
（Antibody deficiency-dominant immunodeficiency disease）

这是一类由于 B 细胞发育缺陷或 B 细胞对 T 细胞信号反应低下所致的抗体合成或分泌障碍，表现为体内免疫球蛋白水平低下或缺失，主要临床特征为反复的化脓性感染。发病机制主要是参与 B 细胞分化发育的信号分子基因缺陷，如 *Btk*、*μ*、*λ5*、*Igα*、*Igβ*、*CD19* 等缺陷。X 连锁无丙种球蛋白血症（X-linked agammaglobulinemia，XLA）又称 Bruton 病，因 Bruton 于 1952 年首先报道而得名，是最常见的抗体缺陷类疾病。疾病为 X 连锁隐性遗传，女性为携带者，男性发病。该病的发病机制是位于 X 染色体上的 Bruton 酪氨酸激酶（Bruton's tyrosine kinase，Btk）基因缺陷，Btk 分子参与未成熟 B 细胞分化和成熟 B 细胞活化，其缺陷使得 B 细胞发育停滞于前 B 细胞阶段，骨髓中前 B 细胞数量正常，而外周血中成熟 B 细胞数目减少，T 细胞的数量及功能正常。

三、吞噬细胞数量和（或）功能先天性免疫缺陷病
（Congenital phagocyte number and/or function immunodeficiency disease）

这类疾病包括先天性中性粒细胞缺陷、运动缺陷、呼吸爆发缺陷及其他缺陷 4 种疾病，如 X 连锁慢性肉芽肿病、孟德尔式易感分枝杆菌病等均属于此类疾病。吞噬细胞是机体抗感染的重要细胞，其功能缺陷将导致机体对病原微生物（尤其化脓性细菌）易感性增高。临床

表现为化脓性细菌和真菌反复感染，轻者仅累及皮肤，重者则感染重要器官而危及生命。

四、补体缺陷病（Complement deficiency disease）

人类补体系统所有成分，包括补体固有成分、调节蛋白或补体受体中任一成分均可单独发生遗传性缺陷（参见第五章 Case study）。遗传性血管神经性水肿（hereditary angioneurotic edema，HAE）是最为常见的补体缺陷病，由补体调节蛋白 *C1INH* 基因缺陷所致。*C1INH* 缺乏引起 C2 裂解失控，C2a 产生过多，导致血管通透性增高。患者可表现为皮肤和黏膜水肿，当水肿波及喉头时，患者可因窒息而死亡（参见第五章）。应用纤溶抑制剂降低缓激肽生成，或雄激素刺激 C1INH 生成，以及输入新鲜血清对该病有一定疗效。

第三节 获得性免疫缺陷病
Acquired Immunodeficiency Disease

获得性免疫缺陷病是指由于其他疾病或某些理化因素所致的免疫功能障碍。诱发因素包括：①感染：多种病毒、细菌或寄生虫感染均可不同程度损伤机体的免疫功能。②营养不良：某些慢性疾病导致蛋白质、脂肪、维生素和微量元素摄入不足或消耗增加，影响免疫细胞成熟。③抗肿瘤药和免疫抑制剂：现已成为医源性免疫缺陷的重要原因。此外，手术、创伤、烧伤、恶性肿瘤、射线等均可引起获得性免疫缺陷病。

获得性免疫缺陷综合征（acquired immunodeficiency syndrome，AIDS）又称艾滋病，是由人类免疫缺陷病毒（human immunodeficiency virus，HIV）感染并破坏机体 CD4$^+$T 细胞和巨噬细胞等，引起细胞免疫严重缺陷，导致的以机会性感染、恶性肿瘤和神经系统病变为特征的临床综合征。

一、人类免疫缺陷病毒（Human immunodeficiency virus，HIV）

HIV 属逆转录病毒科的慢病毒属，是引起人类疾病的逆转录病毒中结构最复杂、基因组最长的病毒。HIV 分为 HIV-1 和 HIV-2 两型，两者基因序列存在 25% 以上的差异。约 95% 的 AIDS 由 HIV-1 引起，HIV-2 型致病能力较弱，病程较长，症状较轻，主要局限于非洲西部。HIV 在体内增殖迅速，每天产生 10^9 ~ 10^{10} 个病毒颗粒，且易发生变异，其突变率约为 3×10^5。

> **Box 19-2 Human immunodeficiency virus**
>
> HIV is a lentivirus (a member of the retrovirus family) that can lead to AIDS, which means the immune system begins to fail, leading to life-threatening opportunistic infections and certain malignancies that eventually cause death. HIV primarily infects vital cells in the human immune system such as CD4$^+$T cells, macrophages, and DCs. Infection with HIV-1 is associated with a progressive decrease of the CD4$^+$T cell count and an increase in viral load. AIDS is the final stage of HIV infection. Without treatment, 90% persons with HIV will progress to AIDS within 15 years. Treatment with anti-retroviral increases the life expectancy of people infected with

HIV. Major routes of transmission are unprotected sexual intercourse, contaminated needles, breast milk, and infected blood or blood products. Another pathway is transmission of HIV from an infected mother to her baby at birth (vertical transmission). Screening of blood products for HIV has largely eliminated transmission through blood transfusions or infected blood products in the developed world.

二、HIV致病的免疫学机制
（Immunological mechanisms for HIV pathogenesis）

HIV 感染机体后导致免疫功能逐步丧失，其确切机制至今尚不清楚。近 40 年的研究提出和证实了许多问题，并不断地提出新的问题，为 AIDS 的预防、诊断及治疗提供新的线索。

（一）HIV 受体及易感细胞（HIV receptor and its target cell）

CD4 分子是 HIV 糖蛋白的特异性受体。包膜糖蛋白 gp120 与 CD4 分子结合是 HIV 感染的第一步。趋化因子受体 CCR5（表达在巨噬细胞或树突状细胞）或 CXCR4（表达在 T 细胞）是 HIV 入侵 T 细胞的辅助受体。除主要感染 CD4$^+$T 细胞外，HIV 亦能感染表达 CD4 分子的巨噬细胞、树突状细胞（DC）、B 细胞等免疫细胞和脑小胶质细胞等神经系统细胞。

（二）HIV 所致的免疫异常及机制（HIV-induced immune disorder and mechanism）

HIV 感染后可损伤免疫细胞，造成机体免疫功能异常，其可能作用机制概括为：① HIV 入侵后，在细胞内大量复制，成熟病毒颗粒以出芽方式从细胞释放，导致细胞膜损伤，细胞死亡。②靶细胞胞质内聚集大量病毒 DNA，干扰细胞正常代谢，影响生存。③感染细胞表面 gp120 与未感染细胞 CD4 分子结合，导致细胞融合，形成寿命较短的多核巨细胞。④ HIV 诱生特异性 CTL 或抗体，通过细胞毒作用或 ADCC 杀伤感染的 CD4$^+$T 细胞，使后者进行性减少，CD4$^+$T 细胞与 CD8$^+$T 细胞比例下降甚至倒置。⑤ gp120 与 CD4 交联，促使靶细胞表达 Fas，通过 Fas/FasL 途径诱导凋亡。⑥ HIV 感染不仅减少 CD4$^+$T 细胞的数量，还抑制 T 细胞的激活和应答能力，使淋巴细胞转化率下降，迟发型皮肤超敏反应消失。⑦ HIV 诱导多克隆 B 细胞激活，导致高丙种球蛋白血症并产生多种自身抗体。⑧巨噬细胞感染 HIV 后不易被杀死，病毒随巨噬细胞游走至全身造成多脏器损伤；同时巨噬细胞表达 MHC Ⅱ 类抗原减少，抗原提呈能力下降。⑨ HIV 感染巨噬细胞，后者分泌大量 IL-1 和 TNF-α，使患者处于长期低热和恶病质。⑩淋巴结和脾的 DC 通过 FcR 结合病毒与抗体的复合物，成为 HIV 的储存细胞，能持续感染其他免疫细胞。⑪ NK 细胞功能降低，其分泌 IL-2、IL-12 等细胞因子的能力下降，使其细胞活性下降，更加降低了机体抵抗病毒感染和抗肿瘤免疫能力。

三、AIDS的临床特点（Clinical characteristics of AIDS）

HIV 感染过程分为急性期、潜伏期、症状期和 AIDS 发病期。多数 HIV 感染者初期无症状或仅有流感样症状，病毒在体内大量复制并释放至体液中，有传染性。潜伏期一般为 5 ~ 12 年，随后可出现 AIDS 相关症候群（AIDS related complex，ARC），包括持续发热、盗汗、体重减轻、慢性腹泻、全身淋巴结肿大、血小板减少、口腔和皮肤真菌感染或其他免疫缺陷表现。多数患者进一步发展为典型 AIDS，出现三大症状：①机会性感染：引起机会性感染的病原体主要为白假丝酵母菌、卡氏肺孢菌、巨细胞病毒、带状疱疹病毒、新型隐球菌、鸟型结核分枝杆菌和鼠弓形虫等；②恶性肿瘤：患者易并发卡波西（Kaposi）肉瘤和 B 细胞淋巴瘤等恶性肿瘤，机会性感染和肿瘤是 AIDS 患者常见的死亡原因；③神经系统异常：部分患者会出现中枢神经系统疾病，如艾滋病性痴呆。

四、AIDS的诊断（Diagnosis of AIDS）

AIDS 的诊断依据主要为：①临床表现；② HIV 感染证据：检出病毒蛋白或其抗体、病毒 RNA 或 cDNA 等；③免疫异常：CD4$^+$T 细胞进行性减少，CD4$^+$/CD8$^+$T 细胞比例下降（正常 2：1），甚至倒置。此外还伴有其他免疫功能缺陷。

五、AIDS的流行病学和防治
（Epidemiology，prevention and treatment of AIDS）

AIDS 的传染源是 HIV 的无症状感染者和 AIDS 患者。HIV 存在于血液、精液、阴道分泌物、乳汁、唾液和脑脊液中，人通过接触 HIV 污染的体液而感染。主要的传播方式有三种：①密切性接触：同性恋、双性恋或异性恋；②注射途径：输入 HIV 感染者的血液或被 HIV 污染的血制品，静脉毒瘾者共用被 HIV 污染的针头和注射器；③垂直传播：HIV 可经胎盘或阴道分泌物传播，产后可通过乳汁传播。

目前对 AIDS 的主要预防措施是开展社会宣传教育，严禁吸毒，加强性教育；对血及血制品进行严格的检查管理，减少医源性传播机会。加强对高危人群和献血员的 HIV 检测。理论上接种 AIDS 疫苗是预防 HIV 感染最有效的方法，但迄今尚未研制成功有效的 HIV 疫苗。对于 AIDS 的治疗，目前临床上最行之有效的感染早期抗 HIV/AIDS 治疗方案就是高效抗逆转录病毒疗法（highly active antiretroviral therapy，HAART），俗称"鸡尾酒疗法"，其采用 2 种或 3 种逆转录酶抑制剂及至少 1 种蛋白酶抑制剂进行联合治疗，可使血浆病毒量减少至极低水平。抗逆转录病毒治疗已经改变了 AIDS 疾病进程并极大地减少了严重机会性感染与肿瘤等的发病。

Key words：IDD; PIDD; AIDD; SCID; AIDS; HIV.

Review questions

1. What are the essential characteristics of IDD?
2. What are the mechanisms of immunodeficiency caused by HIV?

Case study

Acquired immunodeficiency syndrome: persistent generalized lymphadenopathy
（伴有持续性全身性淋巴结病的获得性免疫缺陷综合征）

A 29-year-old man had a history of fatigue（疲劳）, night sweats（盗汗）and axillary（腋窝的）lymphadenopathy for 6 months. Fine-needle lymph-node biopsy suggested a reactive cause rather than malignancy（恶性病）. At a follow-up visit 2 months later he was found to have palpable（可触知的）, non-tender cervical（颈部的）and inguinal（腹股沟的）nodes and considerable weight loss (8.5 kg). Further investigations were done to exclude a lymphoma（淋

巴瘤）. Computed tomography（计算机断层扫描）scan of his chest and abdomen showed no lymph-node enlargement.

Immunological investigations showed that his CD4$^+$cell count was much lower than normal. Full blood counts were normal as was the C-reactive protein level. In view of these findings, he was asked about previous blood transfusions (none) and high-risk activity for HIV infection (three heterosexual partners), counselled and tested for HIV antibody. He was HIV-1-antibody positive. A diagnosis of AIDS was made on the basis of a positive HIV antibody test and weight loss of more than 10% in 12 months.

Viral load measurement（病毒负荷测定）showed 46×10^3 copies of HIV-RNA per millilitre and he was positive for cytomegalovirus（巨细胞病毒）infection by PCR. He is being reviewed at 2-4-weekly intervals and monitored with viral load measurement.

Questions

1. Why was his CD4$^+$ cell count much lower than normal?

2. Why is he so easy to catch a cytomegalovirus infection while he is already has a high HIV-RNA viral load?

（宋文刚 刘 凯）

数字课程学习

● 教学 PPT   ● 拓展知识   ● Case Study   ● Glossary   ● Questions   ● 自测题

第二十章 抗感染免疫

Immunity to Infection

Immunity to infection involves both innate and adaptive immunity. Innate immunity is the first line of defenses against infection. Adaptive immunity can eliminate infections more efficiently. Humoral immunity is more important for defending extracellular bacterial infection while cell-mediated response is more important for defending intracellular bacterial infection. Interferons induced by viral infections make several key contributions to the host defense. Humoral immunity plays a critical role in extracellular virus clearance while CTL mediated killing is the main mechanism to clear intracellular viruses. Pathogens use a variety of strategies to escape recognition and clearance by the immune system by evading regular host defense mechanisms or by subverting them to promote self-replication. Antigenic variation, latency, resistance to immune effector mechanisms, and suppression of the immune response all contribute to persistent and medically important infections.

完整的皮肤黏膜屏障是机体抵御病原微生物侵袭的第一道屏障，而病原微生物一旦突破这道屏障，机体免疫系统就立刻发挥其免疫防御作用。所以病原微生物侵入机体后，一方面引起感染过程，另一方面刺激机体产生免疫应答。机体建立起对抗微生物感染的免疫防御机制，即抗感染免疫（immunity to infection）。

抗感染免疫中，机体的防御机制非常复杂，存在多层次网络式的相互作用（Figure 20-1）。初次感染早期，机体的固有免疫首先发挥非特异性作用，巨噬细胞和中性粒细胞吞噬进入皮肤和黏膜下结缔组织的微生物，并借助补体的作用，促进吞噬细胞吞噬杀伤、分泌细胞因子，介导炎症反应。巨噬细胞和 NK 细胞是机体抗感染免疫的"先锋部队"，在接触病原微生物几分钟内即可发挥作用，在特异性免疫发挥作用之前可限制微生物在体内迅速扩散；随后，巨噬细胞及其他专职的 APC 加工处理抗原并启动特异性免疫应答。特异性免疫中的 T 细胞一般在病原微生物刺激 5 ~ 7 天才起作用，是机体抗感染免疫的"增援部队"，也是"主力部队"。特异性免疫具有免疫记忆功能，可抵御病原微生物的再次感染。

根据针对病原微生物的不同，机体抗感染免疫分为抗细菌免疫、抗病毒免疫、抗真菌免疫和抗寄生虫免疫等。

机体免疫系统可通过各种免疫机制抵御各类病原体的侵扰，但病原体在长期进化过程中发展了各种逃逸机体免疫防御的策略，产生免疫逃逸（immune evasion）。免疫逃逸机制涉及病原体和宿主两个方面的因素。其中宿主因素（host factor）主要包括：

1. **宿主遗传背景（Genetic background of host）** 宿主免疫相关基因尤其是 MHC 基因很大程度上决定了对病原体的易感性。如严重急性呼吸综合征冠状病毒（severe acute respiratory syndrome coronavirus，SARS-CoV）易感及重症患者可能携带 HLA-B 4601 和

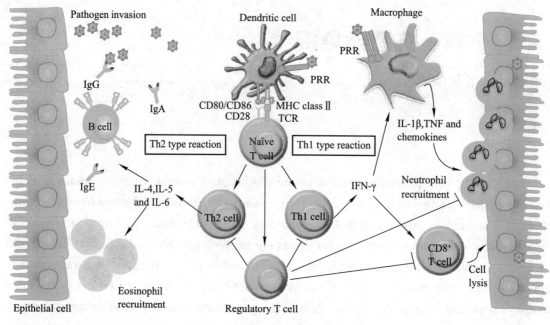

Figure 20-1　Immunity to infection

HLA-B 0703 单体型。

2. **宿主免疫力（Host immunity）**　先天性免疫缺陷和后天损伤等因素导致的宿主免疫力低下是造成病原体逃逸抗感染免疫的重要原因之一。

3. **病原体诱导宿主免疫耐受（Immune tolerance induced by pathogens）**　如 HBV 慢性感染可诱导宿主产生针对 HBV 的特异性免疫耐受。

Box 20-1　Immunity to infection

Innate immune cells, including macrophages, dendritic cells (DCs), neutrophils and natural killer (NK) cells, together with various protein components of the complement system, provide quick defense against invading microorganisms. Binding of conserved pathogen associated molecule pattern (PAMP) to pattern-recognition receptors (PRRs), such as Toll-like receptors (TLRs), on the cell surface of macrophages and DCs activates the production of pro-inflammatory cytokines and chemokines, which help to attract other effector cells to the site of infection. DCs present pathogen-derived antigens to T cells and promote the differentiation of naïve T cells to various subtypes of effector CD4+ and CD8+ T cell. CD4+ helper 1 T (Th1) cells secrete interferon-γ (IFN-γ), which has the ability of activating the anti-microbial activity of macrophages and helps B-cell production of IgG2α antibodies, whereas Th2 cells provide for B-cell production of IgG1, IgA and IgE. CD8+ T cells can kill host cells infected with viruses, intracellular bacteria or parasites. Many of these responses can cause host tissue damage. For example, excessive inflammation from uncontrolled pro-inflammatory cytokine and chemokine production by innate immune cells and Th1 cells, allergic reactions from uncontrolled Th2-cell responses, and killing of host cells by CD8+ cytotoxic T lymphocytes (CTLs) and NK cells. In normal individuals, regulatory T cells (both natural regulatory T cells circulating in the periphery and those induced by infection) help to control these effector functions and reduce the damage to host tissues.

第一节 抗细菌感染的免疫
Immunity to Bacteria

细菌（bacteria）根据侵入机体后的寄居部位分为胞内寄生菌（intracellular bacteria）和胞外寄生菌（extracellular bacteria），简称胞内菌和胞外菌。机体免疫系统针对这两种细菌所产生的抗感染免疫机制各不相同。

一、抗胞外菌感染的免疫（Immunity to extracellular bacteria）

胞外菌造成机体损伤的机制主要包括：①细菌感染引起局部组织损伤；②细菌生长繁殖过程中产生毒素，包括外毒素（exotoxin）和内毒素（endotoxin）。外毒素免疫原性较强，可刺激机体产生免疫应答。机体对胞外菌的免疫应答不仅局限于细菌菌体本身，也针对细菌的外毒素。机体抗胞外菌感染的免疫机制主要在于中和细菌外毒素、阻止细菌侵入、抑制细菌生长和溶解细菌等。

1. 抗胞外菌感染的固有免疫（Innate immunity to extracellular bacteria）

（1）吞噬细胞（phagocyte）：细菌突破体表皮肤黏膜屏障后，首先被吞噬细胞吞噬消化。这些吞噬细胞包括单核巨噬细胞（mononuclear phagocyte）和中性粒细胞（neutrophil），在机体抗感染免疫早期发挥重要作用。感染发生时，在局部某些细菌或其产物（如 LPS）、补体的裂解片段（如 C3a、C5a）和促炎细胞因子（如 IL-1、IL-8、TNF 等）的作用下，血液中的中性粒细胞、单核细胞及组织中的巨噬细胞穿越血管内皮细胞和组织间隙，迁移至感染部位。聚集在炎症部位的巨噬细胞可通过表面模式识别受体（pattern recognition receptor，PPR）与细菌表面相应配体即病原相关分子模式（pathogen associated molecular pattern，PAMP）结合，或通过表面调理性受体与 IgG 抗体和 C3b 结合的细菌结合，而迅速产生吞噬杀菌效应。中性粒细胞发挥杀菌作用后裂解死亡。巨噬细胞同时具备吞噬杀菌和抗原加工提呈作用，活化后还可释放一系列的细胞因子和炎症介质，产生免疫调节作用和介导炎症反应。

（2）补体（complement）：细菌细胞壁成分（如革兰阴性菌细胞壁的脂多糖）可通过旁路途径激活补体；细菌表达的甘露糖残基可结合甘露糖结合凝集素（mannan-binding lectin，MBL），通过 MBL 途径激活补体。补体系统被激活后发挥溶菌作用，同时补体激活过程中产生的活性片段（如 C3a 和 C5a）通过其趋化作用和炎症介质作用，引起吞噬细胞向病原微生物侵入部位趋化，介导炎症反应。

（3）细胞因子（cytokine）：细菌脂多糖等物质可刺激巨噬细胞产生多种细胞因子，引起炎症细胞趋化、聚集和活化，有助于清除细菌。如 IL-1 和 TNF 可刺激血管内皮细胞表达黏附分子，有利于白细胞的黏附和炎性渗出；IL-6 刺激肝细胞分泌急性期蛋白等。如果大量的细胞因子无限制地产生则对机体产生危害，这是胞外菌感染发生免疫病理效应的重要原因。

2. 抗胞外菌感染的适应性免疫（Adaptive immunity to extracellular bacteria）

（1）抗胞外菌的体液免疫（humoral immunity to extracellular bacteria）

1）抗毒素的中和作用（neutralization by antitoxin）：许多革兰阳性菌与部分革兰阴性菌均能产生外毒素，是细菌生长繁殖过程中分泌到菌体外的毒性物质，如破伤风杆菌、白喉杆菌。外毒素免疫原性较强，能刺激机体产生 IgG 为主的抗体（抗毒素），肠毒素刺激机体产生的抗毒素为分泌型 IgA（sIgA）。抗毒素与外毒素特异性结合后，使外毒素失去毒性作用，称中和作用。对于以外毒素为主要致病因素的细菌感染，机体主要依赖抗毒素中和外毒素而发挥保护作用，如临床上利用破伤风抗毒素紧急预防和治疗破伤风。但抗毒素对已与靶细胞结合的外毒素则不能发挥中和作用。

2）溶菌作用（lysis of bacteria）：虽然抗体本身无溶菌作用，但在补体的参与下可发挥溶菌作用。细菌表面抗原决定簇与特异性抗体（IgM、IgG）结合形成抗原－抗体复合物，通过经典途径激活补体系统，引起细菌溶解。此种溶菌作用主要针对革兰阴性菌，如霍乱弧菌、伤寒沙门菌、大肠埃希菌等。

3）调理作用（opsonization）：抗体和补体单独或联合可通过调理作用，增强吞噬细胞对细菌的吞噬作用，如果两者协同，抗菌效应更强。抗体通过其 Fab 片段结合细菌表面的抗原，通过其 Fc 片段结合吞噬细胞表面的 Fc 受体，促进吞噬细胞对细菌的摄取与吞噬。革兰阴性菌与 C3b 结合后，再与中性粒细胞和巨噬细胞表面 C3b 受体结合（参见第五章），促进吞噬细胞对细菌的吞噬作用，有助于限制和清除血液中的革兰阴性菌。

4）抑制细菌黏附（inhibition of bacterial adhesion）：某些黏膜感染细菌以呼吸道、消化道及泌尿生殖道等作为侵入门户，其侵入先决条件是细菌对易感细胞的黏附。黏膜表面的 sIgA 可阻止细菌吸附易感细胞，在黏膜局部发挥抗细菌感染的作用，但淋球菌能产生分解 sIgA 的蛋白酶，使 sIgA 的黏膜局部保护作用丧失而有利于淋球菌的黏附。

（2）抗胞外菌的细胞免疫（cell-mediated immunity to extracellular bacteria）：巨噬细胞等专职抗原提呈细胞吞噬侵入机体的细菌，将其消化处理成抗原肽－MHC Ⅱ类分子复合物，提呈给 CD4⁺Th 细胞，后者被激活后产生细胞因子，其中 Th2 细胞产生的 IL-4、IL-6 等细胞因子，以及淋巴结内的滤泡辅助性 T 细胞（follicular T helper cell，Tfh 细胞）可辅助 B 细胞活化、增殖、分化为浆细胞；Th1 细胞产生的 IFN-γ 等可激活巨噬细胞，增强巨噬细胞吞噬处理细菌的能力。

二、抗胞内菌感染的免疫（Immunity to intracellular bacteria）

胞内菌入侵宿主后，可寄生于宿主细胞内生长繁殖，如结核分枝杆菌、李斯特菌和伤寒沙门菌等。胞内菌寄居于细胞内，抗体和补体不能发挥作用，机体抗胞内菌感染免疫主要依赖细胞免疫。

1. 抗胞内菌感染的固有免疫（Innate immunity to intracellular bacteria）

（1）黏膜系统（mucosal immune system）：黏膜是黏膜致病菌入侵机体的门户，也是抵御感染的第一道屏障。致密的黏膜上皮具有机械阻挡作用，固有层 M 细胞能转运抗原，诱导特异性免疫应答，肥大细胞受抗原刺激后，释放生物活性介质，促使炎症细胞进入黏膜，参与黏膜抗感染免疫。

（2）巨噬细胞（macrophage）：通常处于静止状态，但可被多种刺激因素激活。巨噬细胞可识别、吞噬细菌，并能够通过提呈抗原作用，使 T 细胞活化，产生多种细胞因子。这些细胞因子进一步活化巨噬细胞，释放活性氧等中间物，产生强大的杀菌作用。巨噬细胞可以有效地吞噬、消化外来抗原，如完整的细菌、不溶性颗粒、死亡的宿主细胞等，但某些致病性胞内菌，如结核分枝杆菌等，可抵抗单核巨噬细胞的溶菌作用。

（3）NK 细胞（natural killer cell）：可被胞内菌直接活化，而发挥杀伤作用。活化的巨噬细胞也可释放 IL-12 等细胞因子激活 NK 细胞，同时 NK 细胞产生的 IFN-γ 也可活化巨噬细胞，形成正反馈激活环路，增强免疫应答。NK 细胞是非固有免疫细胞，提供早期防御病原微生物的功能。

（4）γδT 细胞（γδ T cell）：黏膜上皮组织的 γδT 细胞能识别 CD1 分子提呈的抗原（如分枝杆菌产生的小磷酸化分子等）而被激活，产生细胞因子发挥杀伤作用。γδT 细胞在黏膜 T 细胞中占很大比例，而黏膜是很多细菌感染的主要入侵门户，所以黏膜上皮内的 γδT 细胞被认为是抗感染免疫的重要防线。

固有免疫虽然可限制细菌的生长，但通常不能根除感染，不能有效控制细菌的扩散和蔓延。具有抗吞噬能力的细菌往往易引起慢性感染，这就需要特异性细胞介导的免疫应答。

2. 抗胞内菌感染的适应性免疫（Adaptive immunity to intracellular bacteria）　病原微生物感染机体，既可诱导体液免疫又可诱导细胞免疫。由于抗体不能直接杀伤寄居于细胞内的胞内菌，体液免疫难以发挥作用，在胞内菌的特异性免疫中，细胞免疫占主导地位。

（1）CD4$^+$T 细胞（CD4$^+$T cell）：胞内菌入侵机体后，首先被巨噬细胞等抗原提呈细胞摄取，加工处理后提呈给 CD4$^+$T 细胞使之活化并分化为 Th1 细胞。Th1 细胞一方面可通过分泌 IFN-γ 促进巨噬细胞活化，另一方面表达 CD40L 与巨噬细胞等 APC 表面的 CD40 分子作用而活化巨噬细胞，从而产生强大的杀菌作用。同时活化的巨噬细胞分泌的 IL-12 又促进 Th1 细胞的分化，从而增强细胞免疫。

（2）CD8$^+$T 细胞（CD8$^+$T cell）：CD8$^+$CTL 的前体（CTL precursor，CTLp）受抗原刺激后，在 Th1 细胞分泌的细胞因子辅助下被活化，通过分泌穿孔素、颗粒酶和介导细胞凋亡而杀伤被感染的靶细胞。例如，感染巨噬细胞的李斯特菌在胞质内被加工处理，CTLp 识别抗原肽 –MHC I 类分子复合物，在 Th1 细胞分泌的 IL-2、IL-6 等作用下，活化、增殖并分化为 CTL。CTL 杀伤感染的靶细胞后，细菌被释放出来，可通过抗体和补体的调理作用而被巨噬细胞等吞噬细胞杀伤。

三、细菌的免疫逃逸机制（The mechanism of bacterial immune evasion）

1. 抗原变异（Antigenic variation）　即病原体突变而改变其主要的抗原结构。细菌抗原可发生变异以逃避抗感染免疫的攻击。如肺炎链球菌至少有 80 种血清型，可致反复感染。结核分枝杆菌也可通过抗原变异而形成慢性结核。

2. 抑制吞噬细胞的吞噬（Inhibition of phagocytosis by phagocyte）

（1）逃避活性氧中介物（evasion of reactive oxygen intermediate）：活性氧中介物（reactive oxygen intermediate，ROI）和活性氮中介物（reactive nitrogen intermediate，RNI）对胞内菌有很强的杀伤作用，某些胞内菌能产生超氧化物歧化酶（superoxide dismutase，SOD）和过氧化氢酶对抗超氧阴离子和过氧化氢的杀菌作用而发生免疫逃逸。

（2）阻断吞噬体与溶酶体的融合（blockage of lysosomal fusion with the phagosome）：吞

噬细胞以吞噬或吞饮的方式将病原微生物摄入形成吞噬体，后者与溶酶体融合形成吞噬溶酶体（phagolysosome），致病原微生物被消化杀伤。有些胞内寄生菌（如军团菌）可产生细胞活化抑制因子（磷酸酶、核酸酶等）抑制吞噬体与溶酶体的融合，使其不仅能在宿主细胞内生长繁殖，还可导致宿主细胞死亡。刚地弓形虫也具有此功能。

（3）抑制巨噬细胞活化（inhibition of macrophage activation）：抗原活化巨噬细胞的过程涉及细胞膜和细胞质的一系列变化，主要包括细胞膜上受体蛋白酪氨酸激酶（protein tyrosine kinase，PTK）或胞质中蛋白酪氨酸酶的活化，引起蛋白激酶 C（protein kinase C，PKC）和其他钙调蛋白激酶活化。有些胞内菌入侵巨噬细胞后，使活化信号的传递发生改变，导致巨噬细胞处于去活化状态。

3. 干扰免疫效应分子的功能（Interference with effector molecule）

（1）干扰补体功能（interference with complement）：补体系统可通过固有免疫和特异性免疫在机体防御病原微生物感染方面发挥重要作用。但大肠埃希菌荚膜多糖中的唾液酸能与血清中的 H 因子结合，形成 C3bH 因子复合物取代 C3bBbP，抑制 C3b 介导的调理吞噬作用。

（2）分解抗体（digestion of antibody）：奈瑟菌等能分泌蛋白酶在 IgA 的铰链区切断 IgA。

第二节　抗病毒感染的免疫
Immunity to Viruses

病毒（virus）是一类体积微小、结构简单的非细胞型微生物，其主要结构有核心（core）和衣壳（capsid）。其生命周期包括胞内期（intracellular stage）和胞外期（extracellular stage）两个时相。胞外期病毒通过结合易感细胞表面的特异性受体感染细胞，不同病毒受体不同。病毒感染一方面可造成宿主细胞损伤；另一方面由于其蛋白衣壳有抗原性，能诱导机体产生免疫应答。抗病毒免疫早期以固有免疫为主，当针对病毒的特异性抗体及效应细胞产生后，适应性免疫与固有免疫发挥协同抗病毒作用。

一、病毒感染的固有免疫（Innate immunity to viruses）

在病毒感染早期，机体主要依赖固有免疫阻止病毒的扩散及杀伤病毒感染细胞，主要包括干扰素、巨噬细胞和 NK 细胞的作用。

1. 干扰素（Interferon） 细胞受病毒感染后可产生 IFN-α、IFN-β 等 Ⅰ 型干扰素，与邻近细胞干扰素受体结合，诱导合成抗病毒蛋白。IFN-α、IFN-β 还可活化 NK 细胞，增强其杀伤病毒感染细胞的能力。受病毒感染的细胞还可分泌 IFN-γ，活化巨噬细胞，诱导 MHC Ⅰ 类分子和 MHC Ⅱ 类分子的高度表达，提高抗原提呈效率，增强适应性免疫应答。

2. 巨噬细胞（Macrophage） 病毒侵入机体后通过血液循环进行播散的过程中，被淋巴结、血窦组织、肝和脾等处的巨噬细胞捕获吞噬，限制病毒复制和感染邻近细胞。活化的巨噬细胞可分泌 IL-1、IL-6、IL-8、IL-12 和 TNF 等细胞因子，刺激血管内皮细胞表达黏附分子，有利于中性粒细胞和单核细胞的浸润。

3. NK 细胞（Natural killer cell） 病毒感染后产生的 IFN-α、IFN-β 等细胞因子可干扰病毒复

制和控制病毒扩散，也可活化 NK 细胞，直接杀伤病毒感染细胞。NK 细胞杀伤靶细胞有以下特点：①无需抗原预先致敏。②杀伤靶细胞无 MHC 限制性。③非特异性杀伤作用。

二、病毒感染的适应性免疫（Adaptive immunity to viruses）

固有免疫在抗病毒免疫早期可干扰病毒复制并限制病毒扩散，但不能将病毒完全清除。清除病毒还需要适应性免疫，其中体液免疫主要作用于细胞外游离的病毒，而细胞免疫则作用于病毒感染的靶细胞，在抗病毒免疫中起主要作用。

1. 病毒抗原的加工和提呈（Viral antigen processing and presentation） 病毒的衣壳蛋白和包膜糖蛋白是诱导机体产生抗病毒免疫的主要抗原。TCR 不能识别游离抗原，仅能识别被加工处理的抗原肽 –MHC 分子复合物。

（1）内源性抗原的加工提呈（processing and presentation of endogenous antigen）：病毒感染细胞后在其胞质内合成病毒蛋白，被蛋白酶体（proteasome）降解为小分子多肽，依赖抗原肽转运蛋白体（transporter of antigenic peptide，TAP）主动转运至内质网，结合于新合成的 MHC I 类分子的抗原结合槽，形成病毒抗原肽 –MHC I 类分子复合物，提呈至病毒感染细胞表面，供 CD8$^+$T 细胞识别。

（2）外源性抗原的加工提呈（processing and presentation of exogenous antigen）：细胞外游离的病毒体通过吞饮等方式被抗原提呈细胞（APC）摄取，形成吞噬小体（phagosome），继而与溶酶体（lysosome）融合形成吞噬溶酶体（phagolysosome），在吞噬溶酶体的酸性环境中，病毒蛋白被水解为小分子多肽，结合于 MHC II 类分子的抗原结合槽，形成抗原肽 –MHC II 类分子复合物，被运送至细胞膜表面，供 CD4$^+$Th 细胞识别。

2. 抗病毒感染的体液免疫（Humoral immunity to viruses） B 细胞识别游离的病毒体或病毒蛋白，在 T 细胞的辅助下，活化、增殖并分化为浆细胞产生抗体，其中 IgG、IgM、sIgA 在抗病毒感染中发挥重要作用。抗病毒抗体主要通过以下途径发挥抗病毒作用：①抗体的中和作用，②激活补体，③调理作用，④ ADCC。

3. 抗病毒感染的细胞免疫（Cell-mediated immunity to viruses） CD8$^+$T 细胞识别病毒感染靶细胞表面的抗原肽 –MHC I 类分子复合物，在 Th1 细胞的辅助下被活化为 CTL，通过释放穿孔素（perforin）和颗粒酶（granzyme）或介导细胞凋亡而直接杀伤靶细胞。Th1 细胞识别病毒感染靶细胞表面的抗原肽 –MHC II 类分子复合物，产生多种细胞因子，激活巨噬细胞而发挥抗病毒作用。

三、病毒的免疫逃逸机制（The mechanism of viral immune evasion）

1. 抗原变异（Antigenic variation） 流感病毒的包膜蛋白血凝素和神经氨酸酶经常发生突变，逃逸已建立的抗体中和和阻断作用，造成多次世界范围的流感大流行和连续不断的地区性小流行。小幅度的抗原变异称为抗原漂移（antigenic drift），大幅度的抗原变异称为抗原转换（antigenic shift）。HIV 病毒包膜蛋白高度变异，突变速度比流感病毒快 65 倍左右，产生多种变异体而成为研制疫苗的障碍。

2. 阻碍抗原的提呈（Interference with antigen presentation） CTL 通过识别靶细胞膜的抗原肽 –MHC I 类分子复合物杀伤靶细胞，某些病毒抗原可通过不同方式阻止抗原的提呈。如单纯疱疹病毒的产物能与 TAP 结合，阻止 TAP 将抗原肽转运到内质网。

3. 干扰免疫效应分子的功能（Interference with effector molecules）

（1）干扰补体功能（interference with complement）：痘苗病毒产生与 C4b 结合的蛋白，单纯疱疹病毒能产生与 C3b 结合的糖蛋白，都能阻止补体激活。

（2）编码细胞因子类似物干扰其功能（interference with cytokines by expressing their mimics）：EB 病毒能产生 IL-10 类似物而抑制 Th1 细胞的功能。血吸虫尾蚴激活皮肤角朊细胞等分泌 IL-10。

4. 病原体感染淋巴细胞（Lymphocyte infection by pathogens）　病毒可感染免疫细胞，从而破坏免疫细胞的功能，降低机体抵抗力。例如，HIV 感染 CD4$^+$ T 细胞，使其丧失辅助体液免疫和细胞免疫的能力。

5. 潜伏感染（Latent infection）　如单纯疱疹病毒感染后可潜伏于三叉神经节，此时机体既无临床症状也无病毒排出。当机体免疫力低下或受劳累、环境、内分泌和辐射等因素的影响时，潜伏的病毒被激活，沿感觉神经到达皮肤和黏膜，则引起口唇单纯疱疹。水痘 – 带状疱疹病毒在儿童初次感染后引起水痘，病毒可潜伏在体内脊髓后根神经节或脑感觉神经节中，当机体细胞免疫功能低下时，潜伏病毒激活，沿感觉神经到达皮肤上皮细胞，发生串联的水疱疹。HIV 也能以前病毒的形式整合到宿主的染色体中。潜伏感染使得机体免疫机制不能有效清除病原体，是免疫逃逸的重要机制。

6. 抑制被感染细胞的凋亡（Suppression of apoptosis of infected cell）　被感染细胞发生凋亡是固有免疫防御机制。一些痘病毒可以产生丝氨酸蛋白酶抑制剂，疱疹病毒产生 Bcl-2 类似物，从而抑制凋亡，促进病毒持续存活。

7. 调节性 T 细胞（Regulatory T cell，Treg 细胞）　具有抑制 T 细胞增殖及产生细胞因子的作用，病原微生物可能通过诱导产生特异性 Treg 细胞而对抗宿主的保护性免疫应答反应。Treg 细胞增多是 HIV、EBV 及 HCV 持续感染的重要原因。慢性 HCV 感染患者体内存在 HCV 抗原特异性 Treg 细胞，这些细胞分泌高水平的 IL-10，可抑制 Th1 细胞，从而促进病原体的持续存在。

第三节　抗寄生虫感染的免疫
Immunity to Parasites

寄生虫（parasite）与宿主在长期协同进化过程中形成一种相互适应的关系，通过感染与抗感染达到既维持长期寄生又不危及宿主生命的平衡状态。宿主的抗寄生虫感染免疫是宿主与寄生虫相互作用的结果，具有双向反馈和动态发展的特点，与寄生虫的毒力、对宿主的易感性及宿主对寄生虫的抵抗力密切相关。

一、抗寄生虫感染的固有免疫（Innate immunity to parasites）

1. 黏膜的屏障作用（Mucosal barrier）　肠黏液中的有些成分具有捕获溶组织内阿米巴滋养体的作用，可以阻止阿米巴对结肠上皮细胞的黏附和胞溶作用。肠黏膜构成了阻止阿米巴侵袭肠壁组织的屏障。

2. 吞噬细胞（Phagocyte）　中性粒细胞和单核巨噬细胞，包括肝的库普弗细胞、骨组织的破骨细胞、神经组织中的小胶质细胞等都具有抵御寄生虫感染的功能。吞噬细胞的吞噬作用是对抗较小寄生虫的一种重要防御，此外，还可分泌许多细胞毒性因子杀死寄生虫。当巨噬细胞被细胞因子活化后,可杀死较大的寄生虫(如血吸虫幼虫)。巨噬细胞也可通过特异性 IgG 和 IgE 介导的 ADCC 杀死童虫。巨噬细胞可激活 T 细胞,产生特异性抗寄生虫细胞免疫应答。

3. **γδT 细胞**(γδT cell) 有研究表明,疟原虫的裂殖体可通过多克隆激活的方式激活 γδT 细胞,分泌 IFN-γ 等细胞因子,在早期抗寄生虫感染中发挥作用。

二、抗寄生虫感染的适应性免疫(Adaptive immunity to parasites)

由于不同种类的寄生虫在结构、生化特性和致病机制上存在差异,导致不同种类寄生虫所触发的免疫应答也不尽相同。对宿主细胞外寄生虫的免疫应答,主要依赖体液免疫;而对细胞内寄生虫的免疫应答主要依赖细胞免疫。

1. **抗寄生虫感染的体液免疫**(Humoral immunity to parasites) 寄生虫抗原被抗原提呈细胞捕获加工处理后,提呈给 Th 细胞。不同感染部位的寄生虫,其抗原由不同的 APC 加工处理,如肠腔内寄生的蠕虫通过肠上皮细胞、巨噬细胞和树突状细胞提呈,细胞内寄生的原虫抗原则依赖脾巨噬细胞加工提呈。在 Th 细胞的辅助下,寄生虫抗原也可激活 B 细胞产生抗体,主要为 IgM、IgG、IgE,一般在感染早期,IgM 水平升高,以后 IgG 水平升高,蠕虫感染常表现为 IgE 显著升高。

(1)**阻止寄生虫入侵靶细胞**(preventing parasites from invading target cells):疟原虫裂殖子与特异性抗体结合,可阻断裂殖子入侵红细胞,使其失去侵入靶细胞的能力。

(2)**激活补体**(activating complement):非洲锥虫表面抗原与特异性抗体结合,激活补体的经典途径,使虫体溶解。

(3)**调理作用**(opsonization):IgM 可与犬恶丝虫微丝蚴表面抗原结合,激活补体后产生 C3a、C5a 等趋化因子,吸引大量中性粒细胞聚集,促使中性粒细胞杀死虫体。

(4)**抗体依赖细胞介导的细胞毒作用**(antibody-dependent cell-mediated cytotoxicity,ADCC):曼氏血吸虫童虫表面抗原与特异性 IgG、IgM 抗体的 Fab 片段结合,抗体的 Fc 片段与嗜酸性粒细胞和巨噬细胞表面 Fc 受体结合,使巨噬细胞和嗜酸性粒细胞有效地黏附并杀伤童虫。通过 ADCC 抗寄生虫感染对成虫的作用不明显,而主要针对寄生于宿主体内发育过程中的幼虫,如血吸虫童虫、旋毛虫的早期幼虫等。

2. **抗寄生虫感染的细胞免疫**(Cell-mediated immunity to parasites) 细胞免疫在抗细胞内寄生虫感染中发挥重要作用。由于不同寄生虫感染可诱导不同的适应性免疫应答,担负着控制寄生虫感染重任的 T 细胞亚群也不同。胞内寄生的寄生虫通过内源性抗原途径激活 CD8⁺ CTL;而胞外寄生虫抗原通过外源性抗原途径激活 CD4⁺ Th 细胞,在 Th1 细胞的辅助下,CD8⁺ CTL 和巨噬细胞也被激活。CTL 是抵抗胞内原虫感染的重要细胞,主要通过其抗原识别受体与寄生虫抗原结合,发挥细胞毒作用,杀伤寄生虫感染细胞。例如,CTL 对被枯氏锥虫感染的纤维细胞和心肌细胞有一定的杀伤作用。

CD4⁺Th 细胞产生的细胞因子在决定寄生虫感染的结局中发挥重要作用。Th1 细胞产生的细胞因子可增强抗某些胞内寄生虫的保护性免疫。但在疟原虫感染时,由于红细胞表面缺乏 MHC I 类分子,不能有效提呈抗原,所以 Th1 细胞辅助下活化的 CTL 对血吸虫童虫与红内期疟原虫无杀伤作用,这时 Th2 细胞及 Tfh 细胞辅助下产生的抗体非常重要。

在蠕虫感染中,Th1 细胞和 Th2 细胞应答均非常重要。IgE 和嗜酸性粒细胞增多是蠕虫感染的免疫应答特征,并依赖 Th2 细胞分泌的细胞因子。然而 Th1 细胞和 Th2 细胞在这些寄生虫感染中孰轻孰重尚难确定。研究发现，蠕虫感染在小鼠、大鼠和人体中的免疫应答均不相同。在血吸虫病中，人对再感染的抵抗力与依赖 Th2 细胞的 IgE 产生有关；而小鼠对疫苗诱导的保护作用需要 Th1 细胞产生的 IFN-γ 的参与，Th2 细胞与虫卵诱导的免疫病理有关。此外，Th2 细胞在清除肠道寄生虫中起到非常重要的作用。

三、寄生虫免疫逃逸的机制（The mechanism of parasitic immune evasion）

1. **抗原变异**（Antigenic variation）　寄生虫同样通过抗原变异逃逸免疫攻击，例如，疟原虫孢子期和裂殖子期抗原不同，可逃避单一抗感染免疫；布氏锥虫和东非锥虫抗原高度变异；溶组织内阿米巴、血吸虫幼虫和锥虫还可以失去原有表面抗原，逃避免疫攻击。

2. **干扰免疫效应分子的功能**（Interference with effector molecules）

（1）干扰补体功能（interference with complement）：肺内血吸虫和枯氏锥虫能表达 DAF 样糖蛋白抑制补体活化，利什曼原虫前鞭毛体能破坏攻膜复合物。

（2）编码细胞因子类似物干扰其功能（interference with cytokines by expressing their mimics）：血吸虫尾蚴激活皮肤角朊细胞等分泌 IL-10。

3. **调节性 T 细胞**（Regulatory T cell）　利什曼原虫是专性细胞内感染原虫。利什曼原虫感染后很快就有抗原特异性 CD4$^+$CD25$^+$Treg 在感染部位真皮组织聚集并抑制效应 T 细胞清除宿主体内寄生虫的能力。此外，从丝虫感染的患者真皮组织也分离到 Treg 细胞，Treg 细胞在体内与病原体介导的免疫破坏有关，并使得许多蠕虫感染具有慢性特征。

第四节　抗真菌感染的免疫
Immunity to Fungi

真菌（fungi）是真核微生物，能进行有性和无性繁殖，以寄生或腐生方式生存。根据真菌感染部位和临床表现的不同，可分为：①外源性感染：包括浅部致病性真菌感染和深部致病性真菌感染。浅部致病性真菌感染通常是指致病性真菌寄生或腐生于角蛋白组织，一般不累及内脏；深部致病性真菌感染常表现为特定组织和器官感染，可在体内扩散而累及全身器官，严重者导致死亡。②机会致病性真菌感染：在正常情况下真菌并不致病，但在某些特殊条件下（如长期使用免疫抑制剂等致机体免疫功能低下）可以致病。③真菌毒素引起的食物中毒：食入被真菌毒素污染的食物而导致。④真菌毒素引起的肿瘤：如黄曲霉素引起肝癌。机体对真菌感染的免疫防御主要包括固有免疫和适应性细胞免疫，体液免疫也发挥一定作用。

一、抗真菌感染的固有免疫（Innate immunity to fungi）

1. **皮肤黏膜**（Skin and mucous）　皮肤黏膜是机体抗真菌感染最重要的天然保护屏障，完整致密的皮肤黏膜可有效阻止真菌侵入机体。屏障一旦受到破坏，致病真菌就可能长驱直入，导致真菌感染。如广泛存在于土壤中的着色真菌多由外伤感染机体。

2. **吞噬细胞**（Phagocyte）　中性粒细胞和单核巨噬细胞在抗真菌感染中发挥重要作用。中性粒细胞减少症患者，真菌感染的发生率增高。巨噬细胞能够吞噬新生隐球菌，但不同部位的巨噬细胞吞噬能力有明显差别。

3. **天然杀菌物质**（Natural bactericides）　研究表明，机体内存在天然抗真菌物质，如淋巴细胞合成的转铁蛋白具有抑制真菌的作用；促癣吞噬肽能够结合中性粒细胞，提高中性粒细胞吞噬和杀伤真菌的能力，发挥非抗体调理作用。

二、抗真菌感染的适应性免疫（Adaptive immunity to fungi）

1. **抗真菌感染的体液免疫（Humoral immunity to fungi）** 抗体能够通过调理作用，促进吞噬细胞吞噬致病性真菌。研究显示，特异性抗体能够促进部分吞噬细胞对新生隐球菌的作用，给实验性隐球菌病模型鼠体内注射抗隐球菌荚膜抗体，具有一定的保护作用。此外，黏膜表面的sIgA 对真菌局部感染有一定的免疫保护作用。但总的来说，由于真菌胞壁厚，抗体和补体不能完全杀灭真菌。因此，特异性抗体的产生对血清学诊断有意义，而对抗真菌作用有限。

2. **抗真菌感染的细胞免疫（Cell-mediated immunity to fungi）** 细胞免疫是机体抗真菌感染的主要机制，AIDS 患者细胞免疫功能受损更容易发生真菌感染。抗原提呈细胞将真菌吞噬后，在胞质内加工处理抗原成为抗原肽 –MHC Ⅱ类分子复合物，然后运送到细胞膜表面，被带有特异性抗原受体的 Th 细胞识别，Th 细胞识别抗原后活化，并通过分泌 IL-2、IFN-γ 等细胞因子促进 CTL、NK 细胞和巨噬细胞等效应细胞杀伤致病性真菌（Figure 20–2）。

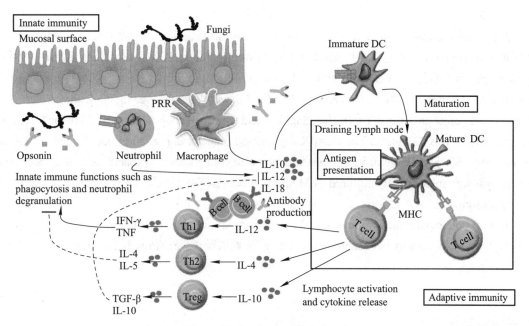

Figure 20–2　Immunity to fungi

Box 20-2　Immunity to fungi

Highly conserved fungal cell wall components and nucleic acids trigger innate immune activation in macrophages, dendritic cells, and neutrophils, as well as in epithelial cells. The ligation of fungal cell wall polysaccharides and nucleic acids activates Toll-like receptor (TLR;TLR1-4, 6, 7 and 9) signaling. Three ITAM-dependent C-type lectin receptors (CLRs; Dectin-1, Dectin-2, and Mincle) activate innate and adaptive antifungal responses. TLR and

> CLR signaling induces MHC class Ⅱ, co-stimulatory molecule, and cytokine expression by antigen-presenting cells that dictate T cell differentiation. Th1 and Th17 cells are the principal T helper subsets that contribute to protective immunity to several pathogenic fungi.

Key words：Immunity to infection; Innate immunity; Adaptive immunity; Antigenic variation; Immune evasion.

Review questions

1. Discuss the role of the humoral and the cell-mediated immune response against virus.
2. Describe the specific immune response when bacteria enter the body.
3. Describe the evasion of immune mechanisms by microorganisms.

Case study

Pulmonary tuberculosis

（肺结核）

A 24-year-old man presented with a 4-week history of coughing（咳嗽）, breathlessness（呼吸困难）and malaise（不适）. He had lost 4 kg in weight, but had no history night sweats（盗汗）or haemoptysis（咯血）. On examination, he was mildly pyrexial（发热）（37.8 ℃）but had no evidence of anaemia（贫血）. Crepitations（捻发音）were audible over the lung apices（肺尖）. There were no other physical signs. His haemoglobin and white cell count were normal but the C reactive protein（CRP）was 231 mg/L. The chest X-ray showed bilateral upper- and middle- lobe shadowing but no hilar（肺门）enlargement. Sputum was found to contain acid-fast bacilli and *Mycobacterium tuberculosis* was subsequently cultured. A Mantoux test（结核菌素试验）was strongly positive.

Questions

1. Can you explain the immunological mechanism involved in this disease?
2. Try to explain why his Mantoux test（结核菌素试验）was strongly positive.

（邓　凯）

数字课程学习

● 教学 PPT　　● 拓展知识　　● Case Study　　● Glossary　　● Questions　　● 自测题

第二十一章 肿瘤免疫

Immunity to Tumor

The task of tumor immunology is mainly to study the immunogenicity of the tumors and the mechanisms of immune response to tumors, to clarify the relationship between the status of the immune system and the development of tumors, and to explore the methods of tumor diagnosis, therapy and prevention.

Malignant tumors express various types of molecules that may be recognized by the immune system as foreign antigens. The immune responses against tumors include cell-mediated immunity and humoral immunity, while the cell-mediated immunity plays more important roles than humoral immunity. Immune cells that are capable of killing tumor cells consist of CTLs, NK cells, and activated macrophages. Growing tumors develop mechanisms for evading immune responses, including low immunogenicity or antigenic modulation, downregulating the expression of MHC molecules and co-stimulatory molecules, inducing the immunosuppressive cells etc.

The main strategies for tumor immunotherapy aim to provide antitumor effectors (antibodies and T cells) to patients and stimulate the patients' own antitumor immune responses. There are many methods of tumor immunotherapy now, including tumor vaccine, targeting immunotherapy, adoptive immunotherapy, cytokine immunotherapy, and gene therapy. Immune checkpoint blockers have revolutionized cancer treatment in recent years. These agents are now approved for the treatment of several malignancies. The use of immunotherapy-based combination therapy has been shown to further extend duration of response and survival.

肿瘤免疫学（tumor immunology）是研究肿瘤抗原种类和性质、机体对肿瘤的免疫监视和应答、肿瘤免疫逃逸的方式和机制、肿瘤的免疫诊断和免疫防治的学科。

肿瘤免疫学已有近百年的历史。早在20世纪初，研究者就设想肿瘤组织中可能存在与正常组织不同的抗原成分，直到20世纪50年代近交系小鼠的成功培育，科学家们才确切证实：化学致癌剂甲基胆蒽（methylcholanthrene，MCA）诱发的小鼠肉瘤所表达的移植排斥抗原是肿瘤特异性的，并证明其所诱导的免疫应答具有抗肿瘤作用。随后，在其他致癌因素导致的肿瘤中亦证实了肿瘤抗原的存在，这给肿瘤的临床治疗带来了新的契机和希望。

Burnet提出肿瘤的免疫监视（immune surveillance）学说认为，免疫系统具有完备的监视功能，能识别并特异地杀伤体内突变细胞，使突变细胞在未形成肿瘤之前即被清除，若免疫监视功能低下则可发生肿瘤，该学说奠定了肿瘤免疫学的理论基础。20世纪60年代以后，大量的体外实验证实肿瘤患者的淋巴细胞、巨噬细胞和细胞毒性抗体等均具有抗肿瘤效应。70年代，随着单克隆抗体的问世，肿瘤免疫诊断技术和肿瘤免疫治疗得到很大的发展。80年代中后期，分子生物学和免疫学的迅速发展和交叉渗透，进一步推动了肿瘤免疫学的发展。90 年代，第一个治疗肿瘤的单克隆抗体上市，还成功分离了特异性细胞毒性 T 细胞识别的人类恶性黑色素瘤抗原 MAGE-1，并解析了其基因结构。近年来，肿瘤免疫疗法飞速发展，2013 年《科学》杂志将肿瘤免疫治疗列为十大科学突破之首，靶向负向免疫调节的疗法在 2018 年获得诺贝尔生理学或医学奖，免疫治疗已成为继手术、化学治疗、放射治疗、肿瘤靶向治疗之后的新一代肿瘤治疗手段。

第一节　肿瘤抗原
Tumor Antigen

肿瘤抗原（tumor antigen）是指在细胞癌变过程中出现的新抗原（neoantigen）及异常或过度表达的抗原物质的总称。肿瘤抗原在肿瘤的发生、发展及诱导机体抗肿瘤免疫效应中起着重要作用，是肿瘤免疫诊断和治疗、预防的分子基础和靶标。

一、肿瘤抗原分类（Classification of tumor antigens）

人们在实验性或自发性动物肿瘤及人类肿瘤细胞表面发现了多种抗原。目前对肿瘤抗原的分类方法有多种，但尚无统一的分类标准。如根据肿瘤抗原的特异性，可将肿瘤抗原分为肿瘤特异性抗原和肿瘤相关抗原；根据编码抗原的基因来源，可将肿瘤抗原分为正常基因编码的肿瘤抗原、突变基因编码的肿瘤抗原和病毒基因编码的肿瘤抗原；根据诱发因素的不同，将肿瘤抗原分为理化因素诱发的肿瘤抗原、病毒诱发的肿瘤抗原、自发肿瘤抗原和胚胎抗原等。下面重点介绍根据肿瘤抗原特异性进行分类的方法。

1. **肿瘤特异性抗原（Tumor-specific antigen，TSA）** 指仅表达于肿瘤细胞而不存在于正常细胞的抗原。其中，将在某些肿瘤中特异表达而其他肿瘤不表达的 TSA，称为高特异性 TSA，如理化因素诱生的 TSA；而有的 TSA 在多种肿瘤中表达，称为低特异性 TSA，如病毒诱生的 TSA。这类抗原是通过近交系小鼠间进行肿瘤移植排斥实验（Figure 21-1）证

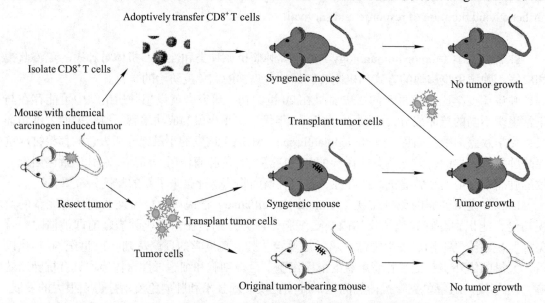

Figure 21-1　Experimental tumor rejection after transplantation

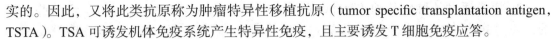

实的。因此，又将此类抗原称为肿瘤特异性移植抗原（tumor specific transplantation antigen，TSTA）。TSA 可诱发机体免疫系统产生特异性免疫，且主要诱发 T 细胞免疫应答。

（1）理化因素诱生的肿瘤特异性抗原（tumor-specific antigens induced by physiochemical factors）：在化学致癌剂（如氨基偶氮染料、二乙基硝酸等）或物理致癌因素（如紫外线、X 射线、放射性粉尘等）诱发的动物肿瘤中均检出了肿瘤特异性抗原。它们是嵌合在肿瘤细胞双层类脂膜中的糖蛋白，有较强的免疫原性，易被宿主免疫系统识别和排斥。如 P815 肥大细胞瘤表达的 P815A 和 P815B 抗原，Meth A 纤维肉瘤表达的 Meth A 抗原。在近交系动物中，理化因素诱生的肿瘤抗原一般具有个体特异性，甚至同一理化因素在同一动物不同部位诱发的肿瘤，其抗原特异性亦不同。因此，应用单一抗血清不能检出某一理化因素诱导的所有肿瘤，也难以研制出对某一化学致癌物诱发的不同肿瘤均有效的单一肿瘤疫苗。

（2）病毒诱生的肿瘤特异性抗原（tumor-specific antigens induced by viruses）：在病毒诱发的肿瘤中，前病毒基因整合到宿主细胞基因组中，进而合成病毒基因编码的蛋白，并以病毒肽 –MHC I 类分子复合物的形式表达在肿瘤细胞表面。DNA 病毒（如多瘤病毒、猴空泡病毒、腺病毒等）可直接与宿主细胞基因组 DNA 整合，通过病毒的转化基因诱发宿主肿瘤。有些 RNA 病毒含有逆转录酶，可将病毒基因组逆转录成 DNA 后整合到宿主细胞 DNA 中，进而诱发肿瘤。病毒诱生的肿瘤特异性抗原一般位于肿瘤细胞表面。同一种病毒诱发的肿瘤，不论其组织来源或动物种系如何，均表达相同的 TSA，即无种属及组织特异性。但不同病毒诱生的肿瘤特异性抗原，其分子结构和生物学特性各异，即具有病毒特异性。

2. 肿瘤相关抗原（Tumor-associated antigen，TAA）　是指既表达于肿瘤细胞也表达于正常细胞表面，只是在细胞发生癌变时表达量明显增加的一类抗原。此类抗原只表现出量的变化而无肿瘤特异性，如胚胎抗原。

二、常见的人类肿瘤抗原（Common human tumor antigens）

1. 胚胎抗原（Embryonic antigen）　是胚胎发育期由胚胎组织产生的正常成分，出生后可能因编码该抗原的基因受阻遏而逐渐消失，或表达量很低。当细胞癌变时，受抑制的基因脱阻遏，胚胎抗原重新合成，大量表达于肿瘤细胞表面，也可分泌到血清中，成为诊断肿瘤的一个重要辅助指标。人类肿瘤中已发现多种胚胎抗原，其中对甲胎蛋白和癌胚抗原的研究最为深入。

（1）甲胎蛋白（alpha-fetal protein，AFP）：是一种分泌型胚胎抗原，主要是由胎肝和卵黄囊产生的 70×10^3 的糖蛋白。正常成人血清中含量极微（≤20 ng/mL）。当肝细胞发生癌变时，血清中 AFP 的含量急剧增加。AFP 是诊断原发性肝癌的最佳标志物，诊断阳性率为 60% ~ 70%。

（2）癌胚抗原（carcinoembryonic antigen，CEA）：是一种膜结合型胚胎抗原、相对分子质量为 180×10^3 的糖蛋白。最初在结肠癌和直肠癌组织中检出，由于高水平 CEA 出现于 2 ~ 6 个月胎儿肠、胰和肝等组织中，故称为癌胚抗原。正常机体由消化道分泌的 CEA 大多进入肠腔，血清中水平极低（< 5 ng/mL）。细胞癌变时，分泌的 CEA 进入血液，增高了血清中水平。除结肠癌、直肠癌患者外，CEA 在内胚层来源的恶性肿瘤（如食管癌、胃癌、肝癌和胰腺癌等）及其他一些非肿瘤性疾病（如肾病、肝硬化、肠息肉和消化道炎症等）患者的血清中也增高，因此并不是消化道特异性的肿瘤抗原。由于早期结肠癌患者血清中 CEA 的检出率低，一般不用于诊断。但在临床上观察 CEA 动态水平，有助于对疗效及复发、转移的判断。

2. 病毒诱发的肿瘤抗原（Tumor antigen induced by viruses） 目前发现某些肿瘤的发生与病毒（DNA病毒和RNA病毒）感染有关。例如，EB病毒与B细胞淋巴瘤和鼻咽癌的发生有关，人乳头瘤病毒（HPV）与宫颈癌的发生有关，乙型和丙型肝炎病毒（HBV、HCV）与原发性肝癌的发生有关。而属于RNA病毒的人类嗜T淋巴细胞病毒-1（HTLV-1）可导致T细胞白血病的发生。上述肿瘤细胞的细胞核、细胞质或细胞膜上可检测到由病毒编码又不同于病毒本身的抗原，可诱导MHCⅠ类分子限制性的特异性CTL应答。

3. 突变的癌基因与抑癌基因编码的蛋白质（Proteins encoded by mutant oncogenes and tumor suppressor genes） *ras*原癌基因（pro-oncogene）和*p53*抑癌基因（tumor suppressor gene）是恶性肿瘤中最常见的突变基因。野生型*p53*基因及其编码的P53蛋白在维持细胞正常生长、抑制细胞恶性增殖中起重要作用。*p53*基因突变后导致P53蛋白空间构象发生改变，失去抑制细胞生长的功能，从而使细胞发生恶性增殖，其突变体蛋白则成为肿瘤特异性抗原。突变的*ras*基因家族编码的P21-Ras蛋白可诱导特异性T细胞应答，被认为是一个真正的肿瘤特异性抗原。

4. 人黑色素细胞瘤上表达的肿瘤抗原（Tumor antigen expressed on human melanoma cells） 在人黑色素细胞瘤细胞上发现了几种肿瘤抗原，约50%的黑色素细胞瘤表达MAGE-1，75%的黑色素细胞瘤表达MAGE-2、MAGE-3，但在正常成熟组织细胞（睾丸除外）均不表达。它们可被黑色素细胞瘤患者中的特异性T细胞所识别，诱导针对肿瘤的排斥反应，是黑色素细胞瘤特异性免疫治疗的重要靶抗原，对研制肿瘤疫苗和相关抗体有重要意义。

第二节 抗肿瘤免疫效应机制
Immune Responses to Tumors

Burnet提出的免疫监视学说认为，机体免疫系统能识别并及时清除突变细胞，从而防止肿瘤的发生。当机体细胞突变时，机体可产生针对突变细胞的固有免疫应答，也可产生针对新抗原的适应性免疫应答。机体对肿瘤的免疫应答包括细胞免疫和体液免疫，两者相互协作共同杀伤肿瘤细胞，但以细胞免疫为主。参与抗肿瘤免疫效应的细胞包括：固有免疫细胞，如巨噬细胞、NK细胞、γδT细胞和NKT；适应性免疫效应细胞，如CD8$^+$ CTL、CD4$^+$ Th细胞等。参与的免疫效应分子包括特异性抗体、细胞因子（干扰素、肿瘤坏死因子等）、补体分子及多种酶类等。对于大多数免疫原性强的肿瘤，适应性免疫应答是主要的；而对于免疫原性弱的肿瘤，固有免疫应答可能具有更重要的意义。

一、抗肿瘤固有免疫应答（Innate immune responses to tumors）

在抗肿瘤固有免疫应答中既有细胞参与又有体液成分参与，固有免疫细胞参与的免疫应答在整个肿瘤免疫中起到门控作用，是开启机体抗肿瘤免疫应答的开关。

1. 巨噬细胞（Macrophage，MΦ） 可通过多种途径发挥抗肿瘤作用：①加工和提呈肿瘤抗原，激活T细胞以产生特异性抗肿瘤免疫应答；②活化的巨噬细胞通过释放溶酶体酶和氧化代谢产物（如NO等）直接杀伤肿瘤细胞；③巨噬细胞表面有Fc受体，通过结合到抗体以ADCC方式杀伤肿瘤细胞；④活化的巨噬细胞可释放TNF、IL-12、IFN-γ、CSF等直接作用于肿瘤细胞或调节抗肿瘤免疫应答。但肿瘤微环境中的巨噬细胞失去了杀伤肿瘤的功能，而对肿瘤的发生、发展、侵袭和转移具有促进作用。

2. 自然杀伤细胞（nature killer cell，NK 细胞）　其杀伤效应不同于 T 细胞，不需要预先致敏，是早期抗肿瘤的重要细胞，是机体抵抗肿瘤的第一道防线。由于肿瘤细胞表面低表达或缺失 MHC Ⅰ类分子，使得 NK 细胞的抑制性受体信号解除，而启动对肿瘤细胞的杀伤。NK 细胞主要通过 4 种方式杀伤肿瘤细胞：①通过细胞表面 FcγR Ⅲ（CD16）识别肿瘤细胞表面的抗原 – 抗体复合物，介导抗体依赖细胞介导的细胞毒性作用（ADCC）；② Fas/FasL途径；③穿孔素 – 颗粒酶途径；④释放 IFN-γ、TNF 等细胞因子。

3. γδT 细胞（γδT cell）　多分布在全身各处上皮组织内，所发挥的细胞毒作用不受经典MHC 分子限制，且能杀伤对 NK 细胞不敏感的靶细胞。因此，γδT 细胞与 NK 细胞一样被认为是免疫监视功能的第一道防线。

4. 树突状细胞（Dendritic cell，DC）　作为专职 APC，能高效地摄取、加工处理和提呈抗原，显著刺激未致敏 T 细胞的活化增殖，发挥抗肿瘤作用。近几年的研究显示，DC 对肿瘤细胞也具有直接的抑制作用。

二、抗肿瘤适应性免疫应答（Adaptive immune responses to tumors）

适应性免疫应答在清除肿瘤中发挥着核心的作用。APC 细胞将肿瘤抗原提呈给 T 细胞、B 细胞并将其活化，使之成为致敏的 T 细胞、B 细胞，从而发挥特异性杀伤肿瘤细胞的作用和产生特异性抗体。

1. αβT 细胞（αβT cell）　T 细胞是肿瘤免疫的主要细胞，αβT 细胞包括 MHC Ⅰ类分子限制性的 CD8[+] CTL 和 MHC Ⅱ类分子限制性的 CD4[+] Th 细胞。CD8[+] T 细胞可识别肿瘤细胞本身提呈的表面肿瘤抗原与 MHC Ⅰ类分子的复合物，活化成为效应性 CTL，通过穿孔素 – 颗粒酶途径直接杀伤肿瘤细胞，也可通过 Fas/FasL 途径诱导肿瘤细胞发生凋亡，是抗肿瘤免疫的主要效应细胞。CD4[+] T 细胞可识别 APC 提呈的 MHC Ⅱ类分子与肿瘤抗原的复合物，活化成为效应性 Th 细胞，通过分泌各种细胞因子（如 IL-2、IFN-γ 等），辅助诱导和激活CTL，在抗肿瘤免疫应答中也起着重要作用。

2. B 细胞和抗体（B cell and antibody）：当 B 细胞接受来自 ACP 提呈的肿瘤抗原后，分化增殖为浆细胞并分泌相应抗体，介导抗肿瘤的效应：① ADCC；②抗体的调理作用（opsonization of antibody）：吞噬细胞可通过其表面 Fc 受体的介导作用，增强对肿瘤细胞的吞噬或杀伤；③补体依赖的细胞毒作用（complement-dependent cytotoxicity，CDC）：细胞毒性抗体与肿瘤细胞结合后，在补体参与下溶解肿瘤细胞；④封闭肿瘤细胞上的相应受体，抑制其功能，从而抑制肿瘤的生长和转移。但总体来说，由于肿瘤抗原免疫原性较弱，患者体内自然产生的抗体不是抗肿瘤免疫的重要效应机制。相反，某些抗体还可直接促进肿瘤生长或具有封闭抗体效应，可通过与肿瘤细胞表面抗原结合，阻碍效应细胞识别和攻击肿瘤细胞，从而促进肿瘤的生长。

第三节　肿瘤的免疫逃逸
Evasion of Immune Responses by Tumors

在肿瘤的发生和发展过程中，机体的免疫系统一直在与之抗衡，肿瘤微环境中的免疫细胞对肿瘤的发生发展发挥关键的调控作用。2011 年，Schreiber 等提出"肿瘤免疫编辑理论（cancer immunoediting）"，认为免疫系统和肿瘤的相互作用主要分为三个阶段：免疫监视阶段（elimination phase），即免疫系统对早期肿瘤进行攻击；免疫相持阶段（equilibrium phase），即免疫系统对肿瘤的杀伤和肿瘤生长处于动态平衡；免疫逃逸阶段（escape phase），即肿瘤借助不同机制逃避机体免疫系统攻击。临床实践表明，多数患者的肿瘤能以不同的方式逃逸机体的免疫排斥。肿瘤的免疫逃逸（tumor escape from immune surveillance）机制目前尚未完全明了，概括起来有以下几方面。

一、肿瘤细胞相关的逃逸机制（Mechanisms of evasion by tumor）

1. 肿瘤细胞的免疫原性弱及抗原调变（Low immunogenicity of tumor antigen and antigenic modulation）　多数肿瘤细胞仅表达低水平的 TSA 或 TAA，且免疫原性很弱，故肿瘤生长早期不足以刺激机体产生足够强度的免疫应答。另外，宿主对肿瘤抗原的体液免疫应答可能导致肿瘤细胞表面抗原的减少或丢失，使肿瘤细胞不易被宿主免疫系统识别，从而逃避免疫攻击，这种现象称为"抗原调变"（antigenic modulation）。

2. 肿瘤细胞表面"抗原覆盖"或被封闭（Covering or blocking of tumor antigen on the surface of the tumor cell）　"抗原覆盖"是指肿瘤细胞表面抗原可能被某些物质覆盖。机制包括：①肿瘤细胞可表达高水平的唾液多糖，它们可覆盖肿瘤抗原，从而干扰宿主淋巴细胞对肿瘤细胞的识别和杀伤。②血清中存在的封闭因子（blocking factor），如封闭抗体或可溶性抗原，可封闭肿瘤细胞表面的抗原决定簇或效应细胞的抗原识别受体，从而使肿瘤细胞逃脱机体免疫系统的识别，逃避淋巴细胞的攻击。

3. 肿瘤细胞 MHC Ⅰ 类分子表达低下或缺失（Diminution or absence of MHC class Ⅰ molecule）　某些肿瘤细胞内 PSMB8、PSMB9、TAP1、TAP2 的 mRNA 表达降低，致使细胞表面 MHC Ⅰ 类分子表达低下或缺失，使 CTL 不能识别肿瘤细胞表面的抗原，以致肿瘤细胞逃逸宿主的免疫攻击。

4. 肿瘤细胞缺乏共刺激分子（Lack of co-stimulatory molecule on the tumor cell）　在 T 细胞、B 细胞特异性识别和激活过程中需要 CD28-B7 等提供的共刺激信号。某些肿瘤可表达 MHC Ⅰ 类分子，但缺乏共刺激分子 B7，不能诱导机体产生有效的免疫应答。此外，肿瘤细胞表面的其他共刺激分子（如 ICAM-1、LFA-3 等）也可表达异常，从而使肿瘤细胞逃避 T 细胞的免疫监视。

5. 肿瘤细胞分泌免疫抑制因子（Immune inhibitor secreted by tumor cell）　某些肿瘤细胞可分泌 TGF-β、IL-10 等细胞因子，促进 Treg 细胞的免疫抑制效应，从而抑制机体抗肿瘤免疫的产生，并驯化多种浸润免疫细胞，形成有利于肿瘤生长的肿瘤微环境（tumor microenvironment）。

6. 诱导免疫细胞凋亡（Apoptosis induced by tumor cell）　某些肿瘤细胞可表达 FasL，而活化的肿瘤特异性 T 细胞可高表达 Fas，两者结合可介导肿瘤抗原特异性的 T 细胞发生凋亡。

二、宿主免疫系统相关的逃逸机制
（Mechanisms of evasion by host immunity）

1. 机体免疫系统功能障碍（Dysfunction of immune system）　先天性免疫缺陷、后天

获得性免疫功能低下的个体（如 HIV 感染或长期应用免疫抑制剂的患者），其肿瘤的发病率往往较高。

2. 抑制性的肿瘤免疫微环境（Inhibitory tumor immune microenvironment） 肿瘤在其发生发展过程中所处的内环境由肿瘤细胞、间质细胞、微血管、微淋巴管、众多细胞因子及浸润细胞等共同构成。肿瘤微环境中浸润的免疫细胞多表现为抑制性表型，如肿瘤局部浸润的肿瘤相关巨噬细胞（tumor associated macrophage，TAM），可分泌 IL-10 等细胞因子，抑制抗肿瘤免疫应答，并能促进血管生成和肿瘤转移。肿瘤局部浸润有大量的 Treg 细胞、髓系来源的抑制性细胞（myeloid-derived suppressor cell，MDSC）、耐受性树突状细胞（tolerogenic dendritic cell）等，这些抑制性免疫细胞亚群通过膜上的抑制性分子或者分泌可溶性因子，抑制抗肿瘤免疫效应细胞的功能，并促进肿瘤的侵袭和转移。

Box 21-2 Tumor microenvironment

(1) Tumor immune escape：Growing tumors develop mechanisms for evading immune responses. Some tumors stop expressing the antigens, other tumors stop expressing MHC class Ⅰ molecules, and tumors may secrete cytokines, such as transforming growth factor-β, that suppress immune responses. Some tumors engage normal T cell inhibitory pathways, such as those mediated by CTLA-4 or PD-1, and thus suppress anti-tumor immune responses.

(2) Tumor microenvironment：The tumor microenvironment describes the non-cancerous cells present in the tumor, include fibroblasts, immune cells and cells that comprise the blood vessels. It also includes the proteins produced by all of the cells present in the tumor that support the growth of the cancer cells. In the tumor microenvironment, regulatory T cells, tumor-associated myeloid-derived suppressor cells, tumor-associated macrophages, and dysfunctional and immature dendritic cells take part in a complex immunoregulatory network to promote tumor formation and metastasis, for the suppression of immune surveillance and immune response, and breeding cancer stem cells.

第四节 肿瘤的免疫诊断和免疫治疗
Immunological Diagnosis and Immunotherapy for Tumor

近年来，肿瘤免疫治疗已被公认为传统的手术、化学和放射治疗之外的重要肿瘤治疗手段，靶向免疫负调控治疗肿瘤的研究成果被授予 2018 年诺贝尔生理学或医学奖，将肿瘤免疫治疗的作用推向新的高度。

一、肿瘤的免疫诊断（Immunological diagnosis for tumor）

肿瘤抗原的检测是目前最常用的肿瘤免疫诊断方法。许多肿瘤标志物与疾病的发生发展密切相关。例如，CEA 的检测有助于诊断结直肠癌，CA199 的检测有助于胰腺癌的诊断，PSA 的检测有助于前列腺癌的诊断。肿瘤标志物的检测方法有多种，可利用生物化学及酶联免疫等技术检测血清中或其他体液中的肿瘤标志物，也可利用特异性单克隆抗体通过免疫组织化学法和流式细胞分析技术对细胞表面肿瘤标志物进行检测。同样，定期对切除癌灶的患者进行相关标志物的检测有助于及时发现癌症的复发。

二、肿瘤的免疫治疗（Immunotherapy for tumor）

由于肿瘤学、免疫学及分子生物学等相关学科的理论和技术的快速发展和交叉渗透，随着对机体抗肿瘤免疫应答和肿瘤免疫逃逸机制的深入认识，免疫治疗的新策略和新思路得到进一步的研究、拓展，免疫疗法受到前所未有的重视。常用的肿瘤免疫治疗方法如下。

（一）肿瘤主动免疫疗法（Active cancer immunotherapy）

肿瘤主动免疫疗法是指采取各种不同的方法激活针对肿瘤抗原的免疫应答。例如注射肿瘤疫苗，包括使用灭活的肿瘤细胞、肿瘤抗原肽疫苗、DNA 疫苗、树突状细胞瘤苗等。肿瘤疫苗与传统疫苗的不同在于其主要不是用于肿瘤的预防，而是给机体输入具有免疫原性的肿瘤疫苗，刺激机体产生特异性抗肿瘤免疫，以达到治疗肿瘤、预防肿瘤转移和复发的目的。目前树突状细胞瘤苗已获准在临床应用。这类疫苗是利用 DC 强大的提呈抗原的功能来提高适应性免疫对肿瘤的识别和杀伤。其制备过程如 Figure 21-2。用患者肿瘤抗原致敏患者的 DC 后，将致敏的 DC 回输至患者体内，携带肿瘤抗原的 DC 会将抗原信息提呈给 T 细胞并使之活化，从而诱导机体产生具有细胞毒性功能的特异性 T 细胞，对肿瘤细胞进行特异性杀伤。

（二）肿瘤被动免疫疗法（Passive cancer immunotherapy）

肿瘤被动免疫疗法是将外源性免疫效应物质，包括抗体、细胞因子、免疫细胞输入给患者，从而发挥抗肿瘤作用。这种方法能在短时间内发挥治疗作用，且不依赖患者自身免疫系统的状态。

目前已有很多疗效明确的肿瘤抗体应用于临床，例如，治疗 B 细胞淋巴瘤的靶向 CD20 的抗体（rituxan），用于治疗乳腺癌的靶向 Her-2 抗体（注射用曲妥珠单抗，herceptin）等。也有将有细胞毒作用的物质与单克隆抗体偶联制成"生物导弹"，利用单克隆抗体特异性结

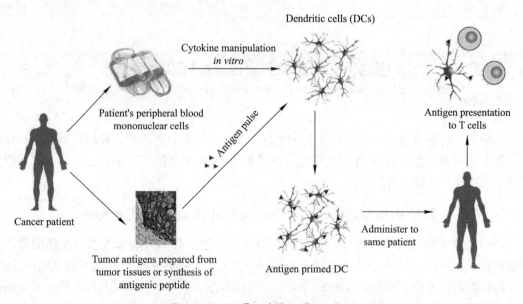

Figure 21-2　Dendritic cell vaccine

合抗原的特性将杀伤因子"导向"肿瘤病灶，杀伤肿瘤细胞。常用的杀伤因子有：放射性核素（^{131}I）、抗肿瘤药（甲氨蝶呤、阿柔比星）、毒素（蓖麻毒素、白喉毒素、铜绿假单胞菌外毒素等）。

某些细胞因子在体内可以调节、增强一种或多种免疫细胞的活性，从而发挥更强的抗肿瘤功能。目前临床常用的细胞因子有 IL-2、TNF-α、IFN-γ 及 CSF 等。

将免疫细胞输入患者体内又称为肿瘤过继免疫疗法（adoptive immunotherapy，AIT）。AIT 是通过向肿瘤患者输入经体外扩增和激活的免疫活性细胞（如 T 细胞或 NK 细胞），达到杀伤肿瘤细胞的目的。常规 AIT 疗法通常基于肿瘤浸润淋巴细胞（tumor-infiltrating lymphocyte，TIL）或者细胞因子激活的杀伤细胞（cytokine-induced killer cell，CIK），由患者的肿瘤组织分选出，在体外经过抗原特异性选择、扩增，细胞因子诱导活化后回输至患者体内。这种策略虽有一定效果，但回输的细胞在体内往往不能有效识别肿瘤，同时肿瘤中的免疫抑制性微环境亦会降低回输细胞的杀伤能力。嵌合抗原受体 T 细胞疗法（chimeric antigen receptor T cell，CAR-T）是基于改造 T 细胞抗原受体，使 T 细胞更加有效地识别肿瘤并活化，从而杀伤肿瘤的技术。CAR-T 的概念自从 1989 年首次提出以来，在临床治疗血液系统肿瘤中已取得突破性进展。

（三）检查点阻断的免疫治疗（Immune checkpoint blockade）

T 细胞激活和发挥效应需要表面共刺激分子（如 CD28 等）提供活化信号。相反，T 细胞表面还有若干共抑制分子，被称为检查点（checkpoint），当其和相应配体结合后，传递的信号能够抑制 T 细胞活化，导致 T 细胞增殖、细胞因子分泌和对肿瘤细胞的杀伤功能下调，而避免过度活化，维持免疫稳态。肿瘤微环境中肿瘤抗原特异性 T 细胞往往高表达检查点分子，处于失能状态。基于这一原理，采用共抑制分子（或配体）的单克隆抗体来阻断其信号，可以重新激活 T 细胞。细胞毒性 T（淋巴）细胞相关抗原 4（cytotoxic T lymphocyte-associated antigen-4，CTLA-4）和 PD-L1（B7-H1）/PD-1 是目前临床上此类单克隆抗体最常用的靶分子，并在恶性黑色素瘤等类型肿瘤的临床治疗中显示出令人振奋的效果。

Box 21-3　Cancer immunotherapy

Many new strategies for cancer immunotherapy rely on boosting the host's own immune responses against tumors. One way of stimulating immune responses against tumors is to vaccinate patients with their own tumor cells or with antigens from these cells. Tumor-specific immune responses may be stimulated by vaccinating with host dendritic cells that have been pulsed (incubated) with tumor antigens. Blocking the inhibitory receptor CTLA-4, PD-1 or PD-L1 has led to strong immune responses against some types of tumors and has been approved in clinical application.

Key words：Immune surveillance；Tumor specific antigens (TSA)；Tumor associated antigens (TAA)；Tumor immune escape；Antigenic modulation；Tumor microenvironment；Cancer immunotherapy；Tumor vaccine；Checkpoint blockade；Chimeric antigen receptor T cells.

Review questions

1. What are the mechanisms by which tumor cells escape immune surveillance?

2. What are the mechanisms of anti-tumor immune response?

3. List some important tumor antigens of human.

4. How does immunotherapy work against cancer?

Case study

Anti-PD-1 antibody in cancer treatment

（PD-1 抗体在肿瘤治疗中的应用）

Programmed death 1 (PD-1), also known as CD279, is a newly identified inhibitory receptor expressed on T cells. Both clinical and animal studies demonstrated that PD-1 is highly expressed on exhausted T cells and contributes to the dysfunction of T cells in tumor and chronic infection. Blockade of PD-1 can overcome immune resistance and enhance the tumor immune responses. Therefore, PD-1 antibody is now proved by FDA to be used in tumor therapy. Patients with advanced melanoma, non-small-cell lung cancer, castration-resistant prostate cancer, or renal-cell or colorectal cancer received anti-PD-1 antibody at a dose of 0.1 to 10.0 mg per kilogram of body weight every 2 weeks. Response was assessed after each 8-week treatment cycle. Patients received up to 12 cycles until disease progression or a complete response occurred. Among 236 patients in whom response could be evaluated, objective responses (complete or partial responses) were observed in those with non-small-cell lung cancer, melanoma, or renal cell cancer. Cumulative response rates（all doses）were 18% among patients with non-small-cell lung cancer (14 of 76 patients), 28% among patients with melanoma (26 of 94 patients), and 27% among patients with renal-cell cancer (9 of 33 patients). Responses were durable, 20 of 31 responses lasted 1 year or more in patients with 1 year or more of follow-up.

Questions

1. Why anti-PD-1 antibody can be used to treat patients with cancer?

2. Describe the possible roles of PD-1 on T cells in tumor escape?

（王青青）

数字课程学习

● 教学 PPT   ● 拓展知识   ● Case Study   ● Glossary   ● Questions   ● 自测题

第二十二章　移植免疫

Transplantation Immunology

Transplantation is the process of taking cells, tissues, or organs (graft) from one individual and placing them into a different individual or from one site to another in the same individual. Transplantation between genetically non-identical individuals leads to graft rejection, which is a specific immune response displaying the attribution of specificity and memory. The immune response is generated by transplantation antigens on the transplanted tissue that differ from those of the host. The transplantation antigens responsible for almost all vigorous and fast graft-rejection reactions are encoded by the major histocompatibility complex (MHC). Non-self MHC molecules are recognized by host T cells through direct recognition or indirect recognition. Organ retrieval, ischemia-reperfusion and surgery may lead to general trauma of the graft and activation of innate immunity, providing costimulatory signals for T cell activation. Activated T cells by transplantation antigens differentiate to effector cells, including CD4+ helper T cells that cause damage reactions similar to delayed-type hypersensitivity (DTH) and CD8+ cytotoxic T cells that cause graft rejection by direct killing. Activation of alloreactive B cells and production of alloantibodies also contribute to rejection. The graft rejections can be classified into hyperacute rejection, acute rejection and chronic rejection according to time course and pathology. Current strategies used in clinical practice to avoid or treat rejection include reducing the immuno-genicity of the graft, use of immunosuppressive drugs and inducing donor-specific immune tolerance.

移植（transplantation）是将细胞、组织或器官从一个个体植入另一个体（或同一个体的不同部位）的过程。被移植的细胞、组织或器官，称为移植物（grafts），提供移植物的个体称为供者（donor），接受移植物的个体称为受者或宿主（recipient or host）。如移植物植入其正常解剖部位称为原位移植（orthotopic transplantation），如移植物植入其他的部位称为异位移植（heterotopic transplantation）。

移植排斥反应的实质是一种特异性免疫应答，具有特异性和记忆性。遗传背景不同的个体间进行皮肤移植时，7~10天内移植物被宿主排斥，称为初次排斥反应（first set rejection）。同一供者皮肤再次移植给一受者时，则排斥反应加快，2~3天移植物即被排斥，且反应剧烈，称为再次排斥反应（second set rejection），可见移植排斥反应具有记忆性。但如果再次移植物是来自与初次移植供者无关的个体，再次移植仅仅引起初次排斥反应，这说明移植排斥反应也具有特异性。

根据移植物的来源及遗传背景不同，可将移植物分为4类：自体移植物（autograft），指移植物来自受者自身；同系移植物（同种同基因移植物）（isograft or syngraft），指移植物来自遗传基因与受者完全相同的供者；同种移植物（同种异基因移植物）（allograft），指移植物来自同种但遗传基因型有差异的另一个体；异种移植物（xenografts），指移植物来自异种动物。自体移植和同系移植不会受到排斥，而在临床上广泛开展的同种异型移植，以及人们正在探索的异种移植，都会在受者体内引起不同程度的移植排斥反应。因而阐明移植排斥反应的机制，寻求控制移植排斥反应的方法，提高移植物的成活率，一直是移植免疫学家致力攻克的堡垒（参见本章"拓展知识"）。

第一节　同种异型移植排斥的免疫学基础
The Immunologic Basis of Allograft Rejection

一、移植抗原（Transplantation antigen）

移植抗原就是移植物表达的、引起宿主抗移植物免疫应答的抗原。

引起同种异型移植排斥反应的主要抗原是主要组织相容性抗原（major histocompatibility antigens，即 MHC 抗原，在人类即为 HLA），能引起强烈而迅速的排斥反应（详见第八章）。编码 HLA 的基因即 HLA 复合体，是迄今已知的人体最复杂的基因复合体，具有高度的多态性。除了同卵双生子之外，无关个体间 HLA 型别完全相同的可能性极小，这为同种之间器官移植寻求配型合适的供体带来很大困难。

大量实验研究和临床资料表明，即使 MHC 抗原一致，仍可能发生移植排斥反应，但强度较轻，发生较慢，引起这种较弱排斥反应的抗原称为次要组织相容性抗原（minor histocompatibility antigens，MiHC 抗原）。它们是在一个群体中具有基因多样性的蛋白质，通过同种异型抗原的间接识别途径，被受者 APC 摄取、提呈，被受者 T 细胞识别。最先发现的次要组织相容性抗原是由小鼠 Y 染色体编码的、一种决定组织相容性的抗原，即 H-Y 抗原。与移植排斥有关的其他非 Y 染色体连锁的次要组织相容性抗原，近年来也有报道，如 HA-1 ~ HA-5 等。

此外，其他同种异型抗原也会导致移植排斥反应的发生。如人类 ABO 血型抗原不仅分布在红细胞表面，也存在于肝、肾等组织细胞和血管内皮表面，尤其是血管内皮细胞表面的 ABO 血型抗原在排斥反应中起重要作用。因此，供、受者的 ABO 血型不合也可引起移植排斥反应。某些组织特异性抗原也可能参与移植排斥反应的发生。组织特异性抗原是指特异性地表达于某一器官、组织或细胞表面的抗原。研究发现，同种异型间不同组织器官移植后发生排斥反应的强度各异，其强度从强到弱依次为皮肤、肾、心、胰、肝，不同组织的特异性抗原的免疫原性不同可能是其中一个原因。

二、针对同种移植物的免疫应答（Immune response to allograft）

（一）细胞免疫应答（Cellular immune response）

1. **同种异型抗原的识别（Recognition of alloantigen）**　对同种异型抗原的识别主要依靠 MHC 分子介导。正常情况下，MHC 分子与外源或自身的肽片段结合，并表达在细胞表面，供 T 细胞识别（见第十章）。移植物中的异源性 MHC 分子作为同种异型抗原可以被宿主的 T 细胞以直接（direct recognition）或间接（indirect recognition）的方式识别（Figure 22–1），并引发 T 细胞的活化、增殖、分化及进一步的效应机制。

（1）同种异型抗原的直接识别（direct recognition of alloantigens）：指不需要受者 APC

的抗原加工过程，受者 T 细胞可以直接识别移植物细胞表面完整的同种异型 MHC 分子。绝大多数器官中存在 APC，器官被移植后，这些存在于移植物的供者 APC 随血流移行到受者的二级淋巴器官，供者 APC 表面的同种异型 MHC 分子在那里被受者 T 细胞所识别。这些供者 APC 又被称为过客白细胞（passenger leukocyte）。因为过客白细胞表面同时具有 MHC I 类和 II 类分子，直接识别可以发生于 CD4$^+$ 和 CD8$^+$T 细胞。这种直接识别方式看似与受者 T 细胞识别抗原时的自身 MHC 限制性（self MHC restriction）是矛盾的。对此可能的解释为：T 细胞表面 TCR 识别的是抗原肽–MHC 分子复合物构成的复合结构；而供者抗原肽–MHC 分子复合物与受者自身抗原肽–MHC 分子复合物的空间结构可能恰巧具有足够的相似性，因而与受者 TCR 发生了交叉识别（Figure 22-2）。在受者 T 细胞发育过程中，所有表面 TCR 与自身抗原肽–MHC 分子复合物结合太弱或太强的 T 细胞克隆均被剔除，但没有特别针对供者的 MHC 分子进行过筛选。移植后，如果供者抗原肽–MHC 分子复合物的整体空间构型能恰好与受者 TCR 结合位点吻合，则受者相应 T 细胞将被供者细胞活化。普通人体内有高达 1%～10% 的 T 细胞克隆能直接识别同种异型 MHC 分子，远远大于针对一般

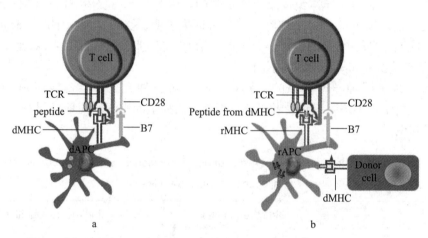

Figure 22-1　Direct recognition and indirect recognition of allotypic MHC
molecule by host T cells

a. Direct recognition　　b. Indirect recognition

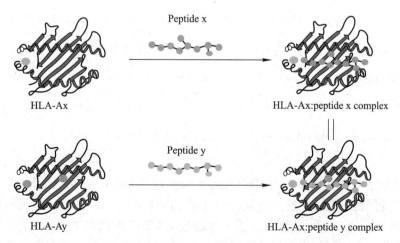

Figure 22-2　Molecular basis for cross-recognition of alloantigen

异源性抗原的 T 细胞克隆的比例（1/1 000 000~1/100 000），这可能是因为：①TCR 本身倾向于与 MHC 分子结合，而同种异型 MHC 分子虽然有许多结构特异性，但总体来说结构高度相近。②一个同种异型 MHC 分子可以与具有共同基序的很多抗原肽发生结合，最终形成不同的构象，扩大了可能被受者 T 细胞直接识别的机会。③供者的同种异型 MHC 分子无论提呈供者自身肽片段抑或异源性肽片段均可被受者 T 细胞识别，因此能直接识别同种异型 MHC 分子的受者 T 细胞多。而受者自身 MHC 仅在提呈异源性肽片段时才被受者自身 T 细胞识别。④同种异型 MHC 分子引发的直接识别由于是非特异性的，因此对记忆 T 细胞也有激活作用。

（2）同种异型抗原的间接识别（indirect recognition of alloantigens）：指来源于供者的同种异型 MHC 分子还可以作为常规的外来蛋白质，被受者的 APC 摄取、加工、提呈，为受者 T 细胞识别。受者的 APC 细胞随血液移行至移植物内，吞噬、加工供者细胞上表达的 MHC 分子，其中与受者自身 MHC 分子序列不同的片段，与受者自身 MHC 分子结合后作为异源性蛋白被 T 细胞识别。供者与受者的 MHC 分子差异越大，将移植物识别为异物的 T 细胞也越多，由此导致的同种异体免疫反应亦更强烈。因为主要由受者 APC 上 MHC Ⅱ类分子提呈，间接识别多发生于 CD4$^+$T 细胞。但也有证据表明，受者树突状细胞（dendritic cell，DC）可以将摄取的异源性 MHC 分子交叉提呈给 CD8$^+$T 细胞。Table 22-1 对比了同种异型 MHC 抗原的直接识别和间接识别的不同之处。

近年来发现了同种异型抗原的识别可能存在第三种方式：半直接识别（semi-direct recognition），指受者 T 细胞识别受者树突状细胞表面提呈的完好的同种异型 MHC 分子（见本章"拓展知识"）。

Table 22-1　The differences between direct recognition and indirect recognition of allogeneic MHC molecules

	Direct recognition	Indirect recognition
Allogeneic MHC being recognized	Intact allogeneic MHC molecule	Peptide fragments of allogeneic MHC molecule
APCs	Recipient APCs are not necessary	Recipient APCs
Activated T cells	CD4$^+$T cells and/or CD8$^+$T cells	CD4$^+$T cells and/or CD8$^+$T cells
Frequency of activated T cells	1/100~1/10	1/1000 000~1/100 000
Roles in allogeneic rejection	Contribute to acute rejection	Contribute to chronic rejection
Sensitivity to CsA	Sensitive	Not sensitive
Degree of rejection being elicited	Vigorous	Weak

2. T 细胞的活化与作用（Activation and action of T cell） 识别同种异型抗原并发生反应的 T 细胞称为同种异型反应性 T 细胞。同种异基因移植排斥反应主要是由受者的同种异型反应性 T 细胞介导的。同种异型反应性 T 细胞包括 CD4$^+$ 和 CD8$^+$T 细胞，在识别同种异型抗原后发生活化、增殖、分化。在直接识别途径中，移植物 APC 表面的同种异型 MHC Ⅰ类

分子可活化宿主的 CD8$^+$T 细胞，而移植物 APC 表面的同种异型 MHC II 类分子可活化宿主的 CD4$^+$T 细胞。在间接识别途径中，宿主 APC 摄取的异源性 MHC 分子肽片段主要与 MHC II 类分子结合并活化 CD4$^+$T 细胞，少部分宿主 DC 在摄取异源性 MHC 分子后可以将其肽片段交叉提呈（cross presentation）给 MHC I 类分子并活化 CD8$^+$T 细胞。

除同种异型抗原的识别外，共刺激信号（如 APC 表达的 B7 分子）也对同种异型反应性 T 细胞的活化起重要作用。实验表明，移植物在基因敲除 B7-1（CD80）和 B7-2（CD86）的宿主小鼠中的存活时间比在普通小鼠中长。在人类临床治疗中，对共刺激信号的抑制也是一项重要手段。在直接识别途径中，共刺激信号分子在移植物 APC 上的表达很可能是由于移植物在手术摘除和后期保存过程中遭受了创伤或有细胞缺血坏死而引起的。

被活化的同种异型反应性 T 细胞迁移至移植物，引发排斥反应。T 细胞效应机制的基本原理如第十三章所述。通过直接识别活化的 CD8$^+$ T 细胞能直接杀伤移植物细胞；但是通过间接识别活化的 CD8$^+$ T 细胞因为受到（宿主）自身 MHC 限制，不能识别移植物细胞上大部分抗原肽 –MHC I 类分子复合物，故而对移植排斥作用有限。通过直接识别或间接识别活化的 CD4$^+$T 细胞都能通过分泌细胞因子激活和招募单核巨噬细胞，损伤移植物。间接识别活化的效应 CD4$^+$T 细胞还可以与摄取同样供者 MHC 分子的宿主 B 细胞相互作用，辅助宿主 B 细胞产生抗移植物抗体。而直接识别活化的效应 CD4$^+$T 细胞因为其 TCR 识别的是异源性肽 –MHC 分子片段，不能与 B 细胞表面的自体异源性肽 –MHC 分子片段结合，所以不能辅助受者 B 细胞产生抗移植物抗体。通过直接识别而活化的 CD8$^+$ CTL 主要在同种异体移植的急性排斥反应中起重要作用，而通过间接识别而活化的效应 CD4$^+$ T 细胞在慢性排斥中的作用更为明显。

（二）体液免疫应答（Humoral immune response）

体液免疫在移植排斥反应中起一定作用。受者体内可能具有针对移植抗原的预存抗体，这种情况可能在以前接触过输血、妊娠、移植的宿主中出现。抗同种异型抗原的抗体与相应抗原形成复合物，激活补体，而损伤移植物血管；抗体也可通过调理作用、ADCC 等途径对移植物造成损伤（见第四章）。另外，宿主体内的 B 细胞可以摄取、加工、提呈供者的同种异型抗原，并在通过间接识别而活化的效应 CD4$^+$T 细胞的辅助下，产生特异的抗移植物抗体（见第十四章）。

（三）固有免疫应答（Innate immune response）

固有免疫的激活是适应性免疫激活的先决条件。器官获取及移植手术过程中的局部缺血 – 再灌注、损伤、感染等因素，可导致损伤相关分子模式（DAMP）或病原相关分子模式（PAMP）的产生，被固有免疫细胞的模式识别受体（PRR）识别，从而激活固有免疫，引发炎性"瀑布式反应"。树突状细胞经 PRR 信号活化或受炎性细胞因子刺激后，加速细胞迁移和抗原提呈，增强共刺激信号分子的表达，从而为 T 细胞的活化提供必要的信号。此外，补体系统、中性粒细胞、巨噬细胞等也参与移植排斥反应的效应机制。NK 细胞具有促进移植排斥和诱导耐受两方面的复杂作用，具体机制还待进一步研究。此外，旁路活化的巨噬细胞（M2）、肥大细胞和 iNKT 细胞参与诱导移植耐受。

第二节　同种异型移植排斥的分类及效应机制
Classification and Effector Mechanisms of Allograft Rejection

同种异型移植排斥反应分为宿主抗移植物反应和移植物抗宿主反应。前者发生于实质器官移植中，而后者主要见于骨髓、造血干细胞或其他免疫细胞移植中。

一、宿主抗移植物反应（Host-versus-graft reaction，HVGR）

宿主抗移植物反应是指在实质器官移植中，受者体内致敏的免疫效应细胞和抗体对移植物进行攻击，所导致的移植排斥反应。根据排斥反应发生的时间、强度和病理学改变特点及其机制，可分为超急性排斥反应、急性排斥反应和慢性排斥反应。

（一）超急性排斥反应（Hyperacute rejection）

1. 发生时间（Occurence time）　移植器官与受者的血管接通后数分钟至 1~2 天内发生。

2. 病理变化（Pathology）　血管内凝血，移植器官发生不可逆缺血、变性和坏死。

3. 发生机制（Mechanisms）　由受者体内针对移植抗原的预存抗体介导，包括针对供者 ABO 血型抗原、HLA 抗原及血管内皮细胞上 VEC 抗原的抗体，与相应抗原结合后，激活补体系统和凝血系统导致病理损伤。另外，供者器官灌流不畅或缺血时间过长等非免疫学机制，也可能导致超急性排斥反应。超急性排斥反应可见于移植术前反复多次输血、多次妊娠、长期血液透析或再次移植的个体，也可由移植抗原与病原微生物具有的共同抗原所致。另外，由于人的血清中存在抗猪血管内皮细胞 α1,3-Gal 抗原的天然抗体，故猪 - 人异种移植后将发生超急性排斥反应。

（二）急性排斥反应（Acute rejection）

1. 发生时间（Occurence time）　移植后数天至 2 周出现，80%~90% 发生于移植后 1 个月内。

2. 病理变化（Pathology）　分为急性体液性排斥反应和急性细胞性排斥反应。急性体液性排斥反应的特征是出现以血管内皮细胞损伤为主要表现的急性血管炎，包括微血管内皮细胞炎症，以至中等大小动脉内皮细胞炎症或动脉内膜炎，后者症状提示出现了严重的排斥反应，如不及时治疗，将致移植失败。急性细胞性排斥反应的特征是实质细胞的坏死并伴有大量淋巴细胞、巨噬细胞浸润。

3. 发生机制（Mechanism）　细胞免疫由受者体内被移植物抗原活化的 T 细胞介导，包括 CD4$^+$T 细胞引起的类Ⅳ型超敏反应和 CD8$^+$T 细胞的直接杀伤作用。体液免疫则是在急性排斥反应的后期，由 B 细胞活化后产生的抗体介导。

（三）慢性排斥反应（Chronic rejection）

1. 发生时间（Occurence time）　移植后数周、数月，甚至数年发生。

2. 病理变化（Pathology）　间质纤维化，移植物内血管平滑肌细胞增生，血管硬化，最后导致移植物功能丧失。

3. 发生机制（Mechanism）　慢性排斥反应的发生机制迄今尚不完全清楚，目前认为涉及免疫学和非免疫学两方面的机制：①免疫学机制：慢性排斥反应往往是急性排斥反应反复发作的结果，T 细胞和巨噬细胞介导Ⅳ型超敏反应；B 细胞产生抗体，通过激活补体及

ADCC 破坏血管内皮细胞；炎症细胞、组织细胞及血管内皮细胞产生的细胞生长因子导致血管平滑肌增生、动脉硬化、血管壁炎性细胞浸润等。②非免疫学机制：包括移植物缺血－再灌注损伤、免疫抑制剂毒副作用及受者并发的巨细胞病毒感染、高血脂、高血压、糖尿病等。

二、移植物抗宿主反应（Graft-versus-host reaction，GVHR）

移植物抗宿主反应是移植物中的成熟免疫细胞识别宿主体内的同种异型抗原，并引发的免疫反应，可以损伤宿主，引起移植物抗宿主病（graft-versus-host disease，GVHD）。其发生的条件是：①移植物必须含有一定数量的免疫活性细胞；②受者免疫功能低下，无力发动摧毁移植物细胞的有关反应；③供、受者间组织相容性不符，除 MHC Ⅰ类和Ⅱ类抗原不符外，次要组织相容性抗原不符也可导致 GVHR。GVHD 主要发生于同种异型骨髓移植，或其他可能含有大量 T 细胞的器官移植（如胸腺移植、脾移植）。新生儿接受大量输血时也可能发生 GVHD。

GVHD 根据临床表现和病理改变，可分为急性 GVHD 和慢性 GVHD。急性 GVHD 发生于移植后数天至 2 个月内，主要引起多个靶器官上皮细胞的坏死，累及皮肤、肝、肠道等，出现皮肤瘙痒性斑丘疹、厌食、恶心、腹泻，血清胆红素增高等。急性 GVHD 主要由移植物中成熟 T 细胞介导。骨髓移植一般需要严格地匹配供、受者 MHC 分子的所有位点，因此骨髓移植后引起 GVHD 的抗原主要是次要组织相容性抗原。如果去除供者骨髓中成熟 T 细胞，可预防急性 GVHD 的发生。NK 细胞在急性 GVHD 中也起重要作用，另外 CD8+ CTL 和细胞因子也可能有作用。慢性 GVHD 的典型症状是出现一个或多个器官的纤维化和萎缩，最终可导致所累及的器官功能丧失。具体机制尚不明确。

急性和慢性 GVHD 一般均用强烈的免疫抑制剂进行治疗，但疗效尚不肯定，因而 GVHD 一旦发生，一般均难以逆转，不仅导致移植失败，而且给患者造成严重损伤，甚至导致患者死亡。

第三节　同种异型移植排斥的防治
Prevention and Therapy of Allograft Rejection

一、降低同种移植物的免疫原性（Reducing the immunogenicity of allograft）

降低移植物免疫原性的主要手段是寻找与受者最相近的供者。首先，要检测供、受者红细胞上的 ABO、Rh 血型抗原，供、受者间的 ABO 和 Rh 血型必须相同。其次，通过群体反应性抗体试验（panel reactive antibody test），检测受者体内是否有针对供者群体中常见白细胞抗原的预存抗体。再者，由于 HLA 是引起同种异型移植排斥反应的主要抗原，供者与受者的 HLA 等位基因匹配程度决定了移植排斥反应的强弱程度，可通过 HLA 组织配型（tissue typing），选择合适的供者，减轻排斥反应。最后，要检测受者体内是否有针对特定供者移植抗原的预存抗体，应取供者的淋巴细胞和受者的血清进行交叉配血（cross-matching）试验，排除受者体内存在预存抗体的可能性。临床上一般根据实际情况选择相应的筛查步骤。

二、免疫抑制剂治疗（Immunosuppressant therapy）

免疫抑制剂（immunosuppressant）是现在预防和处理移植排斥反应的主要手段。各种免疫抑制剂的问世和使用，使移植器官存活率有了很大提高，大大推动了人体器官移植的发展。免疫抑制剂治疗的原理包括杀死淋巴细胞（如 OKT3、ATG、阿仑珠单抗）、抑制 T 细胞信号转导（环孢素 A、他克莫司、巴利昔单抗）、阻碍共刺激信号转导（贝拉西普，为 CTLA4 分子的胞外部分与 IgG 的 Fc 部分融合而成的重组蛋白）、抑制细胞增殖（硫唑嘌呤、MMF、西罗莫司）、抗炎症反应（皮质类固醇）等。据合成方法，常用的免疫抑制剂有微生物代谢产物（如环孢素、他克莫司、西罗莫司）、有机合成物（如皮质类固醇、硫唑嘌呤、MMF、环磷酰胺）、生物制剂（即单克隆抗体，如 ATG、阿仑珠单抗）等。按使用方式，有诱导性免疫抑制剂（induction immunosuppressant），主要用于移植手术后初期；维持性免疫抑制剂（maintenance immunosuppressant），主要用于长期维持。目前临床常用的预防和治疗排斥反应的免疫抑制剂及作用机制见 Table 22-2。

Table 22-2　Immunosuppressant in clinical use

Drug	Chinese name	Mechanism of action
Induction immunosuppressant		
OKT3 (muromonab-CD3)		Anti-CD3, T cell depletion
Antithymocyte globulin (ATG) and antilymphocyte globulin (ALG)	抗胸腺球蛋白 / 抗淋巴细胞球蛋白	Polyclonal antibodies directed against numerous cell surface antigens on T and B lymphocytes, T cell depletion
Basiliximab and daclizumab	巴利昔单抗 / 达克珠单抗	Humanized anti-CD25 mAb, IL-2R antagonist, inhibiting IL-2-driven T cell proliferation
Alemtuzumab	阿仑珠单抗	Humanized mAb against CD52, a surface antigen found on T cells, B cells, NK cells, monocytes, and macrophages
Maintenance immunosuppressant		
Cyclosporine A (CsA)	环孢素 A	Calcineurin inhibitors, ultimately preventing activation of T cells by reducing the activation of multiple transcription factors, including NFAT
Tacrolimus (FK506)	他克莫司	Calcineurin inhibitors, binds to FKBP12, ultimately prevents activation of T cells by reducing the activation of multiple transcription factors, including NFAT
Azathioprine (AZA)	硫唑嘌呤	Purine analogue suppresses purine synthesis, thus inhibiting DNA and RNA synthesis and preventing cell cycle progression
Mycophenolate mofetil (MMF)	吗替麦考酚酯（霉酚酸酯）	Noncompetitive blockade of inosine monophosphate dehydrogenase in the purine synthesis pathway, interfere with DNA and RNA synthesis and prevent cell cycle progression

Drug	Chinese name	Mechanism of action
Sirolimus (rapamycin)	西罗莫司 （雷帕霉素）	mTOR inhibitors, binds to FKBP12, blocks lymphocyte proliferation by inhibiting IL-2 signaling, promotes the generation of Treg
Corticosteroid	皮质类固醇	Non-specific anti-inflammation actions include prostaglandin synthesis suppression, decrease in vascular permeability, reduced histamine release, and significant downregulation in the transcription of multiple cytokines
Cyclophosphamide (CTX)	环磷酰胺 （癌得散、 癌得星、 安道生）	Metabolite phosphoramide mustard forms DNA crosslinks and leads to cell apoptosis
Beletacept	贝拉西普	CTLA4-Ig, inhibits T cell activation through CD28:B7 blockade

三、诱导免疫耐受（Induction of immune tolerance）

虽然随着手术技巧的改进、HLA 配型和免疫抑制剂的联合使用，移植物的存活率和存活时间得到了极大的提高，但长期使用非特异性免疫抑制剂，不仅给患者和社会带来沉重的经济负担，而且会引起感染和恶性肿瘤等并发症，因此，诱导产生供者特异性免疫耐受是移植免疫学家长期以来的梦想。供者特异性的免疫耐受不同于受者体内普遍的免疫力低下或抑制，它的产生被认为遵循人体对自身抗原的外周耐受的产生机制（见第十五章）。然而迄今的移植耐受的研究仍多处于细胞和动物实验阶段，尚没有进入规模化临床应用。目前诱导移植耐受的主要研究策略有：①移植前先进行同一供者的骨髓移植，以期建立造血嵌合体（haematopoietic chimera，指供者与受者的血细胞在受者体内长期共存），从而诱导对后续供者器官的耐受；②向受者胸腺或肝内注射供者脾细胞，或向受者静脉输入供者全血，有助于诱导耐受并提高移植成功率；③模拟供者 MHC 分子的优势肽段（在间接识别中与受者同种反应性 T 细胞高亲和的关键性肽段），人工合成干预性肽段，使其发挥封闭受者 TCR 的功能，阻断同种反应性 T 细胞活化的第一信号而诱导移植耐受；④过继输注同一供者的免疫细胞而诱导移植耐受，包括过继输注 Treg、耐受性 DC（如表达 IDO 的 DC、高表达 ILT4 受体的 DC、未成熟 DC）、凋亡的白细胞等。另外，有一些诱导"移植耐受"的研究策略，本质上属非特异性免疫抑制疗法，非真正意义上实现受者仅针对于供者同种异型抗原的耐受。随着现代免疫学、医学的发展，相信移植耐受领域终将取得突破。

BOX 22-1 Current approaches to HLA-haploidentical bone marrow or hematopoietic stem cell transplantation

Allogeneic bone marrow (BM) or hematopoietic stem cell (HSC) transplantation is a potentially curative therapy for a wide variety of malignant and non-malignant hematological diseases. Historically, it was only feasible when using HLA completely matched donors. An HLA-matched siblings are preferred source of donor cells, yet not available to most patients, owing to shrinking in family sizes in modern societies. HLA-matched-unrelated donors are rare to most individuals, owing to high degree of polymorphism at HLA loci. However, HLA-haploidentical (haplo) donors, that are related donors who shares exactly one HLA haplotype with the recipient, for example any healthy parent or child, approximately half of the siblings and possibly more distant relatives possessing a shared HLA haplotype, are available for nearly all individuals. Early attempts using haplo-donors resulted in high rates of GVHD and graft rejection, leading to high mortality and poor survival. But over the past several decades, new approaches to haplo-BM or HSC transplantation have been developed, resulting in markedly improved outcomes that seem to be similar to those seen using other allograft sources.

(1) T-cell depletion (TCD). In this approach, a combination of donor bone marrow and G-CSF-mobilized peripheral-blood stem cells (PBSCs) was used to augment the stem-cell dose in the allograft. Then, T cell depletion (TCD) was done to the allografts using soybean agglutination and erythrocyte-rosetting with sheep erythrocytes. Finally, recipient was conditioned with thiotepa, cyclophosphamide, total body irradiation (TBI) and anti-thymocyte globulin (ATG) before infusion. This protocol has been further refined in subsequent studies in order to improve engraftment: ① Cyclophosphamide was replaced with fludarabine, and TCD using soybean agglutination and erythrocyte rosetting of BM and PBSC combined allografts has been transitioned to immunomagnetic selection of CD34$^+$ cells from PBSCs alone. CD34 is a cell adhesion molecule and binds with L-selectin (CD62L). It is a glycoprotein that expresses on hematopoietic stem cells but not on fully differentiated cells. Megadose of CD34$^+$ cells were found not only to better compete for the stem-cell niche in the marrow, but also to directly inhibit T-cell alloreactivity. ② CD3 and CD19 depleted cells were used instead of CD34$^+$ cells, in order to include other CD34$^-$ cells, such as NK cells, monocytes, dendritic cells and other myeloid cells, which may enable better immune reconstitution without inciting much GVHD. ③ Low amount of alloreactivity-depleted or IL-10-energized T cells were added back. ④ TCD was restricted to αβ T cells. γδ T cells are involved in viral-specific responses to both cytomegalovirus and Epstein-Barr virus, thus may help to control infection and provide an overall favourable immune recovery. ⑤ Immunomagnetically selected regulatory T (Treg) cells were infused 4 days before transplantation, and conventional T cells on the same day as the TCD allograft. ⑥ Viral-specific cytotoxic T cells were added in order to prevent and treat viral infections. ⑦ Donor lymphocytes expressing suicide genes that could be activated if GVHD developed were used.

(2) "GIAC" protocol. A T-cell-replete (TCR) haplo-BM or HSC transplantation protocol has been developed involving four main components "G-I-A-C": 'G'CSF-stimulation of the donor; 'I'ntensified immunosuppression through post-transplantation cyclosporine A (CsA), mycophenolate mofetil (MMF), and short-course methotrexate; 'A'nti-thymocyte globulin (ATG) added to patient conditioning to help prevent GVHD and aid engraftment; and 'C'ombination of PBSC and bone marrow.

(3) High-dose of post-transplantation cyclophosphamide. Three mechanisms were

suggested: ① direct elimination of host T cells responding to donor antigens in the periphery; ② intrathymic clonal deletion of donor-reactive host T cells; ③ generation of tolerogen-specific host suppressor T cells.

Using above modern approaches, it has been suggested that the degree of HLA disparity might no longer be a risk factor for GVHD or adversely affect patient survival after BM or HSC transplantation. Similar patient survival has been achieved using haploidentical donors comparing to HLA-matched-related or HLA-matched-unrelated donors.

第四节 异种移植
Xenotransplantation

供体器官的严重短缺在相当大程度上限制了器官移植的临床应用。在众多的尝试中，异种移植是解决供体器官短缺的一条很好的潜在途径。异种移植是指不同种供受者之间的组织器官移植。猪→人异种移植实验已经取得了一些成果，但是显而易见，异种移植面临着复杂的免疫排斥问题。

异种移植后首先出现超急性异种移植排斥（hyperacute xenograft rejection，HXR），主要是受者体内预存的异种反应性天然抗体引起的。引起 HXR 的异种反应性抗体 90% 以上针对半乳糖 –α1,3– 半乳糖（Gal-α1,3-Gal）抗原。目前通过免疫吸附清除受者体内的预存抗体、使用抑制剂抑制补体的活化或构建并繁殖表达人补体调节蛋白的转基因猪，来控制 HXR 的实验研究已获得成功。克服 HXR 之后，异种移植物在移植后 2～3 天内会受到延迟异种移植排斥（delayed xenograft rejection，DXR，又称为急性血管性排斥），由受者体内诱导产生的异种反应性抗体、血管内皮细胞、巨噬细胞、NK 细胞、T 细胞和血小板、凝血因子等参与。目前尚无明确、有效的预防和控制方案。异种移植物还可能受到 T 细胞介导的异种移植排斥。另外，异种移植还存在非免疫学障碍，如异种器官与受者之间的生理学不相容性、猪内源性逆转录病毒感染等也是目前尚待解决的问题。

虽然目前看来异种移植仍存在许多尚未逾越的障碍，但异种移植为开拓移植脏器来源提供了一种可能性。现代免疫、生物技术的飞速发展，为异种器官移植研究开拓了新的前景，异种移植的研究有必要进一步深入，但其临床应用尚有待时日。

Key words：Autograft; Syngraft; Allograft; Xenograft; Hyperacute rejection; Acute rejection; Chronic rejection; Graft-versus-host reaction; Immunosuppressant; Xenotransplantation.

Review questions

1. Graft-versus-host disease (GVHD) frequently develops after certain types of transplantations. Under what conditions is GVHD likely to occur? Briefly outline the mechanisms involved in GVHD.

2. Compare the direct recognition of alloantigen by host T cells with the indirect recognition of

alloantigen.

3. Briefly explain the mechanisms involved in hyperacute , acute and chronic rejection.

Case study

Acute rejection on kidney transplantation（肾移植的急性排斥）

An 18-year-old student with end-stage renal failure due to chronic glomerulonephritis（血管球性肾炎）was given a kidney transplant. His major blood group was A and his tissue type was HLA-A1, -A9, -B8, -B40, -Cw1, -Cw3, -DR3, -DR7. The donor kidney was also blood group A and was matched for one DR antigen and four of six ABC antigens. He was given triple immunosuppressive therapy（三联免疫抑制治疗）. He passed 5 litres of urine on the second postoperative day and his urea and creatinine（肌酐）fell appreciably. However, on the seventh postoperative day, his graft became slightly tender（触痛）, his serum creatinine increased and he had a mild pyrexia（发热）(37.8℃). A clinical diagnosis of acute rejection was confirmed by a finding of lymphocytic infiltration of the renal cortex on fine-needle aspiration. A 3-day course of intravenous methylprednisolone was started. Twenty-four hours later his creatinine（肌酐）had fallen and urine volume increased.

Subsequently, the patient had similar rejection episodes 5 and 7 weeks postoperatively . Both were treated with intravenous corticosteroids（皮质类固醇）, and he has since remained well for over 3 years. Cyclosporin A（环孢素 A)was discontinued after 9 months but he still takes a daily maintenance dose of immunosuppressant, namely 5 mg prednisolone（泼尼松）and 50 mg azathioprine（硫唑嘌呤）.

Questions

1. Can you explain why this type of transplant rejection happens so fast?

2. Do you have any suggestions for how to avoid this rejection?

（李 楠）

数字课程学习

● 教学 PPT   ● 拓展知识   ● Case Study   ● Glossary   ● Questions   ● 自测题

第二十三章　生殖免疫

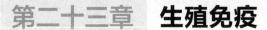

Reproductive Immunity

Reproductive immunology is a new field that focuses on the mechanism, diagnosis and treatment of immune infertility. It is important for both basic and clinical research.

In pregnancy, the uterus and the placenta constitute a unique site of immune modulation where the semi-allogeneic fetus is tolerated by the maternal immune system. Both the mother and the fetus contribute to maintenance of tolerance. The protection mechanisms of allogeneic fetus from the maternal immune response during pregnancy remain mysterious so far.

The specialized fetal tissue in contact with maternal uterine tissue might contribute to tolerance by several mechanisms, such as by inactivating NK cells through HLA-G expression, depleting tryptophan or provoking apoptosis of activated maternal lymphocytes. Further, the Th1/Th2 cytokine balance has been shown to be an important mechanism determining the survival of the fetus in the maternal uterus. The production of Th2-type cytokines locally at the fetal-maternal interface would favor the maintenance of mammalian pregnancy, while a Th1-predominant pattern would mediate fetal rejection. Recently, the key roles of decidual NK cells (dNK), decidual regulatory T (Treg) cells, decidual macrophages and decidual dendritic cells (dDCs) during pregnancy have been described. Therefore, incomplete tolerance might result in a disturbed pregnancy, such as spontaneous abortion and pre-eclampsia, or infertility.

免疫是人体的基本功能之一，在抵御自然界各种病原微生物（如病毒、细菌）及其有害因子的侵袭中发挥重要的功能，对于维持机体平衡起了关键作用。同样，作为人体重要的基本生理功能，免疫在人类生殖功能或生殖活动中亦起着重要作用，其正常或平衡与否直接影响男性或女性的生殖功能，从而影响人类的生殖活动，异常可引起各种异常妊娠或不孕不育。生殖免疫的理论已在临床多种疾病（如免疫性不孕症、习惯性流产及子宫内膜异位症等）的诊断和治疗中广泛应用。

第一节　女性生殖道黏膜免疫
Mucosal Immunity in Reproductive Tract of Female

女性生殖道（reproductive tract of female，FRT）包括阴道、子宫颈和子宫，其中阴道和外子宫颈构成下生殖道，子宫和子宫颈内膜构成上生殖道。女性生殖道是一个与体外相通的开放系统，为避免病原微生物的感染，必须要求局部有强大的免疫保护功能。人在漫长的进化过程中，女性生殖道（器官）已进化形成独特的保护机制，能识别、排斥各种抗原而不排斥精子及胎儿，以保证整个生殖活动的进行。

一、女性生殖道免疫特征
（Immune characteristics of reproductive tract of female）

女性生殖道属于免疫豁免区，一般不产生明显或强烈的免疫反应，以保护受精、胚胎成熟等整个生殖活动。生殖道不同部位的免疫系统的功能有所差异。阴道内寄生有大量共生菌群，因此免疫系统能有效抵御病原微生物的侵袭，同时允许对人体有益的微生物生长。子宫颈是子宫的门户部位，免疫系统在允许精子通过的同时，防止微生物进入子宫。子宫内的免疫系统则主要通过诱导母胎耐受促进胎儿发育，同时消灭进入子宫内的病原体。女性生殖道内各部位的免疫功能都必须在保护机体免受病原体侵害与维持组织完整性及功能性之间保持良好的平衡，使受精、植入和妊娠的全过程正常进行。

二、女性生殖道黏膜的抗原提呈细胞
（APC in reproductive tract mucosa of female）

一个有效的免疫应答需要抗原提呈细胞提呈抗原给 T 细胞，使 T 细胞活化，导致一系列免疫活性细胞发挥效应，其中包括细胞因子的产生、细胞毒性、抗体分泌等。朗格汉斯细胞主要分布在阴道和宫颈黏膜上皮，周围是激素依赖并呈周期变化的上皮细胞，有抗微生物的免疫作用，又可耐受精子抗原。除专职的 APC（如巨噬细胞、DC 和 B 细胞）外，女性生殖道黏膜上皮细胞也可提呈抗原，并且受 MHC II 类分子的限制。

三、女性生殖道黏膜的效应细胞
（Effector cell in reproductive tract mucosa of female）

女性生殖道分布有多种类型的免疫细胞。女性生殖道黏膜中白细胞占细胞总数的 6% ~ 20%，白细胞中大多数是 T 细胞（30% ~ 60%），B 细胞和巨噬细胞数目较少。在子宫内膜内有集合淋巴结，以 B 细胞为中心，周围是大量的 T 细胞，再外围是巨噬细胞环。T 细胞、巨噬细胞、NK 细胞分布于整个子宫内膜，未孕子宫内膜的 T 细胞中 2/3 以上是 $CD8^+$T 细胞，且在月经周期中相对稳定。下生殖道的上皮间分布有 T 细胞、DC 和巨噬细胞等，数目和分布与月经周期无关，但黏膜中的 T 细胞、B 细胞及浆细胞等免疫活性细胞的活性在不同区域会有差异。女性生殖道其他的免疫细胞还包括 γδT 细胞、NKT 细胞和中性粒细胞等。

四、女性生殖道黏膜的免疫球蛋白（Ig in reproductive tract mucosa of female）

人类女性生殖道黏液中的 Ig 是发挥黏膜免疫的重要分子，通过中和病原体、调理作用和活化补体后的溶细胞作用等机制促进病原体清除。生殖道黏膜固有层的浆细胞可分泌 IgA、IgG 和 IgM。在不同的部位，Ig 的类型构成有差异，宫颈浆细胞分泌 IgA 和少量的 IgG、IgM，宫颈黏液中约 80% 的 IgA 呈多聚体形式，而在阴道液中仅 55% 为多聚体。宫颈管内分泌的 Ig 比宫颈阴道的分泌物中高，且 IgG 占 80%，IgA 占 12%。另外，女性生殖道 Ig 的分泌过程受雌激素和黄体酮的调节。

第二节　正常妊娠与免疫
Normal Pregnancy and Immunity

妊娠过程中，胎儿对母体来说如同一半移植物，其含有来自父母双方的基因，由父系基因所决定的同种抗原对母亲来说显然是异物。因此从理论上来讲，整个妊娠过程始终存在着母体排斥胎儿父系抗原的可能，但事实并非如此。母胎界面上，子体来源的滋养层细胞与母体免疫系统直接接触（Figure 23-1），滋养层细胞通过各种机制诱导母体免疫系统保持免疫耐受状态，这种耐受状态的维持主要取决于妊娠过程中机体的特殊免疫格局的形成。这种特殊免疫状态在维持正常妊娠中的机制非常复杂，至今仍未完全明了，人们发现主要与滋养层细胞非经典 MHC I 类分子及多种蜕膜免疫细胞的功能密切相关。

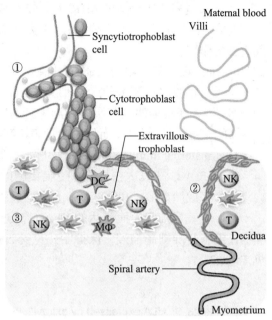

Figure 23-1　The contact interfaces between placenta and maternal immune system

Box-23-1　The contact interfaces between trophoblast cells and maternal immune system

The trophoblast cells of placenta interact with maternal immune cells in the healthy uterus. The trophoblast cells invade through the endometrium, which is called the decidua in pregnancy, and forms the placental villi. The villi which are covered in villous trophoblast (VT) cells, are the site of nutrient and gas exchange between mother and foetus, and are bathed in the mother's blood. Extravillous trophoblast (EVT) cells invade into endometrium and transform the spiral arteries of the uterus, allowing blood to flow to the placenta. Both villous trophoblast cells and extravillous trophoblast cells are exposed to circulating maternal immune cells and have several features to prevent their recognition and elimination by these cells. Another interface between the trophoblast cells and the maternal immune system is within the endometrium. During pregnancy, interstitial EVT cells encounter immune cells present at mucosal site in the decidua basalis, which lies beneath the site of placental implantation. The three interfaces between foetal trophoblast cells and maternal immune cells are depicted in Figure 23-1.

一、非经典MHC I 类分子与正常妊娠
（Non-classical MHC class I molecule and normal pregnancy）

人类绒毛膜外滋养层细胞不表达经典的 MHC I 类分子 HLA-A 和 HLA-B，少量表达 HLA-C，大量表达非经典的 MHC I 类分子 HLA-G、HLA-E 和 HLA-F。非经典的 MHC I 类分子是存在于母胎界面的主要 MHC I 类分子，在维持母体对同种半异体胎儿的免疫耐受中起重要的作用。

1. HLA-G HLA-G 分子高表达在绒毛外滋养层细胞（extravillous trophoblast）上（即浸润至子宫蜕膜层甚至达子宫浅肌层及子宫螺旋动脉内皮层，与母血及子宫组织有直接接触的滋养层），妊娠早期滋养层干细胞上调 HLA-G 的表达，早、中期妊娠胎盘中滋养层细胞 HLA-G 的表达水平较高，而足月胎盘表达甚少，这种独特的组织分布提示 HLA-G 在母胎耐受（fetal-maternal immunotolerance）中发挥重要作用，其机制主要包括：

（1）HLA-G 高表达在与母体蜕膜接触的滋养层细胞上，有利于滋养层细胞向子宫蜕膜内浸润，完成胎盘形成和螺旋动脉重塑的过程。

（2）滋养层细胞表面表达的 HLA-G 通过与蜕膜 NK 细胞上的抑制受体 KIR 结合，向蜕膜 NK 细胞转导抑制信号，保护胎儿免受 NK 细胞的杀伤。蜕膜各 HLA 分子及其配体表达见 Table 23-1。

Table 23-1 HLA expressed by extravillous trophoblast and the specific receptors expressed on decidual leukocytes

Gene	Function	HLA receptors	HLA receptor expression on decidual leukocytes		
			NK cells	T cells	Macrophages
HLA-C	Ag presentation to CD8+T cells Inhibition of NK cell cytotoxicity	TCR	−	+	−
		KIR2DL1/2/3	+	+	−
		KIR2DS1/2	+	+	−
HLA-E	Expression of HLA-A, -B, -C peptides Inhibition of NK cell cytotoxicity Ag presentation to CD8+T cells	TCR	−	+	−
		NKG2A	+	+	−
		NKG2C	+	+	−
HLA-F	Unknown	LILRB1 (ILT-2)	Low	?	+
		LILRB2 (ILT-4)	?	?	?
HLA-G	HLA-G may play a role in inhibition of NK cell cytotoxicity and induction of immune tolerance	KIR2DL4	+	?	−
		LILRB1 (ILT-2)	Low	?	+
		LILRB2 (ILT-4)	?	?	?

（3）HLA-G 可与蜕膜 T 细胞表面的 KIR 结合，从而抑制 CTL 的杀伤功能。可溶性 HLA-G（sHLA-G）可直接与 T 细胞上的 CD8 结合，但不发挥经典 HLA Ⅰ 类分子的功能，使 CTL 不产生杀伤作用，反而阻止了 T 细胞与 HLA Ⅰ 类分子的作用，导致 CD8⁺T 细胞的凋亡。另外，HLA-G 还可抑制 CD4⁺T 细胞增殖，诱导其无反应性或长期处于无应答状态（Figure 23-2）。

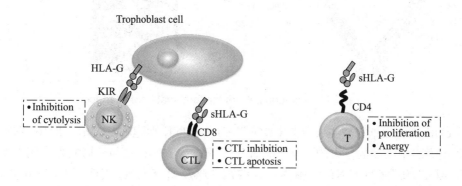

Figure 23-2   The function of HLA-G at fetal-maternal interface

（4）HLA-G 可调节蜕膜和外周单核细胞的细胞因子分泌，使 TNF-α、IFN-γ 降低，IL-4、IL-10 升高，促使 Th1/Th2 细胞因子平衡向 Th2 细胞偏移，有利于正常妊娠的维持。

2. **HLA-E** 是另一类非经典的 MHC Ⅰ 类分子，妊娠早期的胎盘及蜕膜组织都表达 HLA-E。HLA-E 可结合绒毛膜外滋养层细胞表达的 HLA-G、HLA-C 的前导肽，从而诱导 HLA-E 在绒毛膜外滋养层细胞表面的表达。HLA-G 的前导肽诱导 HLA-E 表达的能力最强，这也是 HLA-G 诱导母胎耐受的重要机制之一。HLA-E 在保护胎儿免受蜕膜 NK 细胞杀伤方面也发挥重要作用，HLA-E 可识别蜕膜 NK 细胞表面的凝集素样受体 CD94/NKG2A，并与之结合，NKG2A 分子胞质内含有免疫受体酪氨酸抑制模体（ITIM），向蜕膜 NK 细胞传递抑制信号，几乎所有蜕膜 CD56^bright CD16⁻ NK 细胞都高水平表达 CD94/NKG2A 受体，因此，HLA-E 与 CD94/NKG2A 受体的相互作用是维持正常妊娠的重要机制之一。

3. **HLA-F** 有两种存在形式，一种是 HLA-F 分子与 β2 微球蛋白结合构成 HLA-F/β2m 复合物；另一种是不与 β2 微球蛋白结合，只有 HLA-F 分子构成开放的构象异构体（open conformer，OC），这种开放的构象异构体容易形成同源二聚体，或与其他 HLA Ⅰ 类分子形成异源二聚体。这两种形式表达的 HLA-F 分子都可以与多种细胞，尤其是蜕膜 NK 细胞表面的受体结合。HLA-F/β2m 复合物主要结合抑制性受体 ILT2 和 ILT4，开放的构象异构体则结合 KIR 的多个成员受体，因此，HLA-F 与蜕膜 NK 细胞表面受体结合后对蜕膜 NK 细胞活性的调控作用比较复杂。

二、蜕膜免疫细胞与正常妊娠（Decidual lymphocytes and normal pregnancy）

子宫内膜淋巴细胞占细胞总数的 10%～50%，包括 NK 细胞、T 细胞，但缺乏 B 细胞。这些免疫细胞在妊娠期发生了明显的变化，均对正常妊娠的维持发挥重要作用（Figure 23-3）。

1. **蜕膜 NK 细胞（Decidual natural killer cell，dNK 细胞）** 是妊娠早期出现最多的淋巴细胞，占子宫内膜总淋巴细胞的 50%～70%。dNK 细胞在维持正常妊娠中发挥极其重要的作用，主要包括以下几个方面。

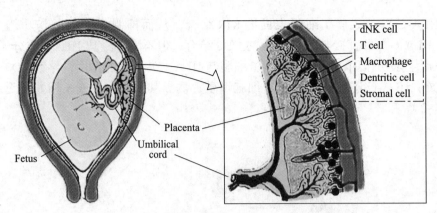

Figure 23-3　Immune cells at the fetal-maternal interface

（1）dNK 细胞根据表型主要分为 CD56^{bright}CD16⁻ dNK 细胞和 CD56^{dim}CD16⁺ dNK 细胞两大亚群，前者占绝大多数，大约占 90%，而后者仅占约 10%；这与外周血存在较大差异，外周血中是以 CD56^{dim}CD16⁺ NK 细胞为主，约占 90%。研究发现，CD56^{bright}CD16⁻ dNK 细胞对胚胎起营养作用，而 CD56^{dim}CD16⁺ dNK 细胞具有毒性作用，CD56^{bright}CD16⁻ dNK 细胞与 CD56^{dim}CD16⁺ dNK 细胞平衡是维持正常妊娠所必需的。

（2）dNK 细胞通过产生黏附分子和细胞因子促进胚胎黏附、植入和胎盘发育。dNK 细胞表面表达多种黏附分子，如 CD2、CD7、CD58、CD54 等，这些黏附分子可调节子宫内膜与胚胎的黏附；dNK 细胞分泌的细胞因子 CSF-1、TNF-α、IFN-γ、TGF-β 等，可以促进胚胎黏附、植入、血管生成及胎盘发育。

（3）在胚胎种植过程中，胚胎绒毛附着和侵入母体蜕膜，改变蜕膜组织结构，从而使适当的母体血液能够到达胎盘，以达到供给胎儿营养并维持其生长发育的目的。侵入绒毛的典型特征是滋养层细胞表达 HLA-G，而着床期增多的 dNK 细胞表达 HLA-G 的受体，此受体是 dNK 细胞表面的抑制性受体，两者的相互作用控制着床期滋养层细胞的侵入，同时抑制 dNK 细胞对滋养层细胞的杀伤，诱导母胎耐受。

（4）dNK 细胞通过表达和调节血管内皮生长因子（VGEF）和血管生成素（Ang），参与胎盘血管的重建。另外，VGEF 和 Ang 还作为生长因子促进绒毛生长和移行。

2. 蜕膜 T 细胞（Decidual T cell） 　在着床期，母体的 T 细胞能迁移进入子宫，并且通过分泌细胞因子诱导胚胎与母体的免疫应答。在妊娠早期，T 细胞只占蜕膜免疫细胞的一小部分；但是到分娩时，超过一半的白细胞是 T 细胞，其中主要是 CD4⁺T 细胞。正常妊娠过程中，蜕膜中的 T 细胞主要有 CD4⁺T 细胞（即辅助性 T 细胞）、CD8⁺T 细胞（抑制 / 杀伤性 T 细胞）和 CD4⁺CD25⁺ 调节性 T 细胞。

（1）CD4⁺T 细胞（CD4⁺T cell）：根据产生的细胞因子不同，CD4⁺T 细胞可分为 Th1 细胞和 Th2 细胞。在着床期，子宫内膜局部分泌一些趋化因子，能募集外周血中的 T 细胞（主要是 Th2 细胞）迁移进入子宫，使胚胎成功着床。Th1 细胞能诱导 CTL 的产生而引起流产，Th2 细胞通过产生细胞因子阻止 Th0 细胞向 Th1 细胞分化，从而起到维持正常妊娠的作用。

Th1/Th2 细胞平衡对维持正常妊娠起着非常重要的作用，Th1 型细胞因子或 Th1 型免疫应答格局对胎盘有害，不利于妊娠；Th2 型细胞因子或 Th2 型免疫应答格局是母体对滋养细胞的正常反应，有利于妊娠；正常妊娠是一种 Th2 细胞占优势的生理现象。胎盘局部 Th2 型细胞因子主要包括 IL-4、IL-5、IL-6、IL-10，其中 IL-4、IL-10 的作用更为重要；Th1 型细胞因子主要包括 IL-2、IFN-γ。母胎界面 IL-4 主要由胎盘滋养层细胞分泌，促进 Th 细胞向 Th2 细胞分化，抑制 Th1 型细胞增殖，下调 Th1 细胞介导的细胞免疫应答；IL-4 还可调节胎盘生长，抑制 IL-2 介导的 dNK 细胞激活后对滋养层细胞的损伤。妊娠早期胎盘滋养层细胞表达以 IL-10 为主的细胞因子，可有效抑制 IFN-γ、TNF-α、IL-1 的产生，从而选择性抑制 Th1 型细胞免疫应答，另外，IL-10 对 NK 细胞、单核巨噬细胞、T 细胞等都具有免疫抑制作用，从而下调胎盘局部的炎症反应。

（2）CD8$^+$T 细胞（CD8$^+$ T cell）：按照产生的细胞因子不同，CD8$^+$T 细胞可分为 Tc1 细胞和 Tc2 细胞。Tc1 细胞主要分泌 IL-2 和 IFN-γ，Tc2 细胞主要分泌 IL-4、IL-5、IL-6 和 IL-13 等。Tc2 细胞与 Th2 细胞一样，在发生蜕膜化的子宫中增多。子宫蜕膜 T 细胞主要为 Tc2 细胞与 Th2 细胞，其数量远远大于外周血，它们通过其产生的细胞因子来调节子宫内膜对胚胎的适应性反应，有利于胚胎的成功植入和妊娠的维持。

（3）CD4$^+$CD25$^+$ 调节性 T 细胞（CD4$^+$ CD25$^+$ regulatory T cell，Treg 细胞）：蜕膜中存在有大量的 Treg 细胞，并在维持正常妊娠和调节母胎耐受中发挥着非常重要的作用。妊娠期蜕膜中 Treg 细胞大量增加，约占蜕膜总 CD4$^+$T 细胞的 30%，为外周血的 3 倍，且这群细胞 Foxp3 的表达显著增加；正常妊娠子宫蜕膜中 Treg 细胞数量明显高于习惯性流产者，通过对孕鼠模型的研究证实，蜕膜 Treg 细胞具有免疫抑制功能，可有效抑制母体对胚胎的排斥反应。

Box 23-2　Characteristics of regulatory T cells in pregnancy

Regulatory T (Treg) cells are necessary component of maternal immune tolerance of paternal alloantigens present on trophoblast. In pregnant mice the proportion of CD4$^+$CD25$^+$ Treg cells increased significantly in the spleen, uterine draining lymph nodes and peripheral blood, starting from the early post-implantation period. Correspondingly, in human pregnancy CD4$^+$CD25$^+$ Treg cells contributed to 8% of peripheral blood and to 20% of decidual CD4$^+$ T cells respectively. In pregnant women an increase in circulating Treg cells during early pregnancy, reaching the highest level in the second trimester and then declining post partum was observed. Moreover, the percentage of Treg cells was higher inside decidua than in blood.

Treg cells in general mediate their protective function mainly by the contact-dependent inhibition through CTLA-4, PD-1, and cytokine-dependent inhibition including TGF-β and IL-10. CTLA-4, PD-1, TGF-β and IL-10 all are benefit for normal pregnancy, while their decline could be found in women suffering from abnormal pregnancy. For example, the expression of CTLA-4 on Treg cells increased in periphery blood and deciduas during normal human pregnancy, while decreased in human miscarriage. As for PD-1, another inhibitory molecule, played an important role in normal pregnancy through inhibiting the activation and function of lymphocytes after binding to PD-L1 expressed on villous syncytiotrophoblasts and cytotrophoblasts.

---

3. **蜕膜巨噬细胞（Decidual macrophage）**　占蜕膜免疫细胞的 20%～25%，数量仅少于 dNK 细胞，在整个妊娠期蜕膜巨噬细胞数量保持相对稳定。蜕膜巨噬细胞根据表型和

功能的不同分为 M1 型和 M2 型，M1 型蜕膜巨噬细胞高表达 CD80、CD86 等膜功能分子，分泌促炎细胞因子 TNF-α，合成精氨酸代谢酶诱导型一氧化氮合酶（inducible nitric oxide synthase，iNOS），在妊娠中参与炎症反应，数量增多则不利于母胎耐受的维持。M2 型高表达膜功能分子 CD163、CD206、CD209，分泌细胞因子 IL-10，合成精氨酸代谢酶 I 型精氨酸酶 (arginase-1，Arg-I)，主要参与免疫抑制、母胎耐受与组织重建等。正常妊娠过程中，蜕膜巨噬细胞主要以 M2 型为主，主要维持母胎耐受。蜕膜巨噬细胞还参与胚胎植入、子宫血管重塑、胎盘及胎儿生长发育等过程。当蜕膜巨噬细胞因各种因素导致由 M2 型向 M1 型极化，常常会引起各种不良妊娠结局的发生。

Box 23-3 Characteristics of macrophages in pregnancy

During pregnancy, macrophages represent a major immune cells subset. Macrophages can be phenotypically polarized by the microenvironment in which they reside and can be categorized into two groups: classically activated macrophages (M1 macrophages) and alternatively activated macrophages (M2 macrophages). M1 macrophages are characterized by the expression of CD16/32, CD80, CD86, inducible nitric oxide synthase (iNOS, also named NOS2), and the production of Th1-type cytokines. M2 macrophages are characterized by the upregulation of mannose receptor (CD206) and arginase-1 (Arg-I), production of Th2-type cytokines, and demonstration of anti-inflammatory activity. Accumulating evidence indicates that decidual macrophages have an immunosuppressive, M2-like phenotype. This phenotype of decidual macrophages may contribute to both remodeling of the endometrium and the tolerant milieu required for fetal acceptance. The polarization pattern of decidual macrophages skews toward M1 during pregnancy related disorders such as miscarriages or preeclampsia, as evidenced by their high expression of CD80, CD86, and TNF-α.

---

4. **蜕膜树突状细胞（Decidual dendritic cell）** 数量较少，占蜕膜白细胞的 5% ~ 10%，但对母胎耐受微环境的维持发挥着至关重要的作用。在功能上，蜕膜 DC 参与母胎界面免疫耐受的维持，另外，对胚胎植入、子宫血管重塑及胎盘的生长发育等过程均发挥非常重要的作用。蜕膜 DC 与外周 DC 不同，绝大多数属于髓系 DC，低表达共刺激分子，高表达抑制性受体，分泌的细胞因子以 IL-10 为主，呈现不成熟表型。蜕膜 DC 可通过抑制 T 细胞应答、诱导 Treg 细胞产生及抑制 DC 自身的终极分化，维持母胎耐受。

5. **蜕膜 NKT 细胞（Decidual NKT cell）** 子宫内膜除了上述免疫细胞之外，还有一种特殊的细胞群 NKT 细胞，为 CD3$^+$CD4$^-$CD8$^-$ T 细胞，着床期 NKT 细胞数目为未妊娠期的 40 倍。NKT 细胞的功能仍未完全明了，初步认为，一方面，NKT 细胞通过其 TCR 与 CD1 分子识别，并分泌大量 IL-4 和 CSF 等细胞因子，诱导 Th2 细胞产生，有利于胎儿发育；另一方面，NKT 细胞通过识别滋养层细胞表面 MHC I 类分子，反馈性使 NKT 细胞数量大大增多，从而调节母体的免疫反应，有利于正常妊娠的维持。

第三节 女性不孕与免疫
Female Infertility and Immunity

免疫系统在受精、妊娠的建立和维持中起着至关重要的作用，人类 5% 的不孕不育与免疫系统异常有关。引起女性不孕的原因错综复杂，至今未能完全了解，其中相当一部分与免疫密切相关。以下就较为常见的与免疫有关的抗精子抗体和子宫内膜异位症引起的免疫不孕作一简单讨论。

1. **抗精子抗体和女性不孕**（Anti-sperm antibody and female infertility） 不少不孕女性往往存在生殖道局部免疫异常，并与抗精子抗体相关。抗精子抗体作用于精子，产生一系列病理过程：①干扰受精，凝集精子，影响精子活力和存活率，抑制精子穿卵能力，影响精卵结合；②激活巨噬细胞、NK 细胞，吞噬、杀伤精子；③活化补体，直接损伤精子并介导 ADCC 破坏精子等。在部分不孕妇女中，其血清或宫颈黏液中可出现抗精子抗体，故临床上抗精子抗体监测可作为部分免疫不孕妇女的辅助诊断指标。

2. **子宫内膜异位症和女性不孕**（Endometriosis and female infertility） 子宫内膜异位症（endometriosis，简称内异症）是妇女的常见病，发病率为 4%~17%，其中不孕率高达 30%~40%。内异症病因复杂，至今未能完全阐明，但与免疫密切相关，是一种自身免疫病，可导致女性产生抗子宫内膜抗体（anti-endometria antibody）。研究证实，抗子宫内膜抗体是内异症妇女不孕高发的原因之一。据报道，内异症患者血清抗子宫内膜抗体检出率为 50%~80%。故抗子宫内膜抗体检测可作为内异症患者的无创伤性辅助诊断指标。

第四节 男性不育与免疫
Male Infertility and Immunity

男性不育是当前医学研究的一个热点，导致男性不育的因素很多，其中免疫与男性不育密切相关。大量研究证实，在男性不育患者中，有相当一部分患者与免疫相关，即由免疫导致的免疫不育。在免疫不育中，起主要作用的是精子抗原和抗精子抗体。

一、精子抗原（Sperm antigen）

精子抗原作为大分子的同种异体抗原，结构复杂、种类繁多，至少已发现有 100 多种。精子抗原可分为表面抗原、核抗原、胞质抗原等，分布于精子的不同部位。精子抗原包括精子特异性抗原、精子非特异性抗原、生育相关的精子抗原及生育非相关的精子抗原等。但至今未发现与不育有关的特异性精子抗原，由于精子抗原结构的复杂性，功能上的不确定性，加之缺乏有效的分离、纯化手段，精子抗原的研究进展缓慢，在此不进行详述。

二、抗精子抗体（Anti-sperm antibody）

正常生理情况下，精子对男性自身而言是隐蔽抗原，与免疫系统处于隔绝状态，加上在各种生理性保护机制作用下，免疫系统不会对自身精子产生免疫应答。但在某些病理情况下，上述平衡与保护机制被破坏，男性可对自身精子产生自身抗体——抗精子抗体。同样，在某些病理情况下，女性亦可产生抗精子抗体。

1. **男性抗精子抗体的产生**（Production of anti-sperm antibodies in male）

（1）生理屏障的破坏（destruction of physiology barrier）：生理屏障的损伤、破坏，均可导致精子这一隐蔽的自身抗原突破生理屏障，进入血液，触发自身免疫应答，产生抗精子抗体。常见的病因有：输精管结扎术、输精管吻合术、输精管损伤、生殖道损伤、睾丸损伤、隐睾症、生殖道感染及精索静脉曲张等。统计发现，隐睾症患者中66%为抗精子抗体阳性，精索损伤者37.5%～58%抗精子抗体阳性，输精管结扎后抗精子抗体的阳性率则高达50%～58%。

（2）感染与抗精子抗体（infection and anti-sperm antibody）：研究发现，某些细菌表面和人精子存在共同抗原，由此产生交叉反应，导致抗精子抗体的产生。溶脲脲原体（男性生殖道常见感染菌）、铜绿假单胞菌、大肠埃希菌和肺炎球菌与人精子有交叉抗原，是上述细菌感染后产生抗精子抗体的一个重要原因。

（3）精浆免疫抑制因子的异常（abnormality of immune inhibitory factors in seminal plasma）：精浆免疫抑制因子具有封闭精子抗原及抑制生殖道局部免疫反应的作用，起到对精子及生殖活动的生理性保护作用。而精浆免疫抑制因子质或量的改变或异常，均可破坏这种平衡。研究发现，免疫不育患者（抗精子抗体阳性）精浆免疫抑制因子的含量明显低于正常人。

（4）生殖道局部免疫功能的异常（abnormal immune function in reproductive tract）：在某些病理情况下（如感染），睾丸免疫豁免机制遭到破坏，大量免疫细胞入侵，免疫功能病理性亢进，诱发对精子的自身应答，导致抗精子抗体的产生。

（5）异常的性活动（abnormal sex action）：同性恋者因肛交往往引起直肠黏膜机械性损伤，致使精子进入血液，诱发抗精子的免疫应答。同时，精浆免疫抑制因子进入血液，抑制同性恋性伙伴的免疫功能，进一步诱发抗精子抗体的产生。

2. **女性抗精子抗体的产生**（Production of anti-sperm antibodies in female）　在女性，阴道黏膜损伤与抗精子抗体的形成有关。阴道黏膜上皮损伤，精子可通过损伤处进入女性体内，诱发抗精子的免疫应答。同时，精浆免疫抑制因子随精子经阴道破损处进入女性体内，抑制免疫功能，加剧抗精子抗体的产生。

3. **抗精子抗体对生殖的影响及作用机制**（Effect and mechanism produced by anti-sperm antibodies in reproduction）　抗精子抗体与免疫不育密切相关，已被大量临床及实验室研究所证实。抗精子抗体可结合在精子不同部位，对生殖的影响是多方面的，其总的后果是影响精子功能，干扰受精。

（1）影响精子活力及抑制精子穿透宫颈黏液（inhibiting sperm vitality and penetration of cervix mucous by sperm）：抗精子抗体与精子结合，导致精子凝集，致使精子活力下降，运动受阻，并降低精子的存活率。同时，精子穿透宫颈黏液的能力明显受抑制，因此抗精子抗体可通过降低精子活力、存活率及抑制精子穿越宫颈黏液而减少受孕机会。

（2）抑制精子获能、顶体反应及受孕（inhibiting sperm capacitation, acrosome reaction and fertilization）：抗精子抗体结合精子后，抑制精子的获能、顶体反应，并减少获能后的顶体反应率，干扰受精过程。

（3）影响精子酶的活力，抑制透明带和放射冠的分散作用（affecting activity of sperm

enzyme, inhibiting zona pellucida and removing of corona radiate）：精子在女性生殖道内获能后，可产生顶体反应并释放顶体内含物，包括：①顶体蛋白酶（acrosin）：能促进精子穿过透明带及精卵结合；②精子透明质酸酶：能使卵丘（放射冠）分散。体外实验证明，抗精子抗体能抑制田鼠和兔精子对透明带和放射冠的分散作用。

（4）封闭顶体膜上的抗原位点，抑制精子对透明带的附着与穿透（blocking antigen site in acrosome membrane, inhibiting attachment and penetration of zona pellucida）：某些妇女的卵泡液或卵丘间质中存在的抗精子抗体可以干扰受精过程。

（5）影响精子与卵子的结合（affecting binding of sperm and ovum）：抗精子抗体能封闭顶体后区的 ConA 受体位点，阻断 ConA 受体的暴露，干扰 ConA 受体与卵膜结合，抑制精卵结合。此外，抗精子抗体可降低受精卵的存活率。

（6）影响胚胎的发育（affecting development of embryo）：可能的原因是：早期胚胎在其发育过程中可暂时获得各种抗原，其中某些抗原与精子蛋白和畸胎瘤有交叉免疫反应性。在抗精子抗体阳性的妇女中可见到流产或胚胎吸收。

（7）抗精子抗体的免疫学效应（immunological effect of anti-sperm antibodies）：抗精子抗体与精子结合形成抗原－抗体复合物，可介导一系列免疫学效应，影响生殖。

从以上可以看出，抗精子抗体对精子及生殖的影响是多方面的：IgA 类抗精子抗体的主要作用是抑制精子的穿透力；IgG 类抗精子抗体的主要作用是活化补体、活化免疫细胞，介导 ADCC、杀伤精子、引起组织损伤；IgM 类抗精子抗体除同 IgG 抗精子抗体有相同的影响外，还能抑制精子获能、顶体反应，影响精子穿透透明带，抑制精卵结合（Figure 23-4）。

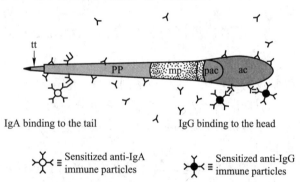

IgA binding to the tail

IgG binding to the head

$\maltese$ ≡ Sensitized anti-IgA immune particles

$\maltese$ ≡ Sensitized anti-IgG immune particles

Figure 23-4　Sperm and anti-sperm antibody

三、抗精子抗体的临床意义（Clinical significance of anti-sperm antibodies）

抗精子抗体存在于血清、精浆、子宫颈黏液等体液中，亦存在于精子表面（与精子表面抗原结合），目前主要检测体液中的抗精子抗体。人抗精子抗体主要有三个亚类：IgG、IgA 和 IgM。血清中以 IgG（或 IgM）类抗精子抗体为主。局部体液（如精浆、子宫颈黏液）中以 sIgA 为主，且更具意义，故精浆、子宫颈黏液中抗精子抗体的存在比血清更有临床意义。但精浆、子宫颈黏液中的阳性率明显低于血清。大量研究表明，免疫不育夫妇抗精子抗体的阳性率为 5%～25%（国外 10%～30%），其中精浆阳性率为 10%～15%，血清为 8%～13%。不育男性血清阳性率 IgA 为 18.9%，IgG 为 12.6%；精子表面阳性率 IgA 为 13.4%，IgG 为 15.0%；不育妇女子宫颈黏液 IgA 为 1.8%，IgG 为 8.8%。血清阳性率大于精浆，且以 IgG 类和 IgM 类抗精子抗体为主；精浆和子宫颈黏液中以 IgA 类抗精子抗体为主（Table 23-2）。

目前抗精子抗体检测的临床意义主要是：①某些免疫不育患者的辅助诊断指标；②临床疗效考核指标，如避孕套疗法、精子洗涤法、免疫抑制剂治疗等，见效者往往伴有抗精子抗体转阴或效价下降；③病情监测；④预后判断。抗精子抗体效价高、持续时间长往往与疗效差、预后不佳密切相关。需要指出的是，正常生育男性亦有 2% 的抗精子抗体阳性率，部分正常女性（包括未婚女性）亦可出现抗精子抗体，在分析结果时一定要加以区别。值得注意的是，抗精子抗体并非特异、绝对的指标，而是相对的辅助参考指标。

Table 23–2　Detection result of immune infertile male

Sample	N	IgG		IgA		IgM	
		n	%	n	%	n	%
Plasma	4 129	807	19.54	504	12.21	878	21.26
Sperm	2 749	99	3.60	261	9.49	36	1.31
Cervical mucus	489	57	11.66	92	18.81	25	5.11

第五节　异常妊娠与免疫
Abnormal Pregnancy and Immunity

一、习惯性流产与免疫异常（Habitual abortion and abnormal immunity）

习惯性流产（Habitual abortion，RSA）的发病率为 0.4%～1%，研究表明，习惯性流产除常见的染色体、生殖道解剖和内分泌异常外，40%～60% 的反复自发性流产与免疫因素有关。习惯性流产人群中免疫因素可分为两大类：①自身免疫病，其中 35% 的患者与自身抗体特别是抗心磷脂抗体有关；②同种免疫病，约 65% 可能与患者对胎儿父系抗原呈低反应性有关。

1. 自身抗体与习惯性流产（Self-antibody and habitual abortion）　习惯性流产与自身免疫有关。1985 年，Lockshin 等人提出自身抗体与习惯性流产密切相关，这一结果引起了生殖免疫学家的极大关注。近年来，已发现习惯性流产与一些自身抗体，如抗 DNA 抗体、抗 ENA 抗体、抗组蛋白抗体、狼疮抗凝物和抗心磷脂抗体有关，其中尤以抗心磷脂抗体关系最为密切。

2. Th1/Th2 平衡与习惯性流产（Th1/Th2 balance and habitual abortion）　各种因素（如宫内感染、自身免疫病等）均可造成 Th1 型细胞因子分泌增加或 Th2 型细胞因子不足，使维持正常妊娠的 Th1/Th2 平衡被打破，平衡向 Th1 细胞倾斜，而导致习惯性流产的发生。因而有学者提出，通过加入 Th2 型细胞因子或抗 Th1 型细胞因子制剂，来人为干预、调整体内 Th1/Th2 型细胞因子比值，纠正习惯性流产患者的免疫平衡状态，使机体趋向于有利于妊娠的 Th2 型细胞免疫应答格局，达到预防、治疗习惯性流产的目的。同样，临床上亦可通过检测患者的 Th1/Th2 型细胞（因子）比值作为习惯性流产的诊断、疗效考核及预后判断的辅助检测指标。

3. dNK 细胞与习惯性流产（Decidual NK cells and habitual abortion）　dNK 细胞是母胎界面参与母胎耐受的第一大细胞群体，在正常妊娠的维持中发挥关键作用。研究显示，习惯性流产患者 dNK 细胞异常募集和激活，其表面的活化性受体表达升高，穿孔素释放增多，导致滋养细胞凋亡、胎盘发育异常，出现流产。因此，dNK 细胞功能和数量的异常是习惯性流产的重要致病机制。耗竭 dNK 细胞或封闭 dNK 细胞的活化性受体 NKp46 和 FcγRⅢa，可以恢复螺旋动脉重塑和胎盘功能，并有效减少流产的发生。这些治疗提示，通过改善 dNK 细胞的功能和数量可能对习惯性流产具有一定的治疗作用。

4. **蜕膜 Treg 细胞与习惯性流产**（Decidual Treg cells and habitual abortion）　研究发现，母胎免疫排斥的抑制过程中，CD4$^+$CD25$^+$Treg 细胞起着非常重要的作用，它能够抑制母体对胎儿产生的具有破坏性的同种免疫排斥反应；相反，CD4$^+$CD25$^+$Treg 细胞缺乏则导致母体对胎儿发生排斥反应，继而造成妊娠失败。蜕膜 Treg 细胞与习惯性流产之间的关系大多局限于动物实验和临床基础研究，但研究结果预示对习惯性流产有免疫治疗潜能和临床疗效检测价值，因此，这是当今生殖免疫学研究的一大热点。

5. **蜕膜巨噬细胞与习惯性流产**（Decidual macrophages and habitual abortion）　蜕膜巨噬细胞是维持正常妊娠的重要细胞，蜕膜巨噬细胞异常与多种人类和小鼠的病理性妊娠相关。与正常孕妇相比，习惯性流产患者妊娠早期蜕膜巨噬细胞 CD80、CD86 的表达升高，而 IL-10 的表达降低，表现为 M1 极化为主。在小鼠流产模型中也显示，蜕膜巨噬细胞的极化模式主要以 M1 表型为特征，活化的 M1 型巨噬细胞通过产生高水平的一氧化氮和 TNF-α 表现出对胎儿的损伤作用，从而导致流产的发生。

二、死胎、早产与免疫异常
（Fetal death，premature delivery and abnormal immunity）

1. **死胎与免疫异常**（Fetal death and abnormal immunity）　妊娠 20 周后，胎儿体重为 500 g 以上，在分娩前或分娩过程中发生死亡者，称为死胎。宫内死胎的原因很多，除遗传、母体因素及胎盘内分泌功能不足等外，免疫因素是主要原因之一，尤其是原因不明的宫内死胎近年来发现与自身免疫有关。

抗心磷脂抗体是一种自身抗体，靶抗原是带负电的磷脂成分。自 20 世纪 70 年代以来，已发现抗心磷脂抗体与宫内死胎有关。抗心磷脂抗体的靶抗原——磷脂普遍存在于体内，也是胎盘绒毛的必要成分。抗心磷脂抗体可干扰胎盘合体滋养层的形成，也可导致胎盘内血小板聚集、血栓形成及胎盘栓塞，还可直接与胎盘组织结合，诱导高凝状态血栓形成，从而引起流产及宫内死胎。

补体是先天性免疫防御系统，有利于宿主抗感染及促进免疫复合物和凋亡细胞的清除。胎盘内有各种补体成分和补体调节蛋白的存在，胎儿组织对母体来说属于同种异体的抗原，因此，胎盘可能受到补体介导的免疫攻击。正常妊娠时，补体的激活受来自滋养层细胞表面所表达的补体调节蛋白 DAF、MCP 和 CD59 的调节，抑制补体的激活。补体调节蛋白的缺乏或减少，引起胎盘局部补体过度活化，可导致死胎的发生。

2. **早产与免疫异常**（Premature delivery and abnormal immunity）　早产是妊娠常见并发症，是围生儿死亡的重要原因之一，发生率占分娩总数的 7%～10%，围生儿死亡中 75% 与早产有关。目前，有关早产的免疫机制主要是母胎界面细胞因子的产生和蜕膜免疫细胞功能异常两方面。

大量研究证实，感染是引起早产的重要因素。当宫内感染发生时，蜕膜淋巴细胞（T 细胞、B 细胞、NK 细胞、单核巨噬细胞）和相关细胞（成纤维细胞、内皮细胞等）产生多种细胞因子，如 IL-1、TNF-α、IL-6、IL-8、CSF、血小板活化因子（PAF）等，这些细胞因子在胎盘局部激发炎症反应，还可作用于羊膜、绒毛膜和蜕膜细胞，使前列腺素产生增加。前列腺素是引起子宫收缩的重要分子，另外，PAF 也是介导子宫收缩的重要因子，以上因素造成子宫过度收缩，从而引起早产的发生。

蜕膜淋巴细胞异常也是早产发生的重要原因，尤其是 dNK 细胞的亚群 CD56^{bright} CD16$^-$ 与 CD56^{dim} CD16$^+$ 比值下降，即 CD56^{bright} CD16$^-$ 减少或 CD56^{dim} CD16$^+$ 增多，均可导致早产的发生。另外，dNK 细胞表面抑制性受体及其配体滋养层细胞表面的非经典的主要组织相容性抗原 HLA-G 表达异常，影响两者之间的结合，也可造成早产。

三、胎儿生长受限与免疫（Fetal growth restriction and immunity）

胎儿生长受限（fetal growth restriction，FGR）是指孕 37 周后，胎儿出生体重小于 2 500 g，是围生期的重要并发症，又称为胎儿宫内发育迟缓。其免疫机制主要包括细胞因子异常和抗磷脂抗体的产生。

1. 细胞因子（Cytokine）　Th1/Th2 平衡是维持正常妊娠所必需的，平衡失调则可能导致妊娠失败及某些妊娠并发症的发生。正常妊娠中，Th2 型细胞因子占优势，与保护胎儿有关；Th1 型细胞因子的增加对胎儿有不利影响，可能导致胎儿生长受限。研究发现，胎儿生长受限的胎盘中 IL-10 的表达显著下降，而 IL-1、IL-8、TNF-α 表达均显著升高。

2. 抗磷脂抗体（Anti-phospholipid antibody）　是针对磷脂的获得性抗体，包括 IgG、IgA、IgM 等。具有这类抗体的女性影响妊娠的主要机制是胎盘栓塞和梗死，也可能涉及前列环素的释放抑制。前列环素是内皮细胞的产物，是强力血管舒张因子和血小板聚集抑制因子。血小板产生血栓素 A$_2$，其是一种血管收缩因子和血小板聚集因子。抗磷脂抗体可减少前列环素的产生，造成以血栓素为主导的微环境，导致栓塞。研究发现，有胎儿生长受限的孕妇中 1/4 抗磷脂抗体阳性。

Key words：Fetal-maternal immunotolerance; Abnormal pregnancy; Anti-sperm antibody.

Review questions

1. What are the characteristics of immunity in female reproductive tract?
2. What are the main immune cells at the feto-maternal interface during normal pregnancy?
3. What are the characteristics of female infertility?
4. What are the relationships between antibodies and male infertility?
5. What are the relationships between habitual abortion and immunity?

Case study

Recurrent spontaneous abortion
（复发性自然流产）

A 44-year-old woman was referred to the clinic for recurrent spontaneous abortion (RSA), advanced maternal age, and infertility of unknown etiology（病因）. She was gravida six, para zero, and spontaneous abortion six. All pregnancies were achieved naturally between ages 34 and 43, and all ended as early pregnancy losses (<6-week gestation). After the 6th pregnancy loss, serological study revealed positive testing for antinuclear antibodies (titer 1 : 80, pattern-speckled). The patient had high levels of IgM autoantibodies to cardiolipin（心磷脂）, phosphatidylglycerol（磷脂酰甘油），

phosphatidylserine（磷脂酰丝氨酸）, and phosphatidylinositol（磷脂酰肌醇）. Patient's father had a history of stroke and one brother had a history of gout（痛风）. Grandmother had rheumatoid arthritis (RA) and an uncle had non-Hodgkin's lymphoma（非霍奇金淋巴瘤）.

A search was made for an underlying cause of her meningitis (脑膜炎). Although antibody production to a variety of bacterial and viral antigens was normal. However, total classical pathway haemolytic complement activity (CH50) and alternate pathway (AP 50) were consistently undetectable in his serum during convalescence, indicating a complete functional absence of one or more complement components of the terminal lytic pathway. Eventually, he was shown to have an isolated deficiency of C6, with normal levels of all other components. Half normal levels of C6 were found in the sera of his parents and in three of his four siblings（兄弟姐妹）, the other had a normal level.

Questions

1. Try to explain the immunological mechanism of Abs involved in this disease.

2. What other disease would the patient have inferred from her clinical examination results and family history?

（胡雪梅　张海霞）

数字课程学习

● 教学 PPT　　● 拓展知识　　● Case Study　　● Glossary　　● Questions　　● 自测题

第二十四章　老年免疫

Aging Immunity

The age-related decline in immune functions is termed immunosenescence, which is characterized by the deterioration of both adaptive and innate immunity and sometimes accompanied by chronic inflammatory conditions. Immunosenescence is likely to result from the age-related changes in the immune system and the physiological environment, and also from the molecular biological alterations associated with aging. Within the immune system, all of the immune organs, cells, and molecules are affected by aging. Immunosenescence leads to increased susceptibility to infections, cancers and autoimmune diseases, threatening the health span of the aged population. Long lasting physical exercise and balanced diet may help to postpone the progress of immunosenescence.

目前，中国已经成为世界上老年人口数量最多的国家，老年人群的健康问题成为全社会关心的重要课题。与年龄相关的免疫功能衰退被称为免疫衰老（immunosenescence），是导致老年人健康状况不佳的重要因素之一。免疫衰老表现为适应性免疫功能明显降低，固有免疫功能也出现变化，是免疫系统自身衰退和机体内其他年龄相关变化共同作用的结果。免疫衰老导致免疫防御、免疫监视和自身稳定功能的紊乱，使老年群体易患感染性疾病、自身免疫病和恶性肿瘤。免疫衰老过程呈渐进性，在中年时就已发生，在老年阶段出现比较突出的临床症状。研究、认识和运用免疫老化的机制，有助于人为地推迟机体衰老状态（senescence）的到来，提高生存质量。

第一节　免疫衰老的特点
Characteristics of Immunosenescence

伴随着衰老过程，免疫系统的各种细胞成分，包括处于发育阶段的和成熟的淋巴细胞及固有免疫系统的各个组分都出现年龄依赖性的变化，导致适应性免疫（包括细胞免疫和体液免疫）功能明显下降，固有免疫功能也出现衰退，并通常伴随慢性炎症状态。

1. **适应性细胞免疫的变化（Changes of the adaptive cellular immunity）** 主要表现为 T 细胞对抗原和丝裂原刺激的增殖反应减弱，T 细胞介导Ⅳ型超敏反应的能力低下。采用二硝基氯苯（DNCB）皮肤试验检测细胞免疫功能显示，69 岁以下人群的阳性率为 94%，70 岁以上人群的阳性率为 69%；老年人 CTL 对水痘 – 带状疱疹病毒等的清除能力也同样降低。

2. **适应性体液免疫的变化（Changes of the adaptive humoral immunity）** 老年人对抗原刺激产生抗体应答的能力下降，疫苗接种效率低下。以乙肝疫苗为例，30 岁年龄组接种后特异性抗体的阳性率为 96%，60 岁年龄组为 62.9%，而 90 岁年龄组则为 33.3%。

3. 固有免疫的变化（Changes of the innate immunity） 吞噬细胞清除抗原和异物的能力降低，APC 提呈抗原能力下降，NK 细胞、肥大细胞和嗜酸性粒细胞等功能下降。体液抗菌成分滴度下降，总体呈减弱趋势。人体内天然抗 A 血型抗体的滴度在 17 岁时就开始减少，50 岁可减少 1/2，随着年龄的增长到 105 岁时几乎丧失殆尽。

衰老常常伴随着全身性的低水平慢性炎症状态，炎症性细胞因子（如 TNF、IL-1β 和 IL-6）的水平较健康成年人升高 2～4 倍，而抗炎细胞因子（如 IL-10）的水平下降，这种现象被称为炎性衰老（inflammaging），与老年人的虚弱、全因素发病率和死亡率升高密切相关。体内多种衰老细胞都具有大量分泌炎症因子和其他生物活性物质的特性，称为衰老相关的分泌表型（senescence-associated secretory phenotype，SASP）。功能衰竭的记忆 T 细胞、B 细胞通常分泌前炎症性细胞因子，与固有免疫细胞产生的炎症介质一起，被认为是导致老年人体内低水平炎症状态的重要原因之一。

Box 24-1　Inflammaging

Inflammaging, a condition in which there is an accumulation of inflammatory mediators in tissues, has been associated with aging. The source of these inflammatory factors has been proposed to be cells that have acquired a senescence-associated secretory phenotype (SASP). The SASP could be acquired by cells once they have aged, or it may occur gradually in various populations over time as they acquire DNA lesions that in turn trigger the increased production of inflammatory mediators such as IL-6. The precise source of the various inflammatory mediators may vary between individuals. In one scenario, age-related changes in microenvironmental elements such as stromal cells or dendritic cells would result in a shift from a salutary to an inflammatory environment. However, it is equally plausible that changes occurring in aging B and T cells or innate effector cells may alter microenvironmental elements. For example, with increased age, naïve CD4[+] T cells exhibit biased differentiation into Th17 instead of Th1 and Th2 cells, and the inflammatory mediators secreted by Th17 cells could in turn affect stromal cells or other environmental populations.

第二节　老年人免疫功能衰退的机制
Mechanisms of Age-associated Immune Alterations

老年人免疫功能的降低，是免疫系统内外多种与年龄相关的变化相互作用和相互影响的结果，是机体整体衰老变化的重要组成部分。

一、免疫系统的衰退变化（Senile changes of the immune system）

老年人免疫系统的渐进性衰退是导致老年人免疫功能逐渐降低的主要原因。

（一）免疫器官的衰退变化（Senile changes of immune organs）

1. 骨髓（Bone marrow） 随着年龄的增长，骨髓造血组织逐渐减少并被脂肪组织取代，骨髓造血微环境及造血干细胞均出现变化。骨髓基质细胞数量减少，产生的支持性细胞因子（如 IL-7）减少。骨髓造血干细胞的数量及增殖能力虽然没有明显变化，但是向淋巴细胞定向发育的造血干细胞明显减少，而向髓系细胞定向发育的造血干细胞相对增多，导致淋巴祖细胞数量减少，B 细胞发育部位减少，B 细胞产出降低。

2. 胸腺（Thymus） 在婴幼儿期至青春期质量逐渐增加，至青春期达到顶峰，质量约为 35g。此后胸腺的皮质和髓质出现进行性萎缩，70 岁时功能性胸腺组织仅余青春期的 10% 左右。这种随着年龄增长出现的胸腺萎缩是免疫衰老最明显的改变，称为胸腺退化（thymus involution）。胸腺退化的确切原因尚不清楚。作为 T 细胞发育和成熟的场所，胸腺退化及胸腺微环境的改变直接导致初始 T 细胞的产出减少，并使 T 细胞库的 TCR 多样性随时间减少。

3. 外周免疫器官（Peripheral immune organs） 老年淋巴结和脾中的生发中心减少。黏膜相关淋巴样组织中表达 mIgA 的 B 细胞数量明显下降，IgA 产生细胞归巢到肠固有层的能力呈现年龄相关性下降，分泌 sIgA 的能力降低，导致黏膜免疫防御功能下降，易发生呼吸道、泌尿生殖道和消化道的感染。

（二）免疫细胞的衰退变化（Senile changes of immune cells）

老年免疫细胞也发生一系列变化，突出表现为 T 细胞、B 细胞在分化和功能上的改变（Table 24-1），是影响老年免疫功能的直接原因。相对于 T 细胞、B 细胞，衰老对固有免疫细胞的影响较小（参见本章"拓展知识"）。

1. T 细胞（T cell） 中年以后，外周初始 T 细胞数量下降，经历过抗原刺激的记忆和效应 T 细胞数量增加，T 细胞受体库多样性减少。T 细胞表型也发生变化，如 $CD8^+$ T 细胞表达 CD28 减少，$CD4^+$ T 细胞表达 CD40L 缺陷，这是老年人免疫功能下降的重要指标。这些表型变化导致 T 细胞增殖能力低下，辅助 B 细胞增殖和产生抗体的能力降低；$CD28^-$ T 细胞还产生前炎症因子，与老年机体高炎症因子水平有关。慢性病毒感染，特别是巨细胞病毒（cytomegalovirus，CMV）感染与 $CD8^+CD28^-$ T 细胞数量增多相关，被认为是促进免疫衰老的重要原因之一。

Table 24-1 Age-related changes in the adaptive immune system

Cell type	Age-related increase	Age-related decrease
T cell	Number of memory and effector cells	Number of naïve T cells
	Expanded clones of effector cells	Diversity of T cell repertoire
	Release of pro-inflammatory cytokines	Expression of CD28, CD40L
		Proliferative capacity
B cell	Autoreactive serum antibodies	Number of naïve B cells
		Diversity of B cell repertoire
		Expression of CD27, CD40
		Antibody affinity
		Isotype switch

胸腺退化还导致 CD4$^+$CD25$^+$ Treg 细胞输出减少。据报道，Treg 细胞介导的抑制功能在 50 岁以后开始下降，可能是引起老年炎症状态和自身免疫的原因之一。

2. B 细胞（B cell） 外周 B 细胞总数并没有随着年龄上升出现显著下降，但是 B 细胞的构成发生改变。骨髓输出的初始 B 细胞减少，经过抗原刺激的记忆 B 细胞成为外周 B 细胞库的主要部分，导致 B 细胞库多样性减少，而影响疫苗接种效率。

老年个体 B 细胞对滤泡树突状细胞刺激的敏感性显著降低，影响抗体亲和力的成熟，可能与表面共刺激分子 CD40 和 CD27 表达减少有关。同时，由于 CD4$^+$ T 细胞的 CD40L 表达缺陷及产生 IL-2 能力下降，也导致 B 细胞针对抗原刺激的增殖和分化能力减弱，抗体产生异常。因此，年龄相关的 B 细胞功能缺陷是 B 细胞本身缺陷和调节功能异常共同作用的结果。

3. 单核巨噬细胞（Mononuclear phagocyte） 吞噬功能和趋化性无明显改变；MHC Ⅱ 类分子表达降低，抗原提呈能力下降；胞内信号转导和分泌细胞因子的功能异常。

4. 树突状细胞（Dendritic cell，DC） 年龄对 DC 功能的影响尚未完全清楚。有研究显示，老年人 DC 的分化和成熟能力正常，细胞表面受体与年轻人相似。但是也有研究发现，DC 的胞饮能力、吞噬凋亡细胞的能力及移行能力存在年龄相关的下降，推测与 DC 表面受体下游的信号转导路径异常有关。

5. NK 细胞（Natural killer cell） 循环 NK 细胞数量增加，细胞毒性降低，IL-2 刺激引起的增殖和产生 IFN-γ 的能力下降，总体 NK 细胞功能降低。

6. 中性粒细胞（Neutrophil） 吞噬功能和趋化能力降低，不能有效地到达炎症部位清除外来抗原；黏附能力增强，易于互相黏附形成白细胞微栓子，损伤血管壁；氧化还原能力和呼吸爆发（respiratory burst）能力降低，杀伤能力下降。

（三）免疫分子的变化（Changes of immune molecules）

免疫分子包括抗体、补体、细胞因子和细胞膜分子等，老年人免疫分子含量、比例和分布发生明显的变化。

1. 抗体（Antibody） 血清 Ig 水平在衰老过程中保持平稳，但抗体亲和力下降。由于 Ig 类别转换发生障碍，老年人抗体组成比例发生变化。体液和脑脊液中 IgA、IgG1 和 IgG3 的浓度增高，IgG2 和 IgG4 浓度无明显变化，IgE 浓度明显降低。

2. 补体（Complement） 含量和活性均呈下降趋势。

3. 膜分子（Membrane molecule） 老年免疫细胞的膜分子表达密度下降，表现在细胞膜上的激素受体、神经递质受体、抗原受体、黏附分子和 MHC 分子等减少。

二、老年生理内环境变化对免疫功能的影响（Effects of altered physiological environment on the immune function in elders）

1. 神经内分泌系统的变化（Changes of the neuroendocrine system） 神经内分泌系统与免疫系统之间存在密切的相互作用，神经内分泌系统随年龄出现的变化也对免疫系统造成影响。很多证据显示，青春期以后性激素的增加与胸腺退化存在密切关系。小鼠注射雄性激素后可以引起与老化相似的胸腺萎缩；而老年小鼠去势后胸腺活力恢复，胸腺细胞生成增多，外周 T 细胞的数量和功能都得到改善。去势小鼠胸腺功能的恢复与胸腺上皮细胞数量和结构的改善及骨髓内淋巴祖细胞数量的增加有关。但是也有研究显示，雄激素的戒断作用是暂时的，提示还有其他多种因素参与胸腺退化及免疫系统的老化。

2. 循环系统的变化（Changes of the circulatory system） 老年人血管壁增厚，弹性减

弱，组织器官会发生程度不同的供血障碍。免疫器官、神经内分泌组织或心脏等部位的供血障碍可能直接或间接地影响免疫功能。

3. 肠道菌群的变化（Changes of intestinal flora） 肠道微生物在肠相关淋巴组织和全身免疫系统的发育中起关键作用，并与免疫系统存在复杂的相互作用。老年人肠道微生物的组成与健康年轻人有所不同，拟杆菌、双歧杆菌和乳酸杆菌减少，而机会致病菌（如肠杆菌、产气荚膜梭菌和艰难梭菌）的水平增加。有研究提示，老年人体内炎症因子水平的升高可能与肠道菌群失调所致的宿主免疫应答变化有关，但是目前尚未见到肠道菌群失调参与免疫衰老的直接证据。

三、衰老相关的分子生物学变化
（Molecular and biological changes associated with aging）

伴随老化进程，机体细胞中会出现一些较为普遍的分子生物学变化。在免疫细胞中，这些变化可能参与或促进免疫衰老的过程。

1. 基因水平变化（Changes on genetic level） 在对动物和人类的研究中，发现了一些年龄相关的基因改变，包括低频率点突变的积累，DNA 断裂及修复缺陷，端粒长度缩短等，这些改变将导致细胞功能异常和增殖停滞，而进入衰老状态。老年人的初始 T 细胞有明显的端粒缩短，老年人异常增多的 CD28$^-$ T 细胞的端粒也短于正常的 CD28$^+$ T 细胞，这可能是老年人 T 细胞增殖能力下降的重要原因。

2. 表观遗传学改变（Epigenetic changes） 环境因素通过表观遗传修饰，包括 DNA 甲基化、组蛋白修饰和染色质重塑等，影响细胞的基因表达和功能。基因组范围内的 DNA 甲基化改变，特别是 CpG 低甲基化，是衰老过程中较为普遍的表观遗传修饰之一。在老年人 CD4$^+$ T 细胞和 CD8$^+$ T 细胞中都发现有年龄相关的 DNA 甲基化水平下降，CD8$^+$ T 细胞对表观遗传改变更敏感。表观遗传学改变可能通过影响免疫调节因子的表达或免疫细胞亚群的比例促进免疫衰老。

Box 24-2　Telomere shortening and aging of the immune system

Telomeres are protein-DNA complexes localized at the ends of linear chromosomes constituted by short, tandem G-rich hexanucleotide repeats and associated proteins. Their length shortens with each cell division and correlates inversely with age. It can be modified by genetic and epigenetic factors, sex hormones, reactive oxygen species and inflammatory reactions. A critical minimum length of telomeres triggers a cell cycle arrest or senescence of the cell. The immune system is highly sensitive to shortening of telomeres as its competence depends strictly on cell renewal and clonal expansion of T and B cell populations. Cells of the immune system are unique among normal somatic cells as they can up-regulate telomerase, the telomere extending enzyme, and limit telomere attrition in the process of cell proliferation undergoing in activated cells. Telomere length is highly variable among humans. Lineage-specific telomere shortening with different kinetics of telomere attrition was observed in CD4$^+$ CD8$^+$T lymphocytes, B lymphocytes, granulocytes, monocytes and NK cell population.

3. 原癌基因表达异常（Abnormal expression of oncogene）　老年人某些原癌基因表达降低，使一些细胞缺乏生存信号，易发生凋亡。凋亡可能有利于防止肿瘤的发生，但也可能促进免疫衰老，如年龄增加使 γδ T 细胞对 TNF-α 诱导凋亡的敏感度增加；老年人中性粒细胞与青年人相比易发生凋亡，半衰期缩短，免疫功能下降。

4. 氧化应激（Oxidative stress）　生命活动中细胞正常的氧化代谢、免疫细胞的杀菌过程都会产生自由基，环境因素也可以导致体内产生自由基。自由基不稳定可引起生物分子（蛋白质、糖类、脂质和核酸）的非酶氧化。当自由基产生超过细胞的抗氧化能力时，被称为氧化应激。氧化应激所致的一些氧化产物可以作为危险相关分子模式刺激炎症因子的产生，与炎症性老化的发生有关。氧化应激也参与免疫衰老的发生，一方面蛋白质、脂质和糖类的氧化损伤导致细胞功能下降，影响 T 细胞、B 细胞的活化和信号转导及抗原提呈细胞的抗原提呈能力；另一方面，氧化性分子聚集体的积累导致细胞凋亡，也与淋巴细胞库的萎缩有关。

Box 24-3　Complexity of immunosenescence

Aging is a post-maturational process, biologically characterized by the progressive failure to maintain or restore the physiologic homeostasis. Such a complex phenomenon is influenced by the interaction among genetic, epigenetic, environmental, behavioral and socioeconomic factors and involves the whole body, including immune system. Immunosenescence, historically defined as a state of immunodeficiency, actually represent a complex remodeling that entails the increase of some immune functions and the decrease or invariability of others. These adjustments may either successfully result in a longstanding active immune system with a greater chance of long survival, or unsuccessfully lead to a dysregulated immunity with a higher risk of infections, malignancies and autoimmune diseases. Revealing the complete scenario of the biological events occurring in the immune system with advancing age might allow us to identify immunosupportive treatments and/or behaviors direct to positively modulate the immunosenescence process.

第三节　免疫衰老与临床疾病
Immunosenescence and Clinical Diseases

免疫衰老导致老年人的免疫防御和免疫监视功能降低，免疫稳定功能紊乱，使老年人易患多种疾病，不仅严重影响老年人的生活质量和寿命，也给家庭和社会带来巨大负担。

1. 感染性疾病（Infectious diseases）　首先，感染性疾病是老年人重要的致死原因之一。在美国，肺炎和流感是排在第 6 位的致死原因，但是其中 90% 的死亡发生在 65 岁及以上人群中。我国一项基于尸体解剖资料的研究发现，感染性疾病在 60～79 岁老年人死亡原因中排第 3 位，在 80 岁以上高龄老年人死亡原因中排第 2 位。其次，慢性感染也是影响老年人健康状态的重要因素。慢性泌尿道和呼吸道感染的患病率随年龄增长而增加，在 80 岁以上高龄老年人中可达 50% 以上。此外，老年人还容易出现潜伏感染，如水痘 - 带状疱疹病毒感染及结核病的激活和重燃,绝大多数水痘 - 带状疱疹病毒感染的重新激活都出现在 50 岁以上人群中。因此,提高免疫力、预防和控制感染对老年人的健康尤为重要。

2. 恶性肿瘤(Carcinomas) 年龄是实体癌的主要危险因素。虽然与年龄相关的细胞生物学变化是导致肿瘤发生的重要原因,但是有证据显示,免疫衰老所致的免疫监视功能降低也参与年龄相关的癌症发生。有研究发现,在新诊断的乳腺癌患者外周血中,分化早期的 T 细胞比例下降,而衰老 T 细胞及衰竭 T 细胞的比例增加,即存在免疫衰老的迹象,提示乳腺癌的发生与免疫衰老有关。

3. 自身免疫病(Autoimmune diseases) 老年人中常可检出低效价自身抗体,如类风湿因子和抗核抗体等,这些自身抗体的存在与自身免疫病没有必然联系,可能是对自身衰老损伤的细胞清除能力增强的一种表现。但是,年龄仍是多种自身免疫病的危险因素之一。一些自身免疫病如类风湿关节炎多发生在生命的后半程,在老年期达到高峰;有研究发现,类风湿关节炎患者的 T 细胞存在与病程无关的早衰现象,提示免疫衰老可能早于类风湿关节炎的发生。

由于免疫衰老与老年人患病风险增加的密切关系,预防和延缓免疫衰老尤为重要。

第四节 延缓免疫衰老的方法
Strategies Impeding Immunosenescence

包括机体其他功能在内的衰老是生物界的普遍规律,人类目前尚不能避免其发生,但已经发现可以通过一定的外因手段减缓由衰老所造成的免疫功能衰退。

1. 体力活动和锻炼(Physical activity and exercise) 体力活动是指任何使能量消耗高于基础水平的全身运动,而锻炼则是指为某一特定目的而进行的特定形式的体力活动,如骑自行车或游泳。已有很多研究证实,体力活动和锻炼可以提高免疫力,预防或减轻疾病;近年来还有一些研究提示,终身的体力活动和锻炼能够延缓免疫衰老。国外一项对 55~79 岁自行车运动爱好者的研究发现,这一群体中胸腺输出量下降的现象减少,初始 T 细胞的数量与年轻成年人相近,系统性炎症因子水平也没有升高。其他类似的研究也发现,长期习惯性锻炼对保持胸腺输出和初始 T 细胞数量有益。目前尚不清楚长期体力活动保护免疫力的机制,有研究者提出,可能与肌肉运动产生的细胞因子和运动所致的儿茶酚胺分泌等因素有关。此外,体力活动还有调节端粒缩短和表观遗传学改变等作用,可能也有助于延缓免疫衰老。

2. 热量限制和合理饮食(Caloric restriction and balanced diet) 限制热量摄入可有效延长多种模式生物的健康寿命,但是在灵长类动物中的研究结果却不一致,可能与不同研究中使用的饮食限制方案不同有关。利用小鼠进行的研究显示,热量限制可以减少衰老 T 细胞的累积,促进胸腺产生 T 细胞,改善造血干细胞功能,有利于推迟免疫功能衰退;热量限制还可以减少氧化损伤,减少代谢产物堆积,促进衰老和损伤的细胞发生凋亡等。但是,饮食和热量限制也可能对健康产生不利影响,还需对不同热量限制方案的利弊进行更多研究。在日常生活中应注意平衡摄入营养物质。

3. 药物(Medication) 目前还没有对免疫衰老有确定疗效的药物用于临床,但是在动物实验和临床实践中发现一些药物具有延长寿命的作用。西罗莫司是用来防止移植排斥反应的免疫抑制剂,低剂量西罗莫司可以有效延缓细胞衰老,延长包括从酵母菌到小鼠在内的各种物种的寿命。降低胆固醇的他汀类药物和治疗 2 型糖尿病的二甲双胍也被发现具有抗衰老和免疫调节作用，这些药物对机体寿命的影响和作用机制仍有待阐明。

Key words：Immunosenescence；Inflammaging；Thymus involution.

Review questions

1. What are the characteristics of immunosenescence?
2. How does immune system change with aging?
3. Please make a brief description of the feasible strategies to postpone immunosenescence.

Case study

Senile patient with colon carcinoma combined with multiple myeloma
（老年结肠癌合并多发性骨髓瘤）

A 70-year-old woman presented with a four-month history of left abdomen swelling pain and a two-week history of intermittent hemafecia（便血）. No positive signs were found on admission physical examination. The blood routine examination showed a low hemoglobin concentration. Stool occult blood（潜血）test was triple plus. Liver function test revealed extraordinarily high level of globulin. Both enhanced CT scanning and the colonoscopy（结肠镜检查）suggested colon carcinoma. The biopsy（活检）pathology diagnosed as papillary adenocarcinoma. Electrophoresis of blood and urine exhibited a monoclonal band in the γ region. This old woman was diagnosed as colon carcinoma with multiple myeloma.

Questions

1. Why are senile individuals at high risk of malignant tumors?
2. What need to do to avoid situations like this patient?

（祁赞梅）

数字课程学习

● 教学 PPT　　● 拓展知识　　● Case Study　　● Glossary　　● Questions　　● 自测题

第二十五章　免疫学防治

Immunological Prevention and Therapy

For centuries we have known that individuals, who survived smallpox, plague, and cholera, rarely contracted the disease again, even when surrounded by others suffering from that particular disease. Edward Jenner's introduction of vaccination with cowpox virus to protect against smallpox was the first documented use of a live attenuated viral vaccine and was the beginning of modern immunization. The primary goal of immunization is to prevent individuals from infection of microbes or to provide protective immunity by inducing a memory response to an infectious microorganism. Immunization has accounted for spectacular advances in health around the world. As results, smallpox has been eradicated, and the World Health Organization has made poliomyelitis the next target for eradication. It is sometimes desirable to boost or supplement the normal immune response to maintain good health. Immunotherapy is the application of therapeutic treatment to balance or intervene the immunological function in order to fight against the diseases. Such treatments may include the use of agents (e.g., adjuvants) that enhance immune responses in a nonspecific way. More specifically targeted therapies include the application of cytokines that stimulate the activity of particular cell types or the administration of human serum immunoglobulin to supplement or replace suboptimal immunoglobulin levels or isotypes in patients with various immune deficiencies. Therapies for graft rejection and autoimmune diseases are sometimes used to alter the immune response by prevention, stopping the immune response before it starts, or redirecting it to less harmful immune responses. Measures that diminish or alter the immune response can be either specific or nonspecific.

第一节　免疫预防
Immunoprophylaxis

免疫预防（immunoprophylaxis）是根据特异性免疫的原理，通过人工刺激机体产生或直接输入免疫效应物质，使机体获得特异性免疫能力，从而清除致病因子，达到预防疾病的目的。免疫预防在人类与传染性疾病的斗争中发挥了极为重要的作用，天花的灭绝是人类通过免疫预防战胜疾病的典型范例，但是对于至今仍严重危害人类健康的肿瘤、疟疾、艾滋病等疾病，目前仍缺少有效的预防手段。

机体获得特异性免疫的方式包括自然免疫和人工免疫，自然免疫指机体感染病原体后获得的特异性免疫力，也包括胎儿或新生儿经胎盘或母乳从母体获得抗体；人工免疫指通过接种疫苗人为地使机体获得特异性免疫力，是免疫预防的主要手段，包括人工主动免疫

（artificial active immunization）和人工被动免疫（artificial passive immunization）。人工主动免疫是将抗原性物质（如疫苗）接种机体，使机体发生适应性免疫应答，从而建立特异性免疫，达到预防疾病的目的；人工被动免疫是给机体注射含特异性抗体或细胞因子的制剂，用以治疗及紧急预防的措施。

一、疫苗（Vaccine）

疫苗是指引起疾病的病原体或相关的蛋白质（多肽）、多糖或核酸成分经免疫接种进入机体后，能诱导产生特异性的体液免疫反应和（或）细胞免疫反应的生物制剂。目前疫苗的应用已从预防疾病发展到治疗疾病，包括预防性疫苗（prophylactic vaccine）和治疗性疫苗（therapeutic vaccine）。根据成分和制备技术，疫苗分为传统疫苗和新型疫苗。传统含疫苗包括含减毒或灭活的致病微生物及其活性成分的减毒活疫苗、灭活疫苗及类毒素，新型疫苗包括含微生物抗原的有效天然成分或重组成分的分子疫苗、基因疫苗（或称核酸疫苗）及重组抗原疫苗等。

（一）疫苗的种类（Classification of vaccines）

1. **减毒活疫苗（Live-attenuated vaccine）**　简称活疫苗（live vaccine），是用毒力高度减弱或无毒而具有免疫原性的活微生物制成的疫苗。如卡介苗（Bacillus Calmette Guérin，BCG）是将牛型结核分枝杆菌（*M.bovis*）在体外培养 13 年，使其转变为毒力高度减弱的疫苗，广泛用于预防结核病。传统制备减毒活疫苗的方法是改变病原体的培养条件或在动物细胞内长期传代培养，筛选出失去或明显降低毒力但保留免疫原性的候选疫苗。接种减毒活疫苗如同人为的隐性感染或轻症感染，活疫苗进入机体内保持一定的繁殖能力，一般只需接种一次。活疫苗可诱导体液免疫及细胞免疫应答，经消化道黏膜进入体内的疫苗，还可诱导黏膜局部免疫。活疫苗接种效果良好、持久。其缺点是严重免疫缺陷的患者在接种减毒活疫苗后，可引起严重感染；某些毒力高度减弱的活疫苗有毒力恢复的可能，虽然十分罕见，亦应警惕。一般免疫缺陷的患者和孕妇不宜接种活疫苗。

2. **灭活疫苗（Inactivated vaccine）**　又称死疫苗（killed vaccine），是选用免疫原性强的病原体，采用物理或化学方法将病原微生物灭活而制成的生物制剂。死疫苗已失去感染能力和致病性，但仍保留免疫原性，一般只激发体液免疫应答，为获得强而持久的免疫效果，死疫苗接种用量较大，且需多次接种。死疫苗的优点是相对于减毒活疫苗更安全，易于保存和运输。由于死疫苗中存在大量与免疫无关的大分子蛋白质，多次接种容易引起超敏反应，这类疫苗已逐渐被亚单位疫苗或基因疫苗所取代。

3. **类毒素（Toxoid）**　外毒素经 0.3%～0.4% 甲醛处理失去毒性保留免疫原性，制成的生物制品即为类毒素。用类毒素免疫机体可诱导免疫系统产生抗外毒素抗体（即抗毒素），中和外毒素的毒性。类毒素主要用于免疫治疗和紧急预防外毒素引起的疾病。相应类毒素也可以与死疫苗混合制成联合疫苗，如白百破是由白喉类毒素、百日咳菌苗和破伤风类毒素按适当比例配置成的三联疫苗。

4. **亚单位疫苗（Subunit vaccine）**　是通过理化方法裂解病原体或利用 DNA 重组技术，去除病原体中无用的或危险的成分，保留能有效地刺激机体产生保护性免疫应答的成分所制成的疫苗。例如，用流感病毒血凝素和神经氨酸酶制成的流感病毒亚单位疫苗。这与传统以病原体为原料制备的疫苗相比在技术上发生了革命性的变化，使得质量更容易控制，但价格相对较高。

5. **合成肽疫苗（Synthetic peptide vaccine）**　是人工合成的免疫原性多肽，能诱发有效的适应性免疫应答。若合成肽疫苗结构中既含有 T 细胞表位亦包含 B 细胞表位，则可同时诱导适应性细胞免疫应答和体液免疫应答。合成肽疫苗进入机体首先经抗原提呈细胞加工并与 MHC 分子结合后才能被 T 细胞识别，由于 MHC 分子的多态性，同一疫苗进入不同的个体可产生不同程度的免疫力，故制备单一表位的疫苗无法对群体中的所有个体均奏效。由于人工合成肽疫苗费用昂贵而且免疫原性弱，目前较少采用，但其研究仍在深入。

6. 重组抗原疫苗（Recombinant antigen vaccine） 是利用基因重组技术合成重组蛋白用做疫苗，又称基因工程疫苗。其原理是利用载体（vector）将编码抗原表位的基因导入原核或真核细胞中，表达、纯化得到相应的重组蛋白，给机体接种可刺激机体产生有效的免疫应答。目前将编码 HBsAg 的基因插入酵母菌基因组中制成的 DNA 重组乙型肝炎疫苗已广泛使用。此类疫苗安全有效，成本低廉。

7. 基因疫苗（Gene vaccine） 是指将带有外源 DNA 或 RNA 的质粒或经同源重组的病毒载体直接注射至体内（或感染细胞），在原位复制并表达大量的抗原，可获得高度特异性的免疫效果。因此，这种疫苗成分不是基因表达产物或重组微生物，而是基因本身（RNA 或 DNA），即核酸疫苗。借助基因直接注射诱导产生免疫应答的方法称为基因免疫（gene immunization）。这种疫苗转染宿主细胞以后可以持续表达，但不会在体内复制，通过连续刺激机体而获得较好的免疫效果。基因疫苗使用方便，成本低廉，无需体外表达和纯化。

（二）疫苗制备的基本要求（Basic requirements for vaccine preparation）

疫苗作为免疫预防的主要制剂，其制备的基本要求是安全、有效和实用。首先是安全，各种疫苗应无致病性且接种后无异常反应。灭活疫苗应灭活彻底，避免无关蛋白质和内毒素污染；活疫苗无回复突变，无致癌性。其次疫苗应有效，具有很强的免疫原性，可诱导多数人群产生可靠的保护性免疫。另外，在保证免疫效果的前提下尽量简化接种程序，接种方式可被不同人群所接受，疫苗易于保存、运输，价格相对低廉。

（三）新型疫苗的发展（Development of novel vaccines）

疫苗发展十分迅速，目前正处于研究阶段的还有转基因植物疫苗（transgenic plant vaccine），是将目的抗原基因转入植物细胞，植物可食用部分稳定表达外源基因产物，通过进食而使人和动物获得免疫接种。黏膜疫苗（mucosal vaccine）是通过黏膜途径接种的疫苗，这类疫苗不仅诱导黏膜局部免疫，同时诱导全身免疫。透皮疫苗（transdermal vaccine）是将抗原和佐剂接种于完整皮肤表面，通过表皮的朗格汉斯细胞识别、加工抗原并将其提呈给 T 细胞，从而引发强烈的体液免疫和细胞免疫。治疗性疫苗（therapeutic vaccine）是具有治疗作用的新型疫苗，主要用于慢性感染、肿瘤、自身免疫病、移植排斥等患者，兼具治疗和预防功能，如乙型肝炎治疗疫苗和肿瘤多肽疫苗。

目前，不少传染病仍缺乏有效疫苗，如疟疾、结核病、艾滋病、埃博拉出血热、严重急性呼吸综合征（severe acute respiratory syndrome，SARS）和禽流感等，针对它们的新型疫苗研发任重而道远。

> ### Box 25-1 Application of vaccinia virus
>
> Vaccinia virus is not an attenuated smallpox virus, present-day vaccinia virus strains being most closely related to rodent pox virus; nor is vaccination against smallpox carried out. However, vaccinia virus is returning to be used as a vector for antigens of other microorganisms such as HIV and malaria and is yielding very interesting information on the effects of attenuation. The modified vaccinia Ankara strain（MVA）was grown for a prolonged period in avian cells and has deleted genes required to complete the replicative cycle in mammalian cells but it can still infect them and is a safe and immunogenic smallpox vaccine. Vaccinia is a convenient vector that is large enough to carry several antigens.

二、计划免疫（Planed immunization）

为了控制和最终消灭严重威胁人类健康的各类传染病，根据某些特定疾病的特点（发病季节、人群易感性、流行区域等），遵照一定的程序有计划地在群体中进行免疫接种，预防相应传染病，这项工作称为计划免疫。计划免疫开展的好坏直接关系着一个国家的群体健康状态。通过有计划地接种疫苗，切断传染病的传播途径及减少群体中微生物的携带者是控制传染病的主要途径。计划免疫包括儿童及老年人、特殊人群（医务工作者、旅行者）、特殊地区（某种传染病暴发区）有计划地进行某一类免疫接种。我国政府非常重视预防保健工作，制定了一系列的政策、法规，确定儿童计划免疫（Table 25-1）内容并免费进行接种，控制传染病的发生，取得了显著效果。

Table 25-1 Childhood immunization procedure

Age	Vaccine
Birth	Hepatitis B vaccine (HBV)
	BCG vaccine
2 months	Hepatitis B vaccine (HBV): 1 to 2 months
	Poliovirus vaccine
3 months	Poliovirus vaccine
	Diphtheria, pertussis and tetanus , PDT
4 months	Poliovirus vaccine
	Diphtheria, pertussis & tetanus (PDT)
5 months	Diphtheria, pertussis & tetanus (PDT)
6 months	Hepatitis B vaccine (HBV)
	Meningococcal (MCV)：6 ~ 18 months
8 months	Measles vaccine
	Encephalitis vaccine
1.5 years	Hepatitis A
1.5 ~ 6 years	Haemorrhagic fever vaccine

Age	Vaccine
1.5 ~ 2 years	Diphtheria, tetanus, pertussis
	Measles, mumps & rubella (MMR)
2 years	Encephalitis vaccine
	Hepatitis A:2 ~ 2.5 years
3 years	Meningococcal (MCV)
4 years	Poliovirus vaccine
6 years	Encephalitis vaccine
	Meningococcal (MCV)

第二节　免疫治疗
Immunotherapy

免疫治疗（immunotherapy）是指利用免疫学的原理，针对疾病的发生机制，采用各种手段调节机体的免疫功能，最终达到治疗疾病的目的。免疫治疗手段多样且适应证广泛，根据免疫治疗的后果及对机体免疫应答能力的影响，免疫治疗又可分为免疫增强治疗和免疫抑制治疗；根据治疗的特异性，免疫治疗可分为特异性治疗和非特异性治疗，前者通过抗原刺激机体产生（或外源性给予）免疫效应物质以清除特定的靶细胞或靶分子，后者为非特异性增强或抑制某一免疫功能，以达到治疗或辅助治疗的目的。免疫治疗的基本策略包括从分子、细胞和整体水平干预或调节机体的免疫功能。例如，应用治疗性疫苗、基因工程抗体、重组细胞因子，给机体输入改造过的树突状细胞、干细胞或淋巴细胞，应用免疫抑制剂或增强剂在整体水平对免疫功能进行调节等。

一、分子水平治疗（Molecular immunotherapy）

（一）分子疫苗（Molecular vaccine）

利用抗原具有激发特异性免疫应答能力的特性，通过人工合成相关抗原多肽诱导机体对某些抗原（如肿瘤抗原、病毒抗原）的特异性免疫反应，可明显改善病情甚至使疾病痊愈。治疗性疫苗与预防性疫苗的区别是其使用对象为患者而非传统疫苗的健康人群，通过激发细胞免疫反应达到治疗疾病的目的，主要用于肿瘤、病毒感染性疾病及自身免疫病的治疗。

（二）抗体免疫治疗（Antibody immunotherapy）

免疫血清、单克隆抗体或基因工程抗体等可通过中和毒素、介导靶细胞溶解、激活或抑制细胞内信号转导等途径发挥抗感染、抗肿瘤或者调节免疫应答的作用。针对相关靶分子的抗体也可以偶联药物、毒素、放射性核素、酶或其他效应物质用于肿瘤等疾病的靶向治疗。分子生物学技术的发展实现了对抗体的人源化改造，使得治疗性单克隆抗体的制备及应用进入了新阶段。目前美国 FDA 已批准了多个治疗性抗体，用于治疗肿瘤、自身免疫病、感染性疾病、心血管疾病和抗移植排斥等。

（三）细胞因子治疗（Cytokine immunotherapy）

细胞因子种类繁多，具有广泛的生物学效应，不仅在机体免疫应答中具有重要作用，而且可调节许多基本的生命活动。细胞因子治疗通过输入外源性细胞因子调节机体的免疫功能，可以达到治疗疾病的目的。重组细胞因子已用于肿瘤、感染、造血障碍等疾病的治疗。例如，IFN-α 对毛细胞白血病的疗效显著，G-CSF 和 GM-CSF 用于治疗各种粒细胞低下等。反之，通过抑制细胞因子的产生、阻止细胞因子与相应受体结合或者阻断结合后的信号转导，拮抗细胞因子发挥生物学效应，也可以达到治疗某些疾病的目的。例如，重组 I 型可溶性 TNF 受体（rsTNFRⅠ）可减轻类风湿关节炎的炎症损伤，也可缓解感染性休克。

二、细胞水平治疗（Cellular immunotherapy）

（一）免疫细胞治疗（Immunocyte-based therapy）

免疫细胞治疗是将经过体外扩增、活化的自体或异体免疫细胞输入机体，增强机体免疫应答，直接或间接杀伤肿瘤细胞或病毒感染细胞，也称为过继免疫细胞治疗。用于治疗的细胞包括树突状细胞（dendric cells，DC）、细胞因子诱导的杀伤细胞（cytokine induced killer cell，CIK）、DC 刺激的 CIK 细胞（DC-CIK）、淋巴因子激活的杀伤细胞（lymphokine activated killer cells，LAK）、肿瘤浸润淋巴细胞（tumor infiltrating lymphocyte，TIL）、细胞毒性 T 细胞（cytotoxic T-lymphocyte，CTL）、嵌合抗原受体修饰的 T 细胞（chimeric antigen receptor T cell，CAR-T）、T 细胞受体工程化 T 细胞（T cell receptor-engineered T cell，TCR-T）、自然杀伤细胞（natural killer cell，NK）、嵌合抗原受体修饰的 NK 细胞（chimeric antigen receptor NK cell，CAR-NK）等。其中，CAR-T 和 TCR-T 作为当前两大最新的 T 细胞免疫治疗技术，受到广泛的关注和研究，已从最开始的基础免疫研究转入临床应用。如针对白血病抗原 CD19 分子的 CAR-T 治疗已经被美国 FDA 批准应用于临床。有些细胞如 LAK、CIK 等基本被证明是无效的，而 NK、CAR-NK 等技术还有待成熟和进一步完善。

1. 肿瘤浸润淋巴细胞（Tumor-infiltrating lymphocyte，TIL）治疗 是从患者手术切下的肿瘤组织、肿瘤引流淋巴结、癌性胸腹水中分离获取肿瘤组织中浸润的淋巴细胞，在体外采用细胞因子刺激，扩增培养得到大量具有抗肿瘤活性的 T 细胞，再回输给患者用于肿瘤治疗。TIL 治疗的关键是要得到足够数量具有抗肿瘤活性的效应 T 细胞。

2. 嵌合抗原受体修饰的 T 细胞（Chimeric antigen receptor T cell，CAR–T） 是指通过基因修饰技术，将特异性识别抗原的抗体基因片段与 T 细胞活化所需要的信号分子胞内区基因结合，并导入 T 细胞，使 T 细胞表达嵌合的抗原识别受体，可以通过结合肿瘤细胞表面抗原而激活，同时又规避了 MHC 限制性。还通过释放细胞因子募集人体内源性免疫细胞，从而达到治疗肿瘤的目的。目前，CAR-T 主要应用于非实体瘤的治疗。

3. T 细胞受体工程化 T 细胞（T cell receptor–engineered T cell，TCR–T） 主要是利用基因编辑技术，将能特异性识别肿瘤抗原的 TCR 基因导入患者外周血来源的 T 细胞内，使其表达外源性 TCR，从而具有特异性杀伤肿瘤细胞的活性，再经过体外培养、大量扩增后回输给患者用于肿瘤治疗。TCR-T 既可以识别位于细胞表面的抗原，又可以识别位于细胞内部的抗原，相对于 CAR-T 细胞目前还局限于血液肿瘤，TCR-T 疗法有望带来实体瘤的治疗突破。

4. 双特异性 T 细胞衔接子（Bispecific T cell engagers，BiTE） 是一种以 T 细胞作为效应细胞的双特异性单链抗体，BiTE 具有两个抗原结合臂，可以同时与 T 细胞及靶细胞表面的抗原分子结合，并激活细胞毒性 T 细胞杀伤靶细胞。与其他双特异性抗体相比，BiTE 的分子柔韧性更好，能更好地促进 CD3 复合体和肿瘤靶标的连接，有效激活 T 细胞使其对肿瘤细胞产生直接杀伤。

5. **树突状细胞（Dendritic cell，DC）** 能直接摄取、加工和提呈抗原，刺激体内初始 T 细胞活化。肿瘤细胞免疫原性弱，能够逃避免疫细胞的识别和杀伤。用肿瘤抗原、肿瘤抗原多肽等体外刺激 DC，或用携带肿瘤相关抗原基因的病毒载体转染 DC，再回输患者体内，可诱导机体产生大量具有细胞毒功能的特异性 T 细胞，对肿瘤细胞发挥特异性杀伤作用。目前临床已经批准使用的是荷载有前列腺抗原 PSA 的自体树突状细胞疫苗。大部分基于树突状细胞的治疗尚处于临床前试验阶段。

（二）肿瘤疫苗（Tumor vaccine）

肿瘤疫苗的原理是利用肿瘤细胞或肿瘤抗原物质诱导机体的特异性细胞免疫应答和体液免疫应答，克服肿瘤引起的免疫抑制状态，激活患者自身免疫系统的抗肿瘤能力，阻止肿瘤的生长、扩散和复发，以达到清除或控制肿瘤的目的。可通过理化方法处理自体或同种肿瘤细胞，抑制其生长增殖能力，保留其免疫原性以制备灭活的瘤苗；也可将肿瘤细胞用基因修饰的方法改变其遗传性状，降低致瘤性，增强免疫原性，制备基因修饰的瘤苗；或者把经过处理的携带肿瘤抗原肽的树突状细胞回输给患者制备树突状细胞疫苗，来有效激活特异性抗肿瘤免疫应答。

（三）干细胞移植（Stem cells transplantation）

干细胞是一类具有自我更新和多向分化潜能的细胞，能产生表现型和基因型与自己完全相同的子代干细胞，又能在一定条件下诱导分化为各种功能细胞。干细胞移植治疗是把健康的干细胞移植到患者体内，修复或替换衰老、病变的细胞或组织，从而达到治疗疾病的目的。移植所用的干细胞来自 HLA 型别相同的供者，也可进行自体干细胞移植。干细胞移植治疗范围很广，除了免疫系统疾病，还包括肿瘤、造血系统疾病、神经系统疾病等。

三、整体水平治疗（Holistic therapy）

（一）免疫增强治疗（Immune enhancement therapy）

生物应答调节剂（biological response modifier，BRM）指具有调节、增强免疫功能的制剂，通常对免疫功能正常者无影响，而对免疫功能异常，特别是免疫功能低下者有促进或调节作用。生物应答调节剂的种类很多，包括重组的细胞因子、过继转移的免疫细胞、单克隆抗体及其偶联物、分子疫苗、转移因子、微生物的一些组分及代谢产物、中药、动物的一些提取物等，广泛应用于肿瘤、感染、自身免疫病、免疫缺陷病等的治疗。

1. **微生物及其产物（Microbes and their products）** 包括卡介苗（BCG）、短小棒状杆菌、丙酸杆菌、链球菌低毒菌株、金葡菌肠毒素超抗原、伤寒杆菌脂多糖等。卡介苗（BCG）具有良好的非特异性免疫增强作用和佐剂效应，能活化巨噬细胞，增强其吞噬功能；增强 NK 细胞和 T 细胞活性；诱导免疫细胞产生 IL-1、IL-2、TNF 等多种细胞因子。另外，BCG 还有使肿瘤细胞出现坏死、阻止肿瘤细胞转移、消除机体对肿瘤抗原的耐受性等生物效应。现已用于治疗多种肿瘤，如黑色素瘤、急性白血病、膀胱癌等。短小棒状杆菌是一种革兰阳性小型棒状杆菌，其作用与卡介苗相似，可以非特异性地增强机体免疫功能，主要是活化巨噬细胞，促进 IL-1、IL-2 等细胞因子的产生。短小棒状杆菌对多种实验性肿瘤，如肉瘤、转移乳腺癌、白血病、肝癌等有一定疗效，常与其他化学治疗药物联合应用，可减少化学治疗药物使用剂量，减轻不良反应，提高疗效。

2. 化学合成药物（Synthetic drug） 一些化学合成药物具有明显的免疫刺激作用，能通过不同方式增强机体的免疫功能。例如左旋咪唑（levamisole，LMS），该药物原用做驱虫药，后来发现对免疫功能低下者具有明显免疫增强作用，其作用机制为活化巨噬细胞，增强NK细胞活性，促进T细胞产生IL-2等细胞因子。

3. 胸腺肽、转移因子等（thymosin，transforming factor，etc） 胸腺肽是从小牛或猪等动物胸腺中提取的一种可溶性多肽，具有促进胸腺中前T细胞发育、分化、成熟为T细胞的作用。胸腺肽因无种属特异性和明显的不良反应，常用于治疗细胞免疫功能低下，如病毒感染、慢性持久性感染和肿瘤等。转移因子是从致敏淋巴细胞中提取的一种小分子多核苷酸和多肽的混合物，能非特异地增强机体的细胞免疫功能。

4. 天然药物（Natural drug） 许多天然药物具有免疫调节功能和不同程度的免疫增强作用，如人参、黄芪、枸杞子、刺五加和淫羊藿等可明显增强机体免疫功能，茯苓多糖和人参多糖等可用于肿瘤的辅助治疗等。

（二）免疫抑制治疗（Immunosuppressive therapy）

免疫抑制治疗是通过抑制机体的免疫功能，减轻或纠正过度的免疫应答对机体造成的损伤，恢复机体的免疫稳态，主要用于超敏反应、自身免疫病、移植排斥、炎症等免疫功能亢进性疾病。免疫抑制治疗的主要手段有：

1. 免疫细胞的清除（Depletion of immune cells） 切除新生动物的中枢免疫器官，可使很多动物处于免疫无应答状态，这已为许多实验所证实。人们对体液免疫和细胞免疫反应的认识，就来自分别切除胸腺或法氏囊所观察到的结果。在临床实践中，人们观察到重症肌无力与胸腺的异常有关，通过切除患者的胸腺来治疗重症肌无力已经在临床实践中取得了一定成效。X射线照射可破坏淋巴细胞和干细胞，与淋巴细胞机械性去除具有同样价值，在研究中极为常用。临床上可用于骨髓移植前的准备，以及破坏白血病细胞治疗白血病。针对免疫细胞表面抗原的单克隆抗体，可选择性清除特定细胞亚群和抑制免疫细胞的功能。例如，单克隆抗体OKT3为第一个用于临床的抗T细胞单克隆抗体，该抗体针对T细胞上的CD3抗原，临床上用于防治肝、肾等移植的急性排斥反应，也用于消除骨髓移植物中的成熟T细胞，防止移植物抗宿主反应。

2. 免疫抑制剂（Immunosuppressant） 是一类抑制机体免疫功能的药物，常用于自身免疫病、移植排斥反应及超敏反应的治疗。

（1）化学制剂（chemical agent）：①抗代谢药物：主要有嘌呤和嘧啶的类似物及叶酸拮抗剂两大类。如硫唑嘌呤、甲氨蝶呤等，能抑制DNA、RAN和蛋白质的合成，对细胞免疫及体液免疫均有抑制作用，临床用于预防移植排斥反应和自身免疫病的治疗。②烷化剂：此类药物在体内通过烷化反应阻碍DNA合成或复制，阻止细胞分裂。对体液免疫和细胞免疫都有抑制作用，在临床上多用于治疗肿瘤和自身免疫病。这类药物作用明显，但毒性强，如环磷酰胺。

（2）激素制剂（hormone agent）：如糖皮质激素是临床上广泛应用的抗炎药物，也是经典的免疫抑制剂，可以有效减少外周血T细胞、B细胞数量，抑制巨噬细胞活性，降低体内抗体水平和某些细胞因子的水平。该类药物常用于治疗Ⅱ、Ⅲ、Ⅳ型超敏反应和自身免疫病，也用于防治移植排斥反应。目前在糖皮质激素中，有氢化可的松、泼尼松、泼尼松龙及甲基泼尼松龙等多种制剂。

（3）抗生素类制剂（antibiotics）：这类免疫抑制剂主要来源于微生物的代谢产物。如环孢素 A（cyclosporin A，CsA）和他克莫司是从真菌代谢产物中提取的药物。前者可选择性抑制 Th 细胞，通过抑制 IL-2 基因转录，从而阻断 IL-2 合成和分泌，使 T 细胞的增殖和分化受阻；后者为大环内酯类药物，是 T 细胞特异性免疫抑制剂，通过与胞质内特异性结合蛋白作用，抑制 T 细胞内钙依赖信号的传递，从而阻止细胞因子基因的转录。其活性较环孢素 A 强数十倍至百倍，现主要用于抗移植排斥反应。

（4）抗淋巴细胞丙种球蛋白和抗胸腺细胞球蛋白（immunoglobulins against lymphocytes and thymocytes）：分别是将人外周血或胸导管淋巴细胞作为抗原免疫动物而获得，具有较强的免疫抑制作用，用于抗移植排斥反应。

（5）天然药物（natural drug）：许多天然药物具有免疫抑制作用，如雷公藤、青蒿素、大黄、赤芍和川芎等，其中尤以雷公藤及其组分（如雷公藤多苷）的效用最为确切。雷公藤水煎剂对实验性自身免疫性脑脊髓膜炎有明显的预防及治疗作用，雷公藤新碱具有抑制 IV 型超敏反应的作用。

Key words：Immunoprophylaxis; Immunization; Vaccine; Immunotherapy.

Review questions

1. What is artificial active immunization and artificial passive immunization, and tell the difference from each other.

2. What is therapeutic vaccine? Please describe the difference of therapeutic vaccine from prophylactic vaccine.

3. Describe the characteristics of different types of vaccines prepared by different methods.

4. Describe the methods and principles of immunocyte-based therapy.

Case study

Development and application of HPV vaccines
(HPV 疫苗的发明与应用)

Cervical cancer is the second most prevalent malignant tumor in women worldwide and the fourth leading cause of cancer-associated mortalities among women. In the developing countries and regions, cervical cancer is the greatest cause of age-weighted years of life lost due to its high incidence. Human papilloma virus (HPV) infection is a requirement for developing cervical cancer and is found in 99.7% of cervical cancers diagnosed worldwide. Currently, more than 100 types of HPV are characterized, of which at least 13 are cancer-causing (also known as high risk type). Two HPV serotypes, HPV-16 and HPV-18 are the most common types that lead to cervical cancer and are found in nearly 70% of the high-grade cervical lesions. Since 2006, two prophylactic HPV vaccines have been available, and each has shown >90% efficacy in preventing HPV type 16- and 18-associated high-grade cervical lesions.

Question

Why HPV-16 and HPV-18 but not other low risk HPV serotypes are selected as the targets of HPV vaccine?

（李　霞　柴立辉）

数字课程学习

● 教学 PPT　　　● 拓展知识　　　● Case Study　　　● Glossary　　　● Questions　　　● 自测题

第二十六章 免疫学技术

Immunological Technique

New immunological techniques are developing rapidly and will likely play important roles in medical sciences as we enter the 21st century. Immunological techniques can be used not only in diagnosis and therapy of diseases, and evaluation of curative effects, but also in the development of immunological theories and associated subjects. Specificity of antigen-antibody reactions is the key for immunological techniques. Immunological techniques, such as agglutination, precipitation, enzyme immunoassay, radioimmunoassay, immunofluorescence technique, immunological colloidal gold signature, and cell separation by immunomagnetic beads, are used widely in scientific researches and clinical diagnosis. The applications of immunolabeling techniques make the detection of antigens and antibodies more sensitive and specific. Cell culture, lymphocyte separation, and identification of T/B cells can be used to evaluate the body's general immunity function. The detection of cytokines and immune associated genes are important methods for the pathogenesis and developing processes of diseases. Immunological techniques, combined with biochemistry, genetics, computer science, and other associated subjects and techniques, are used more and more widely.

随着免疫学和分子生物学、细胞生物学、免疫化学等相关学科的发展，免疫学技术（immunological technique）亦不断发展和完善，且成为当今生命科学主要的研究手段之一。它揭示了许多生命活动的规律和疾病的本质，为基础和临床医学的发展及疾病的诊断、疗效评价、预后判断和防治提供了新的手段和模式。虽然免疫学检测方法日新月异、种类繁多，但免疫学技术仍然是以抗原–抗体反应特异性为基础，与其他相关学科新技术相结合，在细胞、分子及基因水平上进行免疫检测的一门技术。免疫学技术的发展不仅促进了免疫学理论的深入研究，而且扩大了免疫学与相关学科的联系，推动了相关学科的发展。本章着重介绍一些免疫学检测的最基本原理，同时辅以临床广为使用的一些新的实验方法。

第一节 抗原或抗体的体外检测
The Detection of Antigens or Antibodies *in vitro*

抗原–抗体反应是特异性的，可以用已知的抗原（或抗体）来检测未知的抗体（或抗原）。由于抗原物理性状的差异或参加反应的其他辅助成分的不同，可出现不同类型的反应。实验所采用的抗体常存在于血清中（还可存在于关节液、脑脊液、腹水及胸腔积液中），因此又称为血清学反应（serological reaction）。

一、抗原-抗体反应特点
（Characteristics of interactions between antigens and antibodies）

（一）特异性（Specificity）

抗原与抗体的结合具有特异性，是抗原表位与抗体分子中的超变区互补结合所决定的。空间构型互补程度越高，抗原表位与抗体 V 区之间的结合力越强，特异性就越强，这是免疫检测技术的本质所在。利用这一特点，在体外可以对许多未知的生物学物质进行特异性鉴定，如利用抗伤寒杆菌的抗体检测伤寒杆菌等。不同的抗原分子之间常存在相同或相似的抗原决定簇（共同抗原），由此刺激机体产生的抗体，可以与不同的抗原分子同时结合，出现交叉反应（cross reaction）。例如，变形杆菌与立克次体之间存在共同抗原，故斑疹伤寒患者血清可凝集变形杆菌 OX19，即外斐（Weil-Felix）反应，可用于辅助诊断立克次体引起的斑疹伤寒。

（二）表面化学基团之间的可逆结合（Reversible binding between surface chemical groups）

抗原－抗体结合除了空间构象互补之外，主要以氢键、静电引力、范德华力和疏水键等分子表面的化学基团之间的非共价方式结合。这种非共价键不如共价键结合稳定，极易受温度、酸碱度和离子强度的影响而解离。因此，在体外进行抗原－抗体反应时，要求适当的温度、酸碱度和离子强度等条件。

（三）抗原－抗体比例影响免疫复合物的大小（The size of immune complex is affected by the proportion of antigen to antibody）

抗原－抗体结合后能否出现肉眼可见的反应，取决于两者的比例。一般抗原是多价的，抗体是二价的，两者比例合适，则形成三维空间结构的格子状的大抗原－抗体复合物，这是体外实验所需要的。反之，分子比例不适宜，一方处于过饱和状态，虽然能形成免疫复合物，但体积小，肉眼不可见，实验易出现假阴性。故在具体实验过程中要适当稀释抗原或抗体，以调整两者浓度比例，使其出现最大复合物，避免假阴性的发生。

（四）抗原－抗体反应的两个阶段（Two phases of antigen-antibody interaction）

抗原－抗体反应可分为两个阶段：第一个阶段是抗原－抗体特异性结合阶段。抗原分子与抗体分子之间是互补的非共价结合，该反应迅速，可在数秒钟至几分钟内完成，一般不出现肉眼可见的反应。第二阶段为可见反应阶段，是小的抗原－抗体复合物之间靠正、负电荷吸引形成较大复合物的过程。此阶段所需时间从数分、数小时至数日不等，且易受电解质、温度和酸碱度的影响。

二、抗原-抗体反应的影响因素
（Factors influencing antigen-antibody interaction）

（一）电解质（Electrolytes）

抗原、抗体通常为蛋白质分子，等电点分别为 3~5、5~6 不等，在中性或弱碱性条件下，表面带有较多的负电荷，适当浓度的电解质会使它们失去一部分的负电荷而相互结合，出现肉眼可见的凝集团块或沉淀物。实验中常用 0.85% NaCl 溶液或其他离子溶液作稀释液，以提供适当浓度的电解质。

（二）温度（Temperature）

适当提高反应的温度可增加抗原与抗体分子的碰撞机会，加速抗原-抗体复合物的形成。在一定范围内，温度越高，形成可见反应的速度越快。但温度过高（56℃以上），可使抗原或抗体变性失活，影响实验结果。通常37℃是抗原-抗体反应的最适温度。

（三）酸碱度（pH value）

抗原-抗体反应的最适pH为6~8，pH过高或过低，均可直接影响抗原、抗体的理化性质。此外，当抗原-抗体反应液中的pH接近抗原或抗体的等电点时，抗原-抗体所带正负电荷相等，由于自身吸引而出现凝集，导致非特异性反应，即假阳性反应。

三、常见的抗原–抗体反应（Common antigen-antibody reactions）

根据抗原特性、参与反应的成分不同，抗原-抗体反应分为凝集反应、沉淀反应、补体结合反应（complement fixation reaction）、中和反应（neutralization reaction）及采用标记物标记抗原-抗体的反应。

（一）凝集反应（Agglutination reaction）

细菌、细胞等颗粒性抗原与相应的抗体结合后，出现肉眼可见的凝集团块，称为凝集反应。凝集反应分为直接凝集反应和间接凝集反应两种。

1. **直接凝集反应（Direct agglutination reaction）** 颗粒性抗原本身直接与相应的抗体反应出现的凝集现象。分为玻片法和试管法，前者为定性实验，用已知抗体检测未知抗原。该法简捷快速，常用于细菌的鉴定与分型、人类ABO血型的鉴定等。后者是半定量实验，用于检测抗体的滴度或效价，临床诊断伤寒或副伤寒所用的肥达反应（Widal test）和诊断布氏菌病所用的瑞特实验（Wright test）均属此类。

2. **间接凝集反应（Indirect agglutination reaction）** 可溶性抗原或抗体先吸附在与免疫无关的颗粒载体上，形成致敏颗粒，然后再与相应抗体或抗原进行反应产生的凝集反应，称为间接凝集反应。颗粒载体有红细胞、聚苯乙烯乳胶颗粒、药用炭颗粒，而相应的凝集现象分别称为间接血细胞凝集、间接乳胶凝集和间接炭粒凝集反应。近年以胶体金及磁珠制成的致敏颗粒，常用于快速诊断和免疫细胞分离等。如将溶血毒素"O"抗原吸附于乳胶颗粒上的抗"O"试验，人IgG作为抗原吸附在乳胶颗粒上的类风湿因子的检测，抗HCG吸附在胶体金颗粒上的免疫妊娠的快速诊断。将已知抗原吸附在载体上的称为正向间接凝集试验（positive indirect agglutination reaction），如Figure 26-1；反之，将已知抗体吸附在载体上者称为反向间接凝集试验（reverse indirect agglutination reaction）。

直接凝集反应和间接凝集反应亦常用于溶血性疾病的诊断，如Rh血型不符的新生儿溶血症及药物相关的溶血性疾病。

3. **间接凝集抑制试验（Indirect agglutination inhibition test）** 是由间接凝集反应衍生而来的。将待检抗原先与一定量的已知抗体混合作用后，再加入抗原致敏的载体，此时一定量

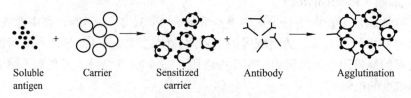

Soluble antigen + Carrier → Sensitized carrier + Antibody → Agglutination

Figure 26-1　Positive indirect agglutination reaction

的抗体被较多的待检抗原结合掉，没有剩余抗体与载体上的抗原结合，就不出现凝集现象，称间接凝集抑制试验阳性。临床上乳胶法免疫妊娠试验即属此类。

（二）沉淀反应（Precipitation reaction）

可溶性抗原与相应抗体反应后，出现肉眼可见的沉淀物，称为沉淀反应。沉淀反应可在液体中进行，也可以在半固体琼脂凝胶中进行。在液体中进行的沉淀反应有环状沉淀反应和絮状沉淀反应，因需肉眼观察液体中分散状态的少量的抗原－抗体复合物灵敏度不高，已被目前国际上通用的速率散射比浊法（scatter turbidimetric immuno assay）所取代。

1. 琼脂扩散法（Agar diffusion test）　在琼脂凝胶中进行的沉淀反应称琼脂扩散试验，规模较小，适于实验室及基层医院使用。

（1）单向琼脂扩散（single immunodiffusion）：本法为定量试验，将已知一定浓度的抗体于 42～50℃混合于溶化的琼脂中，混匀后铺板，打孔，于孔中加入待检的可溶性抗原，一定时间后，向四周扩散的抗原与琼脂中的抗体在比例适宜处形成最大的免疫复合物，即肉眼可见的白色沉淀环，沉淀环直径与抗原浓度成正比。可先用已知不同浓度的标准抗原制成标准曲线，然后根据沉淀环直径大小从标准曲线中查出样品中抗原的含量。常用于定量测定血清中免疫球蛋白（IgG、IgA、IgM）、C3、AFP 或其他可溶性抗原。

（2）双向琼脂扩散（Double immunodiffusion）：将琼脂溶化制成琼脂平板，打孔后分别加入抗原和抗体，使两者同时在琼脂中向四周扩散，当两者比例适合时，在抗原和抗体孔之间形成白色沉淀线。沉淀线与下列因素有关：第一，沉淀线在两孔之间的位置与抗原、抗体的浓度有关。通常当抗体浓度大于抗原浓度时，沉淀线位置靠近抗原；浓度相当时，沉淀线位于两者中间。第二，一对相对应的抗原、抗体只能形成一条沉淀线。当反应体系中存在多对抗原、抗体时，可形成多条沉淀线（常为多克隆抗血清与多种抗原反应后产生）。第三，在多个抗原－抗体反应体系中，根据沉淀线的形状，还可鉴定两种抗原是完全相同、部分相同或完全不同（Figure 26-2）。本方法可用于检测可溶性抗原或抗体，对复杂的抗原或抗体成分进行纯度鉴定，稀释免疫血清进行血清的效价（半定量）测定等。

2. 免疫印迹技术（Immunoblotting）　又称蛋白质印迹法（Western blotting），是将十二烷基磺酸钠－聚丙烯酰胺凝胶电泳（sodium dodecyl sulfate polyacrylamide gel electrophoresis，SDS-PAGE）分离得到的按相对分子质量大小排列的非标记蛋白转移到固相载体膜上，再用标记的特异性抗血清或单克隆抗体对蛋白质进行定性及定量分析的技术。该技术鉴定蛋白质的敏感性为 1～5 ng，不但能用已知抗体检测膜上的未知蛋白质，也能用膜上的蛋白质检测样品中是否有相应的抗体。该技术已被广泛地用于医学研究领域，如用于检测与自身变性细胞核成分结合的抗体（抗核抗体），也常用于 HIV 阳性结果是否为真阳性的

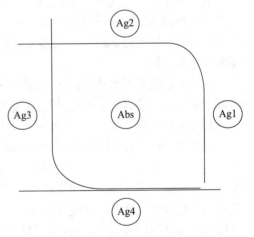

Figure 26-2　Precipitation reaction patterns in angular double immunodiffusion using two antigens and an antibody mixture that reacts with both antigens

1. Reaction of identity antigenic epitopes （precipitation arcs fuse，Ag1，Ag2）; 2. Reaction of partial identity antigen epitopes（both arcs and line formed，Ag3，Ag4）; 3. Reaction of nonidentity antigen epitopes（independent lines，Ag2，Ag3）

明确诊断。

3. 免疫共沉淀（Co-immunoprecipitation）技术 是研究细胞内蛋白质与蛋白质相互作用的一种技术，是以抗体和抗原之间的专一性作用为基础的用于研究蛋白质相互作用的经典方法。免疫共沉淀技术的基本原理是：细胞裂解液中加入针对某蛋白质 A 的抗体，充分反应形成免疫复合物后，经过沉淀、洗脱，收集免疫复合物，然后进行 SDS-PAGE 及蛋白质印迹法分析，以确定蛋白质 B 与蛋白质 A 的相互作用，或对免疫复合物进行后续蛋白质测序或质谱分析，寻找与蛋白质 A 相互作用的新蛋白质。免疫共沉淀技术具有特异性强、敏感度和可信度高等优点，可用于可溶性抗原及细胞表面抗原的分析及蛋白质类抗原的分离。但值得注意的是，在免疫共沉淀技术中由于两种蛋白质的结合可能不是直接的结合，而有可能由第三者起桥梁作用；而且由于预测蛋白质的不准确等都可造成实验得不到准确的结果。因此，本方法具有一定的风险性。

4. 蛋白质芯片技术（Protein microarray） 蛋白质芯片又称蛋白质微阵列，是指固定于支持介质上的大量蛋白质构成的微阵列。根据蛋白质分子间特异性结合的原理，可实现快速、准确、高通量的检测。蛋白质芯片的基本原理是将各种蛋白质有序地固定于介质载体上成为检测的芯片，再用标记特定荧光物质的抗体与芯片作用，与芯片上的蛋白质相匹配的抗体将与其对应的蛋白质结合，将未与芯片上的蛋白质结合的抗体洗去后，利用荧光扫描仪或激光共聚焦扫描技术，测定芯片上各点的荧光强度。抗体上的荧光将指示对应的蛋白质及其相互结合的程度。抗体芯片是指将抗体固定到芯片表面，通过其特异性结合能力，检测相应的抗原。抗原、抗体芯片在微生物感染检测中具有广泛的应用价值。

（三）免疫标记技术（Immunological labeling technique）

免疫标记技术是将抗原 – 抗体反应与标记技术相结合，以检测抗原或抗体的试验方法。为了提高单纯的抗原和抗体检测的灵敏性，将已知的抗体或抗原标记上易显示的物质，通过检测标记物，间接测定抗原 – 抗体复合物。常用的标记物有酶、荧光素、放射性同位素、胶体金及铁蛋白等。

免疫标记技术极大地提高了抗原 – 抗体反应的灵敏度，不但能对抗原或抗体进行定性和精确定量测定，而且结合光镜或电镜技术，能观察抗原、抗体或抗原 – 抗体复合物在组织细胞内的分布和定位。

1. 免疫酶测定法（Enzyme immunoassay，EIA） 是一种用酶标记一抗或二抗检测特异性抗原或抗体的方法。本法将抗原 – 抗体反应的高度特异性与酶对底物的高效催化作用有效地结合起来，通过酶分解底物产生有色物质（也可作用于荧光底物，使之产生荧光），肉眼观察颜色深浅或酶标仪测定光密度值（OD），以反映抗原或抗体的含量。本法灵敏度高，可检测可溶性抗原或抗体，也可检测组织或细胞表面特异性抗原。用于标记的酶有辣根过氧化物酶（horseradish peroxidase，HRP）、碱性磷酸酶（alkaline phosphatase，AP）等。常用的方法有酶联免疫吸附试验（enzyme-linked immunosorbent assay，ELISA）。ELISA 法需将抗原或抗体与一固相载体（常为聚苯乙烯板）连接后，再进行酶免疫反应。除此之外，还有用酶标抗体通过直接法或间接法检测细胞表面抗原成分的技术。

（1）双抗体夹心法（sandwich assay）：适用于检测血清、脑脊液、胸腔积液、腹水等各种液相中的可溶性抗原。先将已知抗体吸附在固相上（包被），洗去未吸附的抗体；加入待检标本，充分作用后，标本中相应的抗原与固相上已知抗体结合，洗去未结合的抗原成分；加入已知的酶标抗体，再洗去未结合的酶标抗体；加底物后，酶分解底物产生有色反应。包被抗体和酶标抗体可为针对抗原分子中相同的或不同的抗原决定簇的单克隆抗体（Figure 26-3）。

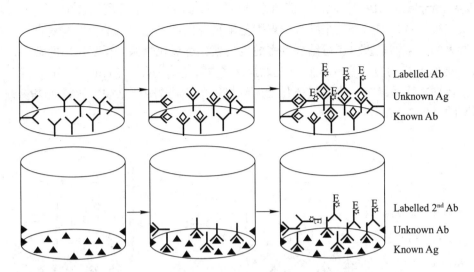

Figure 26-3　Principle of enzyme-linked immunosorbent assay

Box 26-1　Sandwich ELISA

Antigen can be detected or measured by a sandwich ELISA. The antibody (capture) is immobilized on a microtiter well. A sample containing unknown amounts of antigen is allowed to react with the immobilized antibody. After the well is washed, a second enzyme-linked antibody (detection) specific for a different epitope on the antigen is added and allowed to react with the bound antigen. After any free second antibody is removed by washing, substrate is added, and the colored reaction product is measured. Sandwich ELISAs have proven particularly useful for the measurement of soluble cytokine concentrations in tissue culture supernatants, as well as in serum and body fluids. For this assay to work, the two antibodies used for the antigen immobilization and detection phases respectively must bind to different epitopes on the antigen.

（2）间接法（indirect methods）：检测液相中未知抗体时，先将已知抗原包被于塑料板或微球上，然后加待检标本，如果标本中有相应的特异性抗体（一抗），即与固相上的抗原结合，形成抗原-抗体复合物，最后加酶标记的二抗或酶标记的葡萄球菌蛋白 A（staphylococcal protein A）并加底物显色。测定细胞及组织表面抗原时，此法又称为免疫组织化学方法（immunohistochemical technique）。

（3）生物素-抗生物素蛋白系统（biotin-avidin system，BAS）：是一种应用比较广泛的放大系统。生物素（biotin，B）又称辅酶 R 或维生素 H。抗生物素蛋白（avidin，A）是一种碱性糖蛋白，又称卵白素或亲和素。无论生物素还是抗生物素蛋白都具有与其他示踪物质（如荧光素、过氧化物酶及铁蛋白、抗原、抗体等）结合的能力。若用生物素标记抗体，那么同一反应体系中抗生物素蛋白则标记示踪物质（如酶等）。生物素与抗生物素蛋白之间有极高的亲和力，且两者结合是不可逆的。抗生物素蛋白有 4 个相同的亚单位，可结合生物素或酶、胶体金等物质。利用抗生物素蛋白为桥梁，联结生物素化抗体及生物素化过氧化酶，可获得极高的敏感性。其中，ABC 法是典型代表。此法先把抗生物素蛋白、生物素化过氧化物酶按一定比例制成抗生物素蛋白 – 生物素 – 过氧化物酶复合物（avidin-biotin peroxidase complex，ABC），从而保证每个抗生物素蛋白有一个游离结合位点，可与生物素化一抗或二抗结合，而另外三个结合位点则与生物素化过氧化物酶结合形成复合物，在此基础上，游离的抗生物素蛋白还可结合更多的生物素化过氧化物酶，反复作用的结果，形成一种较大的类似网格的复合物，从而极大地提高了酶染色敏感性（Figure 26-4）。除生物素 – 抗生物素蛋白放大系统外，尚有过氧化物酶 – 抗过氧化物酶法（PAP）和碱性磷酸酶 – 抗碱性磷酸酶的 APAAP 法等。

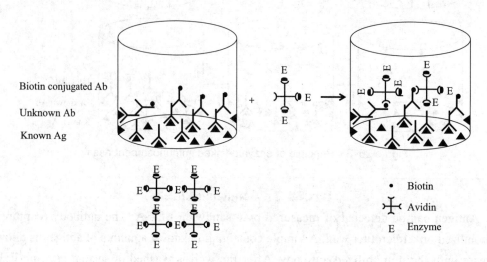

Figure 26-4　Biotin-avidin expansion system

2. 免疫荧光技术（Immunofluorescence technique）　又称荧光抗体技术，是用荧光素标记一抗或二抗，检测特异性抗原或抗体的方法。常用的荧光素有异硫氰酸荧光素（fluorescein isothiocyanate，FITC）、藻红蛋白（phycoerythrin，PE）等。这些物质在激发光的作用下，可直接发射荧光，前者发黄绿色荧光，后者发红色荧光。尚有利用酶分解本身不发荧光的底物（如四甲基伞形酮）使其发光，称化学发光酶免疫测定。此外，尚有生物发光免疫测定及电化学发光免疫测定等。应用免疫荧光法检测的组织切片采用冷冻切片，可防止固定液对抗原的损伤。

（1）直接荧光法（direct fluorescence technique）：将荧光素标记的已知抗体直接进行细胞染色或组织染色测定未知抗原，用荧光显微镜、流式细胞仪或激光扫描共聚焦显微镜进行观察及测定。直接荧光法检测不同的抗原，需要不同的特异性荧光抗体。荧光抗体价格较贵，许多人更喜欢用间接荧光法。

（2）间接荧光法（indirect fluorescence technique）：用一抗与样本中的抗原结合，再用荧光素标记的二抗染色。此方法既可检测抗原又可检测抗体。若查抗原，一抗为已知的；若查抗体，抗原是已知的。该法的灵敏度比直接法高，一种荧光抗体可用于多种不同抗原的检测。

3. 放射免疫测定法（Radioimmunoassay，RIA）　是用放射性核素标记抗原或抗体进行的免疫测定。它既有同位素的敏感性又有抗原 – 抗体结合的特异性，同时具有重复性好、准确性高和标本用量少等优点，广泛应用于激素、药物等微量物质的检测。常用的放射性核素有 ^{131}I、^{125}I、^{14}C 和 ^{32}P 等。放射性免疫测定法有液相法和固相法。

（1）液相放射免疫测定（fluid phase radioimmunoassay）：将放射性核素标记的一定量已知抗原与标本中未知抗原和定量的已知抗体混合，经一定时间作用后，分别形成标记抗原–抗体复合物和非标记抗原–抗体复合物。在该反应体系中，未标记的 Ag 与标记的 Ag^* 竞争一定量的同一抗体，Ag^*-Ab 的形成量随着 Ag 量的增加而减少，剩余未被结合的游离的 Ag^* 则随着 Ag 的增加而增加。因此，分别收集抗原–抗体复合物及游离的抗原，测定其放射活性。根据复合物（Ag^*-Ab，以 B 表示）和游离抗原（Ag^*，以 F 表示）的放射性强度，计算出结合率 B%。B%=B/（B+F）×100%。此外，测定的同时需稀释一系列浓度标准的已知抗原，做同样的反应，分别求出 B%。根据 B% 与标准抗原的浓度制回归方程或绘出标准曲线。将待检标本的 B% 代入回归方程或标准曲线，即可求出标本中抗原的量。

（2）固相放射免疫测定（solid phase radioimmunoassay）：其原理及方法与 ELISA 基本相同，将已知抗原或抗体吸附在固相载体上，间接法测抗体，双抗体夹心法测抗原。区别是标记物为放射性核素并用核素液闪仪测其放射性强度。

Box 26-2 Radioimmunoassay (RIA) and Rosalyn Sussman Yalow

In the 1950s, it was known that individuals treated with injections of animal insulin developed resistance to the hormone and so required greater amounts of it to offset the effects of the disease. Rosalyn Sussman Yalow, American medical physicist, and her colleague theorized that the foreign insulin stimulated the production of antibodies, which became bound to the insulin and prevented the hormone from entering cells and carrying out its function of metabolizing glucose. In order to prove this, they combined techniques from immunology and radioisotope tracing to measure minute amounts of these antibodies, and the radioimmunoassay (RIA) was born. It was soon apparent that this method could be used to measure hundreds of other biologically active substances, such as viruses, drugs, and other proteins. This made possible such practical applications as the screening of blood in blood banks for HBV and the determination of effective dosage levels of drugs and antibiotics. Yalow, Andrew V. Schally and Roger Guillemin have shared the 1977 Nobel Prize in Physiology or Medicine. She was awarded for her development of RIA, an extremely sensitive technique for measuring minute quantities of biologically active substances.

---

4. 免疫胶体金技术（Immunological colloidal gold signature，ICS）　用胶体金颗粒标记抗体或抗原，以检测未知抗原或抗体的方法称免疫胶体金技术。氯金酸（$HAuCl_4$）在还原剂的作用下，可以产生单个分散状态的胶体金颗粒。在碱性条件下，胶体金颗粒表面带负电荷，与蛋白质的正电荷基团间靠静电相互吸引而结合。胶体金可标记很多大分子，如白蛋白、免疫球蛋白、糖蛋白、激素、脂蛋白、植物血凝素和抗生物素蛋白等。这些生物大分子以单层形式吸附在金颗粒的表面。不同的还原剂作用于氯金酸，产生的胶体金粒径大小不相同（5~50 nm），大小不同的胶体金颗粒用途也不同。小粒径的胶体金由于穿透性好，电子密度高，常被用于免疫电镜技术。这些小粒径的金颗粒，经银显影液处理后，金粒子还原银离子生成银颗粒而吸附在金颗粒周围呈黑褐色，从而放大了金颗粒的显色效果，又称免疫金银法。胶体金的颜色随颗粒大小而变化，大于 20 nm 的金颗粒在光镜下呈现砖红色，故又

可在光学显微镜水平进行免疫分析，同样也可用银显影剂增强，进一步提高灵敏度。当胶体金的粒径较大、浓度密集时肉眼水平即可观察，因而相继出现了胶体金斑点渗滤试验和胶体金斑点免疫层析试验，后者已广泛应用于乙肝病毒（hepatitis B virus，HBV）两对半及人绒毛膜促性腺激素（human chorionic gonadotrophin，HCG）的检测。胶体金斑点免疫层析检测HCG试纸组成如 Figure 26-5。

试验时，将纸条 A 区浸入液体标本中，标本中的 HCG 通过吸水材料的虹吸作用上行至B 区，HCG 与 B 区中已标记在胶体金上的特异性抗体（抗 HCG）结合，形成 HCG- 抗 HCG胶体金复合物；此复合物继续上行至检测线处，与硝酸纤维素膜上的抗 HCG 再次结合，形成双抗体夹心胶体金免疫复合物。由于检测线处抗 HCG 的作用，在检测线处形成的双抗体夹心胶体金集中此处，呈现清晰的紫红色线。无论尿中是否有 HCG，抗 HCG 致敏的胶体金颗粒均能上行至阳性线处，与阳性线处的抗鼠 Ig（二抗）形成间接免疫复合物，并密集于此，呈现紫红色阳性沉淀线。

此外，胶体金技术还可与荧光标记技术、生物素 - 抗生物素蛋白系统和流式细胞仪等技术相结合，从不同角度、不同程度进行免疫分析。

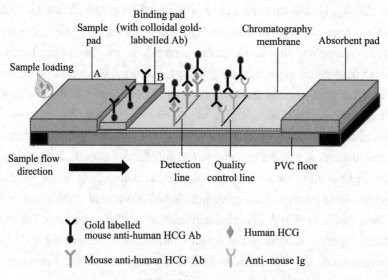

Figure 26-5　Colloidal gold technique in HCG test

第二节　免疫细胞的检测
The Detection of Immune Cell

为了检测机体的免疫功能，可以通过体外或体内试验对参与免疫应答的主要细胞进行分离、鉴定及功能测定。用于上述免疫功能检测的材料来源可以是外周血，也可以是胸腺、脾、淋巴结及各种组织。

一、免疫细胞的分离（Isolation of immune cell）

体外测定免疫细胞的功能，首先要从不同材料中分离所需细胞。根据细胞的表面标志、理化性质及功能进行设计和选择不同的分离方法。

1. 密度梯度离心法（Density gradient centrifugation） 体外检测淋巴细胞首先要分离外周血单个核细胞（peripheral blood mononuclear cell，PBMC）。常用的分离方法是葡聚糖 – 泛影葡胺（ficoll-urografin）密度梯度离心法，其原理是根据外周血中各种血细胞密度不同使不同密度的细胞呈梯度分布。红细胞密度最大，沉至管底；多形核白细胞的密度为 1.092，铺于红细胞上，呈乳白色；PBMC 的密度约为 1.075，分布于淋巴细胞分层液上面；最上层是血小板和血浆成分。

Box 26-3　Isolation of PBMC

PBMCs can be isolated by density gradient centrifugation. It is made by preparing a solution of ficoll-hypaque at a precise density (1.077 g/L for human cells) and placing a layer of the solution at the bottom of a tube. A sample of heparinized blood mixed with saline then is carefully layered on top of the ficoll-hypaque solution. Following centrifugation, the components of the blood have separated based on their densities. The upper layer contains the blood plasma and platelets, which remain in the top layer during the short centrifugation. Red blood cells and granulocytes have a higher density and collect at the bottom of the tube. The PBMCs collect at the interface between the blood and the ficoll-hypaque layers and consist mainly of lymphocytes and monocytes.

---

2. 免疫磁珠分离法（Cell separation by immunomagnetic bead） 是利用抗体特异性结合及金属磁性特异性分离所需淋巴细胞的方法。首先将特异性抗体（如抗 CD3、抗 CD4 和抗 CD8 等）吸附在铁颗粒（磁珠）上，加至细胞悬液中，具有相应抗原的细胞与磁珠上的特异性抗体结合。将此反应管置于磁场中，铁颗粒受磁场的吸引，携带有相应细胞的磁球吸附于靠近磁铁的管壁上，弃细胞悬液。重新解离细胞与磁珠，即获纯度高的所需细胞（Figure 26–6）。

3. 免疫吸附分离法（Immunoabsorption separation method） 将已知抗淋巴细胞表面标志的抗体包被聚苯乙烯培养板，加入淋巴细胞悬液，表达相应细胞表面标志的淋巴细胞被

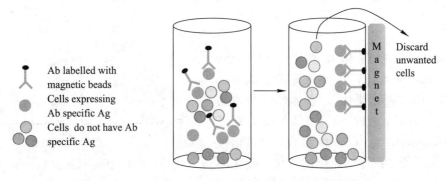

Figure 26–6　Cell separation by immunomagnetic beads

贴附在培养板上，洗脱去除未结合的淋巴细胞，即可获得具有相应表面标志的淋巴细胞。

4. **荧光激活细胞分离法**（Fluorescence-activated cell sorting，FACS） 又称流式细胞术（flow cytometry，FCM），是一种集免疫学、光学、流体力学、电力学和计算机技术于一体，可对细胞进行多参数定量测定和综合分析的方法。其基本流程为：将待测细胞悬液与荧光素标记抗体反应后，在压力作用下，细胞排成单列经流动室下方喷嘴喷出形成液滴射流，每一液滴中包裹一个细胞。当液滴射流与高速聚焦激光束相交，液滴中的细胞受激发光照射，产生散射光并发出各种荧光信号，后者被接收器检测。同时，分选部件将所欲分选细胞赋以电荷，带电液滴在分选器的作用下偏向带相反电荷的偏导板，落入适当容器中，达到分选（sorting）的目的。流式细胞仪可鉴定荧光抗体单色、双色或多色标记的细胞，同时还能进行细胞周期、细胞凋亡等分析，广泛应用于基础和临床免疫学研究。

5. **抗原肽–MHC 分子四聚体技术**（Peptide-MHC tetramer） 是直接检测抗原特异性 T 细胞的有效而特异的方法。其基本原理是借助生物素–抗生物素蛋白级联放大原理构建四聚体，即通过生物工程技术将 MHC 分子在体外组装，并结合抗原肽，成为抗原肽–MHC 分子复合物。再经过纯化，把生物素标记的抗原肽–MHC 分子复合物与荧光标记的抗生物素蛋白结合，使 1 个荧光素标记的抗生物素蛋白与 4 个生物素标记的抗原肽–MHC 分子复合物结合形成四聚体。抗原肽–MHC 分子四聚体与抗原特异性 CTL 上的 TCR 结合后，通过流式细胞仪可对其进行分离鉴定或定量分析。由于此方法迅速、直接，灵敏度、特异性高，可应用于免疫学研究和检测、特异性免疫治疗及疫苗疗效监测等多个方面。

二、免疫细胞功能的测定（Detection of the functions of immune cell）

检测 T 细胞、B 细胞的数量及功能有助于某些疾病的辅助诊断、疗效观察及科研分析。

（一）T 细胞鉴定及功能测定（Identification of T cells and detection of their function）

1. **使用酶、荧光标记单克隆抗体进行鉴定**（Identification of T cells by enzyme/fluorescence-labeled mAb） T 细胞及 T 细胞亚群表达不同的分化抗原（如 CD3、CD4 和 CD8 等），根据不同需要选择相应的酶、荧光素标记的单克隆抗体，通过直接或间接法对单个细胞或组织中 T 细胞进行测定。用荧光标记的单个散在细胞还可通过流式细胞仪进行双标测定。例如，分别用 FITC 标记的抗 CD8 mAb 和 PE 标记的抗 CD4 mAb 检测小鼠脾淋巴细胞，流式细胞仪可将它们发出的黄绿色荧光和红色荧光分类计数，并以前向角（forward light scatter）、侧向角（side light scatter）的形式在坐标纸上打出点数，每一个点代表一个细胞（Figure 26-7）。

2. **淋巴细胞转化试验**（Lymphocyte transformation test，LTT） T 细胞膜表面有一些糖蛋白（如丝裂原受体），在体外可与植物凝集素（phytohemagglutinin，PHA）或刀豆蛋白 A（concanavalin A，ConA）结合，结合信号传入细胞内，使 T 细胞向母细胞转化。转化的细胞形态上体积增大，细胞不规则，胞质增多，

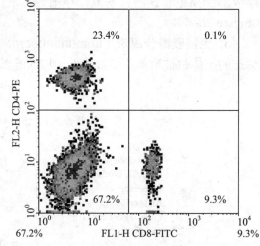

Figure 26-7 Detection of T cell subsets by flow cytometry

糖代谢增多，细胞核松散且出现较多核仁。其本质是胞质物质与核物质均成倍增加，为分裂增殖储备物质基础。不同细胞表达不同的丝裂原受体，据此可以分别测定不同细胞功能。例如淋巴细胞中只有 T 细胞具有 PHA/ConA 的受体，而 B 细胞无此受体。因此，以 PHA/ConA 刺激转化的细胞为 T 细胞，未转化的即为 B 细胞。淋巴细胞转化增殖可通过以下三种方法计算。

（1）普通光镜计数法（light microscope counting method）：淋巴细胞转化率 %= 转化的细胞数 /（转化细胞数 + 未转化细胞数）× 100%。正常值（外周血）为 60% ~ 80%。

（2）放射性核素（^{3}H-TdR、^{125}I -UdR）掺入法（radionuclide incorporation method）：在经淋巴细胞分离法获取的淋巴细胞中加入 PHA 培养，终止培养前 8 ~ 15 h 加入氚标记的胸腺嘧啶核苷（^{3}H-TdR）或尿嘧啶核苷。T 细胞在增殖过程中迅速利用这些核苷酸合成 DNA，^{3}H-TdR 随之掺入 DNA 分子中。细胞增殖水平越高，掺入的放射性核素越多。培养结束后收集细胞，用液体闪烁仪测定样本 β 射线放射活性，反映淋巴细胞增殖水平。

（3）MTT 比色法（MTT colorimetry）：MTT 是一种噻唑盐，化学名为 3–（4,5 二甲基–2– 噻唑）2,5 二苯基溴化四唑，为一种淡黄色可溶性物质。T 细胞增殖时除核内 DNA 大量复制外，胞质中线粒体也增多。MTT 被线粒体中的琥珀酸脱氢酶还原为紫褐色的甲臜颗粒，该颗粒被加入的异丙醇或二甲基亚砜所溶解。用酶标仪测定细胞培养上清液中溶解成紫褐色的甲臜的 OD 值。细胞增殖水平越高，OD 值越大。

（4）CFSE 法细胞增殖试验（CFSE cell proliferation assay）：荧光染料羟基荧光素二醋酸盐琥珀酰亚胺脂（5,6-carboxyfluorescein diacetate, succinimidyl ester, CFSE）是一种良好的细胞标记物，可用于检测细胞分裂增殖情况。CFSE 含有 2 个乙酸基团和 1 个琥珀酰亚胺酯功能基团，无荧光性质但具有细胞膜通透性。当其扩散进入细胞内环境后，被内源性酯酶水解乙酸基团获得荧光活性，受激发产生绿色荧光，失去膜通透性；同时，琥珀酰亚胺酯基团能与胞内细胞骨架蛋白中的游离胺基反应形成具有荧光的蛋白加合物。在细胞分裂增殖时，有荧光的胞质蛋白被平均分配到子代细胞中，与第一代细胞相比荧光强度减弱一半，以此类推，随着细胞增殖代数增加，荧光强度逐渐减弱。通过流式细胞仪检测 488 nm 激发光下细胞荧光强度的变化，即可分析得出细胞分裂增殖的情况。

3. 混合淋巴细胞培养（Mixed lymphocyte reaction，MLR） 将两个不同个体的淋巴细胞混合在同一体系，双方 T 细胞互相接受对方的同种异型 MHC 分子（同种异型抗原）的刺激而转化增殖，称为双向混合淋巴细胞培养。将一方的淋巴细胞在混合前经丝裂霉素处理或放射线照射，使之失去增殖能力，但仍具有刺激作用，称单向混合淋巴细胞培养。混合淋巴细胞培养可反映两个不同个体之间 HLA 的差异程度。

4. T 细胞介导的细胞毒试验（T cell-mediated cytotoxicity） 是检测 CTL 的方法。用某种特异性抗原免疫动物，一定时间后收集淋巴细胞与靶细胞共同培养。当 CTL 再次接触该抗原时，即表现出破坏、溶解靶细胞的特性。可通过 ^{51}Cr 释放法检测 T 细胞介导的细胞毒活性。

（二）B 细胞鉴定及功能测定（Identification of B cells and detection of their function）

1. 检测 B 细胞分化抗原 CD19、CD20（Detection of CD19，CD20 on B cell） 方法同 T 细胞。

2. 测定 B 细胞的功能（Detection of B cell functions） 可通过单向琼脂扩散法、火箭电泳法、ELISA、速率比浊法测定 IgG、IgA、IgM 等各类 Ig 的含量来完成。

3. 溶血空斑试验（hemolytic plaque assay） 又称空斑形成细胞试验（plaque forming cell assay，PFC）。本试验用于动物实验中检测产生特异性抗体的 B 细胞数量。以绵羊红细胞（SRBC）作为抗原免疫动物，从免疫动物脾分离淋巴细胞（含有已致敏的 B 细胞），然后将 SRBC、补体、琼脂共同混合。琼脂凝固成平板后，放入培养箱中培养。此时 B 细胞再次受抗原刺激，分泌抗体与 SRBC 结合，并在补体的参与下溶解 SRBC。在 B 细胞周围形成透明区，即溶血空斑。一个空斑区代表一个抗体形成细胞（浆细胞），通过计算溶血空斑数目可知 B 细胞的多少。近年来，也有将 B 细胞、SRBC、补体放在同一系统中，进行溶血反应，通过测溶血反应上清液中的血红蛋白的 OD 值来判断 B 细胞的多少。OD 值越大，抗体产生细胞（B 细胞）越多。

4. 酶联免疫斑点法（Enzyme-linked immunospot，ELISPOT）　该法是利用 ELISA 原理，将已知抗原包被在固相载体上，再加入该抗原致敏的 B 细胞，抗原与 B 细胞膜上的特异性 mIg 结合，刺激 B 细胞分泌较多的抗体。特异性抗体与包被的相应抗原结合后，洗去细胞及未结合的抗体。加入酶标记的第二抗体，通过底物显色。有 B 细胞区，B 细胞分泌的抗体较多，B 细胞中心部位的抗体与包被抗原结合较多，四周逐渐减少。经染色后形成一个中心区深、外周浅的晕状着色斑，无 B 细胞区不着色。在解剖显微镜下或肉眼计数着色的斑点，斑点数量间接反映分泌抗体的 B 细胞数量。本法也适用于检测 T 细胞产生细胞因子的情况。

（三）吞噬功能测定（Detections of phagocytosis function）

1. 硝基蓝四氮唑试验（NBT）　硝基蓝四氮唑是一种水溶性的淡黄色染料。由于在杀菌过程中产生反应性氧中间物（ROI），其中超氧阴离子（O_2^-）能使被吞噬进细胞内的 NBT 还原成不溶性蓝黑色甲䏜颗粒，沉积于胞质中，光镜下计数 NBT 阳性细胞，可反映中性粒细胞的杀伤功能。

2. 巨噬细胞吞噬试验（Macrophage phagocytosis assay）　将待测巨噬细胞与某种可被吞噬又易于计数的颗粒性物质（如鸡红细胞或荧光标记的颗粒）混合温育后，颗粒物质被巨噬细胞吞噬，吞噬百分率即可反映巨噬细胞的吞噬能力。

随着科技的发展，还有一些方法可对免疫细胞进行分离和功能鉴定，例如，通过单克隆抗体结合补体消耗清除特定免疫细胞，该方法简单快速，价格低廉，可为后续细胞高度纯化创造条件。通过基因工程技术可用荧光蛋白或其他示踪物对免疫细胞进行多色标记，回输后通过荧光成像仪对细胞进行在体观察。此外，激光共聚焦显微镜能有效消除焦点外信号干扰，显著提高分辨率，观察细胞内部的微细结构、亚细胞水平离子和蛋白质变化，或对组织、细胞进行三维或整体结构观察。双光子显微镜则更进一步降低了共聚焦显微镜的光漂白效应和光毒性，适合对活体组织或细胞进行长期动态观察，从而更加直观、动态地了解生理状态下免疫器官中免疫细胞的活动等。

第三节　细胞因子的检测
Detection of Cytokine

细胞因子在体内发挥重要的调节作用，细胞因子定性定量检测，不仅能了解免疫功能状态，而且有助于分析疾病的发生、发展、治疗效果、转归及预后等。细胞因子的检测方法大致有三类：生物活性检测法、免疫学检测法和分子生物学技术检测法。

一、生物活性检测法（Detection of biological activities）

根据不同的细胞因子具有不同的特定生物学活性，相应地采取不同的测定方法。

（一）细胞增殖或增殖抑制法（Assays for cell proliferation or proliferation inhibition）

某些细胞因子能促进细胞增殖或某些细胞必须依赖某种细胞因子才能生长（依赖细胞株），如 CTLL 细胞株的生长依赖 IL-2；而另外一些细胞因子能抑制细胞株的增殖，如 IL-1 对黑色素瘤细胞 A352 具有抑制作用。细胞增殖或细胞抑制程度与所加细胞因子的含量成正比，通过 ^{3}H-TdR 掺入法或 MTT 法测定细胞增殖情况，并与标准品进行对比，可知样本中所测细胞因子的含量。

（二）细胞病变抑制法（Inhibition of cytopathy）

干扰素具有抗病毒作用，因此病毒敏感细胞株在体外培养中，加入待检标本（可能含干扰素）后，再加入病毒液，可以通过病毒蚀斑法、MTT 比色法和 ^{51}Cr 释放法测其抑制病毒致细胞毒性。除此之外，肿瘤坏死因子具有杀伤肿瘤细胞功能，可通过致细胞毒活性进行测定；IL-8 具有较强的趋化性，可以利用小室趋化活性进行测定。

二、免疫学检测法（Immunological detection）

几乎所有的细胞因子都可以用 ELISA（双抗体夹心法）进行检测，包被抗体和酶标抗体可以是抗两种不同表位的单克隆抗体，或包被抗体用单克隆抗体而酶标抗体用多克隆抗体。包被的单克隆抗体保证检测的特异性，酶标单克隆抗体保证检测的灵敏性。也可用免疫印迹法检测其相对分子质量及含量，用 ELISPOT 检测细胞因子及产生该细胞因子的细胞。

三、分子生物学技术（Molecular biological technique）

细胞因子检测也可在基因水平上进行，在此仅以免疫 PCR 为例介绍。PCR 是一种在体外经酶促反应将特异的 DNA 序列进行高效快捷扩增的技术。它可将低丰度的待检基因以指数形式扩增而达到能用常规方法检测的水平。在抗原 – 抗体水平上很难检测微量细胞因子的含量，免疫 PCR 将抗原 – 抗体反应的高度特异性和 PCR 体外核酸按指数扩增的技术有机地结合起来，微量抗原 – 抗体反应被一个无关的 DNA 片段间接扩增放大，以达检测目的。方法为：首先将抗细胞因子的抗体包被在固相载体上。第二步加入待检标本，若标本中有微量相应的细胞因子则与包被抗体结合。第三步是加入抗同一细胞因子的标记抗体。此标记抗体通过生物素与无关的非特异性 DNA 片段连接在一起。生物素是一个连接纽带，将 DNA 标记在抗体上（DNA 标记抗体）。通过双抗体夹心法将 DNA 片段固定在反应孔中，向反应孔中加入 4 种 dNTP、DNA 聚合酶、DNA 合成引物，进行 PCR 扩增，DNA 得以指数扩增。若标本中无待检细胞因子，标记的抗体不能结合在孔中，被洗掉，即使进行 PCR，也无 DNA 产物。

Key words: Serological reaction; Agglutination reaction; Precipitation reaction; Complement fixation reaction; Neutralization reaction; Immunological labeling; Flow cytometry; Enzyme-linked immunosorbent assay.

Review questions

1. Describe the principle of ELISA.
2. How do you separate cells with immunomagnetic beads?
3. Describe the principles of fluorescence-activated cell sorting.
4. What is enzyme linked immunospot（ELISPOT）?

（刘 平）

数字课程学习

● 教学 PPT   ● 拓展知识   ● Case Study   ● Glossary   ● Questions   ● 自测题

参考文献

[1] Janeway C A. Immunobiology. 9th ed. New York and Abingdon：Garland Science Publishing，2017.

[2] Goldsby R，Kindt T J，Osborne B A. Kuby Immunology. 8th ed. New York：McGraw-Hill，2018.

[3] Abbas A K. Cellular and molecular Immunology. 9th ed. Philadelphia：Elsevier，2017.

[4] Male D，Brostoff J，Roitt I. Immunology. 13th ed. Philadelphia：Elsevier，2016.

[5] Geha R，Notarangelo L. Case Studies in Immunology. 6th ed. St. Louis： Garland Sciences，2011.

[6] 曹雪涛 . 医学免疫学 . 7 版，北京：人民卫生出版社，2018.

[7] 马春红，孙汶生 . 医学免疫学 . 3 版 北京：高等教育出版社，2016.

[8] 何维 . 医学免疫学 . 北京：人民卫生出版社，2010.

中英文名词对照索引